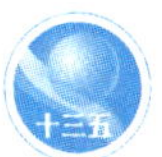

国家卫生和计划生育委员会“十三五”规划教材
全国高等中医药教育教材

供护理学等专业用

护理心理学

第2版

主　编　李丽萍

副主编　江陆平　卜秀梅

主　审　刘晓虹

编　委（按姓氏笔画为序）

卜秀梅（辽宁中医药大学）
史红健（湖南中医药大学）
付　蓓（湖北中医药大学）
毕立雄（云南中医学院）
江陆平（甘肃中医药大学）
李丽萍（上海中医药大学）
杨翔宇（成都中医药大学）
沈　玮（山东中医药大学）
张淑萍（北京中医药大学）
谢　东（长春中医药大学）

秘　书　陶　莹（上海中医药大学）

人民卫生出版社

图书在版编目(CIP)数据

护理心理学/李丽萍主编. —2版. —北京:人民卫生出版社,2016

ISBN 978-7-117-22566-3

Ⅰ. ①护… Ⅱ. ①李… Ⅲ. ①护理学—医学心理学—中医学院—教材 Ⅳ. ①R471

中国版本图书馆CIP数据核字(2016)第168768号

护理心理学

第2版

主　　编:李丽萍
出版发行:人民卫生出版社(中继线010-59780011)
地　　址:北京市朝阳区潘家园南里19号
邮　　编:100021
E - mail:pmph @ pmph.com
购书热线:010-59787592　010-59787584　010-65264830
印　　刷:北京市艺辉印刷有限公司
经　　销:新华书店
开　　本:787×1092　1/16　印张:17
字　　数:392千字
版　　次:2012年6月第1版　2016年8月第2版
2020年10月第2版第5次印刷(总第10次印刷)
标准书号:ISBN 978-7-117-22566-3/R・22567
定　　价:43.00元
打击盗版举报电话:010-59787491　E-mail:WQ @ pmph.com
(凡属印装质量问题请与本社市场营销中心联系退换)

《护理心理学》网络增值服务编委会

主　编　**李丽萍**
副主编　**廖晓琴　杨翔宇**
主　审　**刘晓虹**
编　委（按姓氏笔画为序）

卜秀梅（辽宁中医药大学）
史红健（湖南中医药大学）
付　蓓（湖北中医药大学）
毕立雄（云南中医学院）
江陆平（甘肃中医药大学）
李丽萍（上海中医药大学）
杨翔宇（成都中医药大学）
沈　玮（山东中医药大学）
张淑萍（北京中医药大学）
谢　东（长春中医药大学）
廖晓琴（上海中医药大学）

秘　书　董春玲（上海中医药大学）

修 订 说 明

为了更好地贯彻落实《国家中长期教育改革和发展规划纲要(2010-2020)》《医药卫生中长期人才发展规划(2011-2020)》《中医药发展战略规划纲要(2016-2030年)》和《国务院办公厅关于深化高等学校创新创业教育改革的实施意见》精神,做好新一轮全国高等中医药教育教材建设工作,全国高等医药教材建设研究会、人民卫生出版社在教育部、国家卫生和计划生育委员会、国家中医药管理局的领导下,在上一轮教材建设的基础上,组织和规划了全国高等中医药教育本科国家卫生和计划生育委员会"十三五"规划教材的编写和修订工作。

本轮教材修订之时,正值我国高等中医药教育制度迎来60周年之际,为做好新一轮教材的出版工作,全国高等医药教材建设研究会、人民卫生出版社在教育部高等中医学本科教学指导委员会和第二届全国高等中医药教育教材建设指导委员会的大力支持下,先后成立了第三届全国高等中医药教育教材建设指导委员会、首届全国高等中医药教育数字教材建设指导委员会和相应的教材评审委员会,以指导和组织教材的遴选、评审和修订工作,确保教材编写质量。

根据"十三五"期间高等中医药教育教学改革和高等中医药人才培养目标,在上述工作的基础上,全国高等医药教材建设研究会和人民卫生出版社规划、确定了首批中医学(含骨伤方向)、针灸推拿学、中药学、护理学4个专业(方向)89种国家卫生和计划生育委员会"十三五"规划教材。教材主编、副主编和编委的遴选按照公开、公平、公正的原则,在全国50所高等院校2400余位专家和学者申报的基础上,2200位申报者经教材建设指导委员会、教材评审委员会审定和全国高等医药教材建设研究会批准,聘任为主审、主编、副主编、编委。

本套教材主要特色包括以下九个方面:

1. 定位准确,面向实际 教材的深度和广度符合各专业教学大纲的要求和特定学制、特定对象、特定层次的培养目标,紧扣教学活动和知识结构,以解决目前各院校教材使用中的突出问题为出发点和落脚点,对人才培养体系、课程体系、教材体系进行充分调研和论证,使之更加符合教改实际、适应中医药人才培养要求和市场需求。

2. 夯实基础,整体优化 以培养高素质、复合型、创新型中医药人才为宗旨,以体现中医药基本理论、基本知识、基本思维、基本技能为指导,对课程体系进行充分调研和认真分析,以科学严谨的治学态度,对教材体系进行科学设计、整体优化,教材编写综合考虑学科的分化、交叉,既要充分体现不同学科自身特点,又应当注意各学科之间有机衔接;确保理论体系完善,知识点结合完备,内容精练、完整,概念准确,切合教学实际。

3. 注重衔接,详略得当 严格界定本科教材与职业教育教材、研究生教材、毕业后教育教材的知识范畴,认真总结、详细讨论现阶段中医药本科各课程的知识和理论框架,使其在教材中得以凸显,既要相互联系,又要在编写思路、框架设计、内容取舍等方面有一定的区分度。

4. 注重传承，突出特色 本套教材是培养复合型、创新型中医药人才的重要工具，是中医药文明传承的重要载体，传统的中医药文化是国家软实力的重要体现。因此，教材既要反映原汁原味的中医药知识，培养学生的中医思维，又要使学生中西医学融会贯通，既要传承经典，又要创新发挥，体现本版教材"重传承、厚基础、强人文、宽应用"的特点。

5. 纸质数字，融合发展 教材编写充分体现与时代融合、与现代科技融合、与现代医学融合的特色和理念，适度增加新进展、新技术、新方法，充分培养学生的探索精神、创新精神；同时，将移动互联、网络增值、慕课、翻转课堂等新的教学理念和教学技术、学习方式融入教材建设之中，开发多媒体教材、数字教材等新媒体形式教材。

6. 创新形式，提高效用 教材仍将传承上版模块化编写的设计思路，同时图文并茂、版式精美；内容方面注重提高效用，将大量应用问题导入、案例教学、探究教学等教材编写理念，以提高学生的学习兴趣和学习效果。

7. 突出实用，注重技能 增设技能教材、实验实训内容及相关栏目，适当增加实践教学学时数，增强学生综合运用所学知识的能力和动手能力，体现医学生早临床、多临床、反复临床的特点，使教师好教、学生好学、临床好用。

8. 立足精品，树立标准 始终坚持中国特色的教材建设的机制和模式；编委会精心编写，出版社精心审校，全程全员坚持质量控制体系，把打造精品教材作为崇高的历史使命，严把各个环节质量关，力保教材的精品属性，通过教材建设推动和深化高等中医药教育教学改革，力争打造国内外高等中医药教育标准化教材。

9. 三点兼顾，有机结合 以基本知识点作为主体内容，适度增加新进展、新技术、新方法，并与劳动部门颁发的职业资格证书或技能鉴定标准和国家医师资格考试有效衔接，使知识点、创新点、执业点三点结合；紧密联系临床和科研实际情况，避免理论与实践脱节、教学与临床脱节。

本轮教材的修订编写，教育部、国家卫生和计划生育委员会、国家中医药管理局有关领导和教育部全国高等学校本科中医学教学指导委员会、中药学教学指导委员会等相关专家给予了大力支持和指导，得到了全国50所院校和部分医院、科研机构领导、专家和教师的积极支持和参与，在此，对有关单位和个人表示衷心的感谢！希望各院校在教学使用中以及在探索课程体系、课程标准和教材建设与改革的进程中，及时提出宝贵意见或建议，以便不断修订和完善，为下一轮教材的修订工作奠定坚实的基础。

全国高等医药教材建设研究会
人民卫生出版社有限公司
2016年3月

全国高等中医药教育本科
国家卫生和计划生育委员会“十三五”规划教材
教材目录

1	中国医学史（第2版）	主编　梁永宣
2	中医各家学说（第2版）	主编　刘桂荣
3	*中医基础理论（第3版）	主编　高思华　王　键
4	中医诊断学（第3版）	主编　陈家旭　邹小娟
5	中药学（第3版）	主编　唐德才　吴庆光
6	方剂学（第3版）	主编　谢　鸣
7	*内经讲义（第3版）	主编　贺　娟　苏　颖
8	*伤寒论讲义（第3版）	主编　李赛美　李宇航
9	金匮要略讲义（第3版）	主编　张　琦　林昌松
10	温病学（第3版）	主编　谷晓红　冯全生
11	*针灸学（第3版）	主编　赵吉平　李　瑛
12	*推拿学（第2版）	主编　刘明军　孙武权
13	*中医内科学（第3版）	主编　薛博瑜　吴　伟
14	*中医外科学（第3版）	主编　何清湖　秦国政
15	*中医妇科学（第3版）	主编　罗颂平　刘雁峰
16	*中医儿科学（第3版）	主编　韩新民　熊　磊
17	*中医眼科学（第2版）	主编　段俊国
18	中医骨伤科学（第2版）	主编　詹红生　何　伟
19	中医耳鼻咽喉科学（第2版）	主编　阮　岩
20	中医养生康复学（第2版）	主编　章文春　郭海英
21	中医英语	主编　吴　青
22	医学统计学（第2版）	主编　史周华
23	医学生物学（第2版）	主编　高碧珍
24	生物化学（第3版）	主编　郑晓珂
25	正常人体解剖学（第2版）	主编　申国明

26	生理学(第3版)	主编 郭 健 杜 联
27	病理学(第2版)	主编 马跃荣 苏 宁
28	组织学与胚胎学(第3版)	主编 刘黎青
29	免疫学基础与病原生物学(第2版)	主编 罗 晶 郝 钰
30	药理学(第3版)	主编 廖端芳 周玖瑶
31	医学伦理学(第2版)	主编 刘东梅
32	医学心理学(第2版)	主编 孔军辉
33	诊断学基础(第2版)	主编 成战鹰 王肖龙
34	影像学(第2版)	主编 王芳军
35	西医内科学(第2版)	主编 钟 森 倪 伟
36	西医外科学(第2版)	主编 王 广
37	医学文献检索(第2版)	主编 高巧林 章新友
38	解剖生理学(第2版)	主编 邵水金 朱大诚
39	中医学基础(第2版)	主编 何建成
40	无机化学(第2版)	主编 刘幸平 吴巧凤
41	分析化学(第2版)	主编 张 梅
42	仪器分析(第2版)	主编 尹 华 王新宏
43	有机化学(第2版)	主编 赵 骏 康 威
44	*药用植物学(第2版)	主编 熊耀康 严铸云
45	中药药理学(第2版)	主编 陆 茵 马越鸣
46	中药化学(第2版)	主编 石任兵 邱 峰
47	中药药剂学(第2版)	主编 李范珠 李永吉
48	中药炮制学(第2版)	主编 吴 皓 李 飞
49	中药鉴定学(第2版)	主编 王喜军
50	医药国际贸易实务	主编 徐爱军
51	药事管理与法规(第2版)	主编 谢 明 田 侃
52	中成药学(第2版)	主编 杜守颖 崔 瑛
53	中药商品学(第3版)	主编 张贵君
54	临床中药学(第2版)	主编 王 建 张 冰
55	中西药物配伍与合理应用	主编 王 伟 朱全刚
56	中药资源学	主编 裴 瑾
57	保健食品研发与应用	主编 张 艺 贡济宇
58	*针灸医籍选读(第2版)	主编 高希言
59	经络腧穴学(第2版)	主编 许能贵 胡 玲
60	神经病学(第2版)	主编 孙忠人 杨文明

61	实验针灸学(第2版)	主编 余曙光 徐 斌
62	推拿手法学(第3版)	主编 王之虹
63	*刺法灸法学(第2版)	主编 方剑乔 吴焕淦
64	推拿功法学(第2版)	主编 吕 明 顾一煌
65	针灸治疗学(第2版)	主编 杜元灏 董 勤
66	*推拿治疗学(第3版)	主编 宋柏林 于天源
67	小儿推拿学(第2版)	主编 廖品东
68	正常人体学(第2版)	主编 孙红梅 包怡敏
69	医用化学与生物化学(第2版)	主编 柯尊记
70	疾病学基础(第2版)	主编 王 易
71	护理学导论(第2版)	主编 杨巧菊
72	护理学基础(第2版)	主编 马小琴
73	健康评估(第2版)	主编 张雅丽
74	护理人文修养与沟通技术(第2版)	主编 张翠娣
75	护理心理学(第2版)	主编 李丽萍
76	中医护理学基础	主编 孙秋华 陈莉军
77	中医临床护理学	主编 胡 慧
78	内科护理学(第2版)	主编 沈翠珍 高 静
79	外科护理学(第2版)	主编 彭晓玲
80	妇产科护理学(第2版)	主编 单伟颖
81	儿科护理学(第2版)	主编 段红梅
82	*急救护理学(第2版)	主编 许 虹
83	传染病护理学(第2版)	主编 陈 璇
84	精神科护理学(第2版)	主编 余雨枫
85	护理管理学(第2版)	主编 胡艳宁
86	社区护理学(第2版)	主编 张先庚
87	康复护理学(第2版)	主编 陈锦秀
88	老年护理学	主编 徐桂华
89	护理综合技能	主编 陈 燕

注:①本套教材均配网络增值服务;②教材名称左上角标有“*”者为“十二五”普通高等教育本科国家级规划教材。

第三届全国高等中医药教育教材建设指导委员会名单

全国高等中医药教育本科
护理学专业教材评审委员会名单

前言

根据全国高等中医药教育教材建设指导委员会的指示精神，以及人民卫生出版社对国家卫生和计划生育委员会"十三五"规划教材编写和修订工作的基本要求，结合护理专业学生培养需求和护理心理学课程教学目标，我们对上一版《护理心理学》教材进行了重新审视和修订。新版教材依然延续了上一版教材的基本框架结构，在调整和修订章节与内容时，我们有如下考虑：

1. 教材作为学科的载体，它应该承载学科的基本内容。护理心理学是一门新型的交叉性边缘学科，心理学理论与技术在护理心理学的发展过程中仍然是重要的学科内容。因此，本次修订我们扩充了心理学基础理论和主要心理咨询与治疗方法的内容，目的是希望帮助学生对人的心理活动形成更为充分的认知，以利于他们理解自我和患者的心理变化缘由，并选择更科学的方法解决各类心理问题。同时，我们在护士职业人格培养内容和临床心理护理实践章节方面也做了增减，主要是为了体现护理心理学与护理学在学科发展上的密切联系。

2. 作为在中医药院校成长和发展的护理心理学课程，新版《护理心理学》应该逐渐涂抹上中医药的色彩，并慢慢散发出中医药的味道。在上一版教材中，关于中医情志护理的内容仅仅是散在于两个章节不显要的部分，本次修订我们将中医情志护理独立成章，这一改变不仅能较为清楚地介绍中医情志相关理论与实践的内容，同时也表达了作为中医药院校教师的一种职业责任，我们应该将与本学科相关的中医学内容进行整理并呈现，使学生能够学习到中医学宝库中的精髓并加以继承和发扬。在编写的过程中遇到了不少困难，由于初涉该部分内容，编写也难免稚嫩，但迈出这一步已然给了我们很大的鼓舞，我们相信它会为护理心理学同仁带来启示和提供借鉴。

3. 作为护理专业本科阶段的教材，不仅应以本学科基本内容为主体，同时，还应考虑为专业研究生教材和专科教材留有余地。因此，本次修订，依据人民卫生出版社对护理心理学的编写要求，我们以介绍心理学基础理论、从心理学视角分析患者心理变化规律、用心理学方法指导临床护理实践的编写原则来把控修订工作。为了使教材便于服务读者，我们又编写了数字化教材，希望通过这个新媒体平台提升教材的深度和广度。

本教材第一章"绪论"主要阐述护理心理学学科定位与研究内容以及方法，增加心理学主要理论流派；第二、三章较系统地介绍心理学的心理过程和个性心理两部分内容；第四章"心理健康"突出了心理健康的维护；第五章"护士角色人格的形成与发展"细化了职业人格培养内容提升其对实践的指导性；第六章“应激与心身疾病”重点强化了预防；从第七至十一章为患者心理护理内容，重点修订了心理学知识在患者临床护理过程中的实用性；第十二章“中医情志护理”则是我们此次编写的创新点。

尽管在编写过程面临新挑战和困难，但来自全国10所中医院校的老师们切磋交流、通力合作，使教材修订工作得以顺利完成，在此，对参编院校，特别是承办编写会的上海中医药大学和定稿会的云南中医学院给予的支持深表谢意。教材的编写与修订永无止境，我们诚挚地希望使用本教材的老师和同学提出宝贵意见。

编者

2016年3月

目　录

第一章

绪　论

学习目的

通过本章节的学习，对护理心理学的学科性质以及与相关学科关系有基本认识，了解研究对象特点与常用研究方法、学科发展历史与发展任务、心理学主要理论等内容，为本课程后续章节学习奠定相应的知识基础。

学习要点

护理心理学定义、护理心理学研究对象特点与常用研究方法、护理心理学发展现状与任务。

一百多年前，南丁格尔就指出“护理是使千差万别的人达到治疗或康复所需的最佳心身状态”，这一概念至今仍然深刻地影响着护理学科的内涵建设。随着整体护理模式的不断推进，正确认识护理对象的心理反应以及变化规律，熟悉护理对象的心理需要，已经成为临床护理工作的重要内容；同时，关注护士职业心理素质的培养和心理健康的维护也成为提供优质护理的必要条件。未来的护士，不仅应具备精湛的专业知识与技能，还必须要有应对护理实践中各种心理问题的综合能力。因此，加强护理专业学生的心理学知识和心理护理能力的培养是护理专业教育发展的必然要求。

第一节　护理心理学概述

护理心理学是一门新兴的、逐渐走向成熟的交叉性边缘学科。明确护理心理学的学科性质，清楚护理心理学的研究对象特征，将有益于深刻理解护理心理学与相关学科间的关系，认识护理心理学发展的现实意义，对探索与完善护理心理学学科理论，丰富临床心理护理实践内容具有建设性作用。

一、护理心理学的定义及特征

（一）护理心理学的定义

护理心理学（nursing psychology）是从护理情境与个体相互作用的观点出发，研究在护理情境这一特定社会生活条件下，个体心理活动发生、发展及其变化规律的学科。

笔记

定义中表述"护理情境"为"特定的社会生活条件"，是所有护理活动涉及的环境与氛围，护理情境并不局限于医院。广义的护理情境，应包括所有能影响护理对象与护士心理活动规律的从宏观到微观的社会条件。例如，国家卫生保健事业发展政策，社区公共卫生保健体系，医患和护患关系，社会对护理工作以及护士形象的看法或观点等。

定义中表述的"个体"，指护士和护理对象，护理心理学要探究和表明这两类人群在护理情境影响下的心理活动特点及变化规律。在早期，研究者较多关注护理对象的心身变化，而忽视对心理护理执行者护士个体的心理变化探析，这在一定程度上影响了心理护理工作的实际效果。

（二）护理心理学定义特征

1. 注重护理情境与个体之间的相互作用　对护理对象个体心理活动规律的研究，既要分析护理对象的心理活动与护理情境以及他人或团体之间的相互的影响，还要能解释影响作用的产生机制。对护士心理活动研究也是如此，不仅要关注在护理过程中护士个体心理变化的产生原因，同时又要研究护士的心理状态对护理情境、特别是对护理对象心理反应的影响作用。

2. 重视护理情境的探讨　探析护理情境这一外部条件对个体心理活动的影响，减少不良刺激导致的护理对象或护士的心理反应，这应该是本定义所能涵盖的范畴。在社会生活和医疗护理过程中，有时无法选择或逃避负面情形，然而，通过氛围和条件的改变，结果也会发生变化。例如，对护士服装的颜色选择的研究、手术室背景音乐的研究，其研究目的在于营造良性的护理情境，从而降低病痛或医护过程对个体产生的负性影响。

3. 强调个体的内在心理因素　相同的护理情境下，个体心理因素（心境、性格、应对方式等）对心理反应结果有直接影响作用。以残障患者为例，乐观、开朗、坚强的个体与悲观、忧郁、软弱的个体相比较，对同一致残事件可能产生截然不同的心理活动，说明个体内在心理因素在特定情境中对自身心理活动具有决定性影响。同样，护士心理因素也是影响其能否完成护理工作以及保证护理质量的关键要素。近年来，对护士职业过程中的心理变化以及促进护士职业认同的研究其立意于此。

二、护理心理学的学科属性

（一）护理心理学是交叉学科

护理心理学既是护理学迅速发展的时代产物，也是心理学应用研究在护理领域渗透的结果，护理心理学是介于心理学和护理学之间的交叉学科。护理心理学并不是简单的二维交叉学科，因为，"心理是脑对客观现实的主观能动性反映"这一命题本身就蕴含了自然和社会的统一，心理学既是一门自然科学，也是一门社会科学；护理学是用自然科学的方法，解决和处理社会条件下个体出现各种健康问题的学科。因此，两者结合形成的护理心理学是一个双重交叉学科。

护理心理学需要借助于心理学的理论和技术，阐明护理过程中护士与护理对象的心理反应过程及机制，揭示其心理活动以及变化的规律。同时，还必须紧随护理学以及相关学科发展步伐，广泛汲取其研究成果，构建与夯实本学科基础与内容，并逐渐凸显"以人为本"学科特质。

笔记

（二）护理心理学是新兴的独立学科

任何新兴学科的发展都需要内外因素推动，护理心理学的发展正是如此。随着人们的健康意识改变以及对健康服务的需求提高，对护理学科的作用定位逐渐发生了改变，并不断显现出对临床护理问题性质认识以及处理问题方法上的变革需求。比如，仅以生物学观点无法解释个性特点对高血压治疗效果的影响作用，同类疾病患者的临床体征与治疗效果方面的差异等。诸如此类问题需要借助于相关学科理论与方法来解释或解决。人类健康观念变化、医学模式转变、护理体制的变革是促进护理心理学孕育成长的外部条件。

同时，护理学与心理学自身的发展之需要更是推动护理心理学成长的内部条件。心理学的应用研究需要向更广泛的领域拓展，而临床护理工作也越来越多受到护士和护理对象心理因素的影响。由此，面对和解决这些问题时，相关学科的交叉作用逐渐形成了相对独立的理论体系和研究领域，通过“理论指导实践，实践再丰富和完善理论”的积累过程，使得护理心理学这一新生学科发展有序并趋向成熟。当然，大批拥有心理学知识的高层次护理人才积极探索护理心理学的应用研究，更加速了护理心理学迈向新兴独立学科的进程，后者是其最根本的内在发展动力。

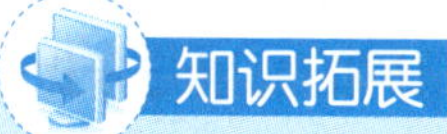

交叉学科（Interdiscipline）

著名物理学家海森伯认为在人类思想史上，重大成果的发现常常发生在两条不同的思维路线的交叉点上。当代的科学技术逐渐趋于综合化、整体化和系统化，科学的发展越来越依赖于不同学科的交叉与融合。许多有影响的科技成果，往往产生在学科的交叉处。

据统计，20 世纪末，交叉学科总量已近 2600 门，占全部学科总数的 46.58%。学科的交叉可看作重大科技问题实现突破的有利跳板，也是培养创新人才的重要手段。以诺贝尔奖为例，在 20 世纪最后 25 年颁布的 95 项诺贝尔自然科学奖中，属于交叉学科领域的有 45 项，占总数的 47.34%。

三、护理心理学与其相关学科的关系

（一）护理心理学与护理学

1. 护理学（nursing science） 是一门在自然科学与社会科学理论指导下的综合性应用学科，是研究有关预防保健与疾病防治过程中护理理论与技术的科学。随着社会的进步，科学技术的迅猛发展，人民生活水平的提高以及健康需求的增加，护理学已经由简单的医学辅助学科逐渐发展成为健康科学中的一门独立学科。

2. 两学科是子学科与母学科的关系 从学科属性来看，护理心理学是护理学的分支学科。使“千差万别的人达到治疗或康复所需的最佳心身状态”是南丁格尔在创立护理学之初确立的学科建设目标，即指护理包含对服务对象心理的照护。但在传统生物医学模式背景下，快速发展的护理学科受其生物学特性的影响，护理工作的重点曾一度主要围绕疾病和患者的生理需要，以致南丁格尔为护理学描绘的理想目标始终未能充分实现。

随着医学模式转变，逐步更新和扩展了护理学科的研究视野，尤其当整体护理理

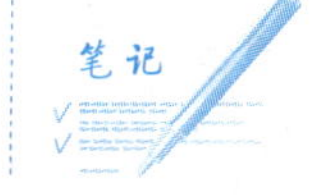

念占据护理学科的主导地位时，护理学界意识到，这其实是对南丁格尔护理理念的回归。与此同时，在科学技术高速发展的现实背景下，护理学科所面临的新问题更需要以多元学科知识认识与思考，护理心理学正是护理学在现代发展进程中满足社会需求的变革产物，也是当今学科精细化的结果。护理心理学是用心理学理论和方法解释或解决护理过程中出现的与个体心理活动相关的各类问题，它对母学科的贡献是探明心理因素对健康维护与促进的影响以及作用机制，这不仅丰富了护理学的理论体系，同时也加速了护理学的学科发展步伐。

（二）护理心理学与社会心理学

1．社会心理学（social psychology）　是研究社会情境因素如何影响个人和群体的思想、情感及社会行为的一门科学。社会心理学研究人们互相交往过程中所产生的心理现象和规律，研究以社会条件为转移的心理变化，社会心理学关注社会人群的共性普遍规律。

2．两学科是特殊与一般的关系　护理心理学为分析和解决影响护理目标顺利实现的阻碍因素时，需借助社会心理学的理论，认识和分析护理情境的性质以及对护理对象和护士心理影响作用及机制，进而寻找解释或解决问题的方法。疾病状态、医院环境、护理情境都不是一般的社会情境，疾病的医护过程对患者和护士产生的心理反应必然具有特殊情境性。故探求其反应的规律时，必须基于护理领域的观察与分析，因此，护理心理学对社会情境的分析与回答必然带有护理领域的特殊性。

（三）护理心理学与医学心理学

1．医学心理学（medical psychology）　是研究心理现象与健康和疾病关系的学科，它既关注心理社会因素在健康和疾病中的作用，也重视解决医学领域中有关健康和疾病的心理或行为问题。

2．两学科是平行共进的关系　两学科虽具有共同的研究领域，但各自有其独立的研究范围与侧重。曾经，医学心理学迅猛的发展过程对雏形的护理心理学起到极其重要的理论引导和技术支撑作用。但是，随着护理心理学发展的日渐成熟，两者已逐渐形成相对独立的研究空间。我国著名心理学家李心天教授即对两个学科的研究任务归纳如下：

医学心理学主要研究：心理因素引起躯体疾病的中介机制；脑组织损伤、内分泌失调或躯体疾患造成心理变异的分析和心理诊断；人格特征在各种病患及康复过程中的作用；心理治疗的合理安排和疗效评定；各年龄段心理卫生的推广和探讨；心理护理和心理咨询的实施；医学心理学与其他学科的协调与合作。

护理心理学主要研究：心理护理渗透于护理工作的全过程，融合在各项护理措施中；了解和掌握护理对象的一般心理状态和特殊心理表现；加强护士的心理品质修养。

近年来，两学科的研究取向与发展趋势也可证实两者各有侧重。医学心理学更注重研究心理因素的致病机制，并借以指导疾病的诊治和预防；深入开展神经症、人格障碍等心理治疗的系统研究；运用心理学的理论和技术协同治疗精神障碍患者等。护理心理学则更多地围绕精神正常的患者和其他人群，结合非精神病医院的特点，探求患者心理的共性规律和个性特征并以相对的客观评价方法表征；研制一系列临床普遍适用、可操作性强以及规范化的心理护理范式，逐步实现帮助服务对象保持和增

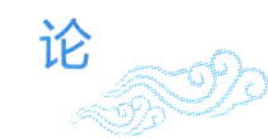

进身心健康的宗旨。因此，护理心理学并不隶属于医学心理学，两个学科呈平行而非从属关系。

四、课程性质与学习意义

（一）课程性质

1. 专业基础课程　护理心理学揭示个体行为的生物学和社会学基础，心理活动和生物活动的相互作用，以及它们对健康和疾病的发生、发展、转归、预防的作用规律，寻求人类战胜疾病、保持健康的基本心理学途径，为整个医学事业提出心身相关的整体观和系统论观点和科学方法。因而，它是一门专业基础课程。

2. 临床应用课程　护理心理学研究的终极目标是提升临床护理质量，因此，学科理论需要在临床护理工作中得到印证，并能作为临床心理护理工作的理论依据，帮助护士理解患者的各种心理反应的原因和反应过程及结果，同时，提供的心理护理技术与方法支持。学科的发展内容源于临床，学科的发展结果需要在临床护理实践中得到巩固。

3. 多学科交叉课程　护理心理学与许多课程交叉关联，包括心理学、基础医学、临床医学和护理学、社会心理学、医学心理学、行为学等。如行为学的神经学基础和心身中介机制等内容来自医学心理学，并涉及生物学和神经科学等学科知识；护理心理学的许多基础概念来自普通心理学；护理心理学与临床护理中的内、外、妇、儿、皮肤、神经精神等各科也均有密切联系。护理心理学与康复医学也有广泛联系，例如心理危机干预与康复等。

（二）课程学习的意义

1. 学习心理学基础知识与技术　护理心理学系统阐释了心理学基础知识、心理应激，并对心理行为因素在人类健康与疾病及其相互转化过程中的作用规律及干预方法进行论述。这些心理学中最基本的理论和技术是提升护生对健康与疾病全面认识的先决条件，是帮助护生逐渐形成整体健康的意识和“以患者为中心”的护理理念的重要保障。

2. 认识职业人格自我构建过程　护理患者是一个系统全面的过程，需要护士既要给患者提供良好的生理支持，还要注意和改善患者的心理状态。护理工作很多情况下，需要护 - 护之间、医 - 护之间以及护 - 患之间通力合作，共同努力才能帮助患者恢复最佳的康复状态。因此，护士具备健全的人格、良好的心理素质和团队协作能力是开展心理护理的前提。护理教育过程中必须重视对护士职业人格的构建。对于作为护士后备军的护生，应当及早接受心理素质培训。本课程不仅专门就职业素养进行讨论，还希望护生在学习心理学理论与技术的同时有意识的运用于自己的学习、生活和今后工作中，以期增强护生的心理素质，提高护生自身职业素养。

3. 理解患者的各种病患反应　护理是为生活在不同环境、具有不同文化习惯和风俗信仰的患者提供服务的专业。因此，护理领域所面临的人类心理健康问题纷繁复杂。临床护士在掌握扎实专业技能的同时，必须具有良好的心理护理能力。通过本课程的学习，指导护生与患者进行有效信息沟通，给予患者情感支持，提高护生的整体护理观念，进而促进临床护理质量的提升。

4. 为患者提供高质量的护理　学习护理心理学的最终目的是以扎实的心理学知

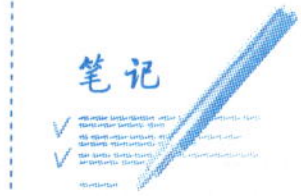

识更好地服务于临床、服务于患者。护理心理学作为护理专业的一门重要的基础课程，阐释了患者心理活动规律等相关知识。并对护理过程中的心理方法和技术以及护理程序提供较为详尽的理论和实践操作指导，为护生进入临床护理开展科学、规范的心理护理打下基础。

第二节 护理心理学研究

探析护理领域中各种复杂的心理现象及其规律是护理心理学的研究目的。清楚认识学科研究对象特点，结合护理心理学发展现状，慎重选择科学的研究方法，对促进护理心理学的健康发展至关重要。护士不仅需要熟知心理学及相关学科的研究方法，还应该立足于护理学专业领域的问题开展研究，并在研究实践中逐渐构建适合于本学科的研究策略。

一、护理心理学的研究对象

（一）护理对象

1. 患者 研究疾病对个体心理活动的影响作用，形成对患者心理活动共性规律的认识；探究疾病行为的心理学基础，以明确心理因素致病的内在关系；分析不同疾病、不同治疗方式以及不同年龄患者的心理反应特点，为心理护理方案提供理论依据；研究心理护理程序与干预措施的效果，建立规范有效的临床心理护理模式。

2. 社区居民 促进社区居民的心理健康水平是社区护理的工作目标，也是护理心理学的研究内容。社区居民可分为健康群体、亚健康群体、慢性病群体。对健康群体以维护心理健康的措施为主要内容；对亚健康群体以分析心理、社会因素对健康的影响、预防由心理和社会因素导致的疾病的发生为主要内容；对慢性病群体则应以减缓心理因素对疾病治疗和转归的负性影响、增强个体心理调节能力为主要内容。

（二）护士

1. 护理学生 关注护生的职业心理形成与发展的因素，包括护士角色人格要素特质形成与发展的研究、护士角色人格影响因素的研究、护士职业心理素质培养方式研究、优化护理职业教育途径的研究等。

2. 临床护士 关注其职业心理的维护与巩固的因素，包括护士职业自我概念以及护士职业获益感研究、积极职业心理要素的研究、护士职业心理对患者心理变化的影响研究、临床护理过程对护士产生职业压力的分析研究、心理应对方式以及护士的心理调节能力的研究、护士心理健康维护措施的研究等。

（三）护理情境

对护理情境的研究源于与社会心理学的交叉与结合，尤其是分析和解释患者心理反应影响因素的必然结果，初期护理情境研究多关注医院内环境条件，近年来研究认识与研究范围逐渐扩大。

1. 宏观护理情境 包括国家卫生经济政策的发展纲要、国家对护理行业发展规划、国家医疗制度改革方案、社会公共健康体系构建计划、公众的健康保健意识以及对医疗护理服务的基本态度、患者权益的知情与执行度、护士职业受到尊重的程度、护理工作的社会价值。相关研究如，护士职业认同影响因素分析、护士主观幸福感评

笔记

价及促进策略、我国新媒体医患关系报道的受众研究等。

2. 微观护理情境 包括医院的等级以及对当地居民的医疗服务覆盖率、医院建筑环境与人文环境的布局和氛围、护患关系和医护关系、病室与病区的设施与病区管理方式。相关研究如，护士服装款式和颜色、手术室背景音乐、监护室的灯光等对患者和护士的心境和情绪的影响等。

二、护理心理学研究的一般问题

人类用喜怒哀乐表达个体的情绪，这是他们在长期生活实践中积累的一些经验，或者说是生活习惯。当使用了演示、记录、计算、推理等客观方法进行科学研究后，发现了人类情绪变化的规律。于是，人类对喜怒哀乐的认识才得到升华，逐渐发展成为心理科学知识。心理学之所以能脱离哲学思辨的范畴成为一门独立的学科，就是得益于引入自然科学的研究方法。如何使护理心理学步入科学发展道路值得思考。

（一）科学研究对学科建设的重要性

1. 学科理论基础构建的需要 护理心理学是年轻学科，面临着构建学科理论基础的艰巨任务。因此，用科学研究方法分析护理实践中获得的经验或常识，并寻求其共同性与规律性，这是学科建设关键步骤。如果仅停留于临床护理心得或经验的呈现与分享，不重视用科学研究方法进行常识向知识转化，将影响护理心理学的长远发展。同时，由于建国后近三十年护理教育一直停留在中专层次，导致目前护理队伍中硕士以上高学历人才较少，因此，重视科研意识培养、强调科学研究地位对学科建设至关重要。

2. 心理学研究的特定要求 客观化与数量化是科学研究中重要内容与指标，但是，心理学的研究与某些自然现象的观察分析不同，许多心理活动以一般的客观方法很难得出数量化结果，并且在研究过程中很容易受到主观因素的影响，这就需要根据心理学的特点，寻求适合有效的研究方法，将心理变化这类主观活动转化为客观量化的数据。因此，开展心理学研究对方法学的要求较高，需要投入较大的精力和实践积累。

3. 学科多元化研究的特点 护理心理学的研究内容多涉及社会、心理、生物等多个学科，因此，要求研究者在研究设计时不仅要考虑研究内容的覆盖性，还要考虑相关因素及变量的特点；既要依据护理学科的属性思考研究过程中诸多因素，还必须考虑到各交叉学科特征与特点，确保研究设计与过程符合多学科研究要求。

（二）影响护理心理学研究结果的因素

1. 明确研究目标 研究目标对研究而言是影响方向和内容取舍的关键。如果一项研究的目标不够清楚，会导致在资料收集与假设确立方面漫无头绪，迷失方向，最终影响研究结果的科学价值。此亦是初涉护理心理学领域研究者比较常见的问题。

2. 选择研究方法 一般研究多要经过提出假说，通过实践来验证、修正或推翻这一假说的过程。在初步发现和掌握某一种或一类现象的基础上，首先要思考是什么性质的问题，可能具有什么规律，会出现什么样的结果，符合什么理论等，亦即假说。然后确定具体研究方案，进行有目的研究分析，并对假说做出肯定或否定回答。护理心理学的研究内容常涉及多学科知识和问题，而选取研究方法常会给初学者带来困难，这是影响护理心理学研究结果可信度的主要因素，也成为不少护士驻足护理研究门外的主要因素。正确选择研究方法的途径，应是选择自己熟识的、条件具备且

笔记

又符合研究主要目标的方法，同时还要顾及到相关理论基础对研究方法的要求。

3. 避免主观因素干扰 对心理因素的数量化本身就带有一定的主观性，同时，心理因素也很容易受到其他因素的影响。例如，研究者的态度、倾向性和期望、暗示等，不仅可以影响研究者本人对被试者某些心理行为现象的分析与判断，也会影响被试者对被问问题的回答。因此，在护理心理学研究中要特别注意避免研究者与被试者双方主观因素对研究结果的影响。

（三）护理心理学研究的原则

1. 客观性原则 指对客观事物采取实事求是的态度，既不歪曲事实，也不主观臆断。这是任何科学研究都必须遵循的原则。护理心理学研究中，研究者对研究假设的验证务必坚持客观性原则，不能以个人的价值倾向影响对研究结果的判断。此外，护理心理学尚处于发展之初，各种评价指标与观察尺度尚未标准化，更要求研究者具有高度责任感及认真严谨的态度，熟练掌握和运用各类研究方法。

2. 系统性原则 事物不可能孤立存在，彼此之间存在相互联系，以系统观点分析问题是研究应遵循的另一原则。护理心理学是研究在护理情境这一特定社会条件下，个体心理活动发生、发展及其变化规律的学科。护理情境与个体之间存在相互作用和影响，如果在分析患者或护士心理活动时离开护理情境，仅孤立看待心理反应和变化，就无法揭示其本质以及发展规律。

3. 理论联系实际原则 理论能指导正确的实践过程，实践又是理论的源泉。护理心理学的研究主要是借助于心理学或社会心理学的理论，分析护理领域中患者与护士的各类心理问题，研究护理情景对个体心理过程的影响作用，以及在心理学理论的指导之下，积极开展心理护理实践过程，并在此基础上逐渐形成本学科的理论体系。

4. 伦理性原则 心理学的应用研究很难以动物实验作为前期研究，也不能简单以动物研究结果类推人类心理活动过程，且很多动物研究结果无法直接解释人类的心理活动。护理心理学研究的样本是护理对象或护士，必须恪守以下伦理学原则：

(1) 无损于被试者的身心健康：在研究过程中，不允许人为地对被试者施以惊恐、忧伤等不良刺激，避免使用、采用易导致被试者不愉快或者疲劳的研究程序。

(2) 尊重被试者的主观意愿：研究者应在取得被试者知情和同意的前提下，才能进行试验研究，不能强行要求被试者参加某项试验，如果被试者在研究试验过程中有意愿终止合作，研究者应该维护被试者的权利，尊重他们的选择。

(3) 不泄露被试者的个人隐私：研究者有责任对被试者的个人信息实行严格的保密原则，未经被试者同意，不得将任何涉及被试者个人的信息资料公之于众，如需将有关资料反映在研究报告中，必须隐去被试者的真实姓名，或将其完整原始资料分解处理后使用。

三、护理心理学的研究类型

根据护理心理学研究的方式方法、对象、时间、场所等不同，可以将研究方法进行如下分类。研究方法的分类介绍，不仅能直观反映护理心理学研究的复杂性，同时也有益于学习和掌握这些方法。

（一）纵向研究与横向研究

1. 纵向研究（longitudinal study） 指对同一批研究对象在一连续时段内做追踪

笔记

性研究，以探讨某一现象的发展规律。该研究方式还可依据研究的启动时间分为以下两种。

(1) 前瞻性研究(prospective study)：指以当前为起点，综合采用多种研究方法追访未来的研究方式，其目的是预见。如针对当前列入研究对象的一批具有典型A型行为特征的个体实施一系列行为矫正指导，并在日后相当长时间内(十多年甚至数十年)追访接受行为矫正的被试者行为特征改变状况、某疾病发生情况等，以求证行为矫正对典型A型行为特征个体的实际效用。前瞻性研究虽然具有很高的科学研究价值，但因其难度较大，对研究者的知识结构、学术水平的要求较高，目前在护理心理学研究中的应用尚不普遍。

(2) 回顾性研究(retrospective study)：指以当前为终点，综合采用多种方法追溯既往的研究方式。此方式较多采用交谈、访问、查阅记录等方法收集资料和数据，分析和评价既往诸多因素对当前事件的影响。如研究原发性高血压与社会生活事件的相关性，即可通过调查原发性高血压患者所经历的各种生活事件获得相关研究结论。临床心理学领域使用该研究方式较为普遍，但其科学价值远不及前瞻性研究，且存在较大缺陷，所得研究结果易受被试者所报告资料的真实性、准确性等制约。如患者自认为当前病况与既往经历有关，而夸大生活事件及其影响程度，可能误导研究者报告"该患者的疾病状况与其所经历生活事件密切相关"的不真实结果。

2. 横向研究(transverse study) 指对相匹配的实验组、对照组被试者选择同一时间内就相同变量所进行的比较分析研究；或对背景相同的几组被试者分别设置不同的刺激条件、刺激强度等，就各组被试者所呈现的差异做出分析并推导其主要影响因素的研究。如实施"癌症患者的家庭功能特点及常用应对方式的研究"，在随机抽取一定数量的癌症患者进入实验组的同时，还需随机抽取与癌症患者家庭背景类似、数量相当的正常个体进入对照组，并尽可能控制两组被试者的家庭功能及应对方式，进行分析比较，才可能获得"癌症患者的家庭功能特点及常用的应对方式"的研究结论。该方式常用于临床心理学研究，其中最关键的前提是被比较的被试者必须具备可比性。

(二) 量性研究与质性研究

1. 量性研究(quantitative research) 又称定量研究，是按照预先设计的研究方案进行研究，通过观察指标获得数据资料，用科学方法来验证模式或理论，用数字资料来描述结果，是一种正式、客观、系统的过程，必须事先设计严密的方案，并严格按照这一方案进行每一个步骤，以保证研究的代表性和客观性。

量性研究属于实证主义研究范式，多先规定资料收集的方法，通过资料来研究现象的因果关系。量性研究一般只能解释所提出的研究问题变量之间的因果关系，验证理论或进一步发展某一理论和模式，在各学科中运用普遍，也是发展学科的一种常用研究方法，具有一定客观性和代表性。在护理心理学研究中也是常用的一种研究方法，例如"护理干预对肺癌化疗患者负性心理的影响"、"护理干预对乳腺增生复检患者心理状态的影响"、"心理干预对老年急性心肌梗死患者负性情绪及预后的影响"、"全髋关节置换高龄患者心理护理干预疗效观察"、"心理干预对甲状腺肿瘤手术前患者负性情绪的影响"等。

2. 质性研究(qualitative research) 又称定性研究，是一种以研究者本人为研究

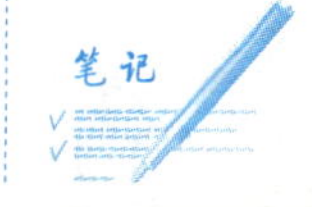

工具，在自然环境下，对个人的生活世界以及社会组织的日常运作进行观察、交流、体验、理解与解释的研究。质性研究以解释现象为导向，其研究焦点是构建和维持有意义、复杂、有微小差别的过程，其基本目的是捕获人的社会生活经历，以及人们基于自己的观点对其经历的解释。

与量性研究遵循的实证主义范式不同，质性研究遵循诠释主义、构建主义和批判主义等科学范式，因而其结果能够比较充分地显示研究对象的生活经历、价值观、情境体验和感受等，而这些恰是量性研究难以展现的。因此，质性研究在护理心理学领域的运用日益受到关注，如“肾移植活体亲属患者心理体验的质性研究”、“白血病的护理心理学历程的质性研究”、“高等护理专业男生心理体验的质性研究”、“住院老年慢性病患者心目中优秀护士的质性研究”等。

四、护理心理学常用的研究方法

护理心理学研究往往需要综合使用几种方法，或者临床护士在心理护理实践中已经自然地在运用这些研究方法，但如能归纳、区分和比较各类研究方法的特点，将有益于帮助研究者选择正确的研究方法，并确保研究结果的科学性。

（一）观察法（observational method）

指研究者直接观察记录个体或团体的行为活动，从而分析研究两个或多个变量间存在什么关系的一种方法。作为科学研究史上最原始、应用最广泛的方法，是从事任何研究都不可缺少的部分。

1. 观察法的划分　依据是否预先设置情景，观察法可以分为两种。一是自然观察法（naturalistic observation），即在自然情境中对研究对象的行为进行直接观察和记录，而后分析解释，从而获得行为变化的规律。在日常护理工作中，对患者因心理变化所导致的行为进行观察即属于此方法；二是控制观察法（controlled observation），即在研究者预先设置的情境中对研究对象进行观察研究。

护理心理学研究采用的现场观察法，既可是两者之一，也可是两者的融合。如对手术患者的心理行为观察，若观察患者对手术室环境（“预设情境”）的心理反应，则接近于控制观察法；而若观察患者对医护人员行为与声响的心理反应，则更接近自然观察法。依据观察结构不同，观察法又可分为结构式观察法（structured observation），有现成、正式的记录格式，以规定研究人员要观察哪些现象和特征，用什么方式进行观察。例如，将老年住院患者心理状况分为焦虑、抑郁、焦虑和抑郁并存 3 类，并将有关具体的心理活动反应进行归类；非结构观察法（unstructured observation），无正式的记录格式，研究人员参与到被观察者的活动中，整理其中的条理，领会或悟出其中的意义，常用现场记录法或日志记录法记录观察结果，可加上观察者的解释、分析、综合。非结构观察法可提供较深入的资料，适合于探索性的研究，但资料的深度取决于观察人员进入观察情景的能力和程度，且受研究人员主观因素的影响。

2. 观察法的优点　①观察法虽然没有严密的研究限定，但经观察所见的问题，常是采用其他研究方法进行深层次研究的先导，故观察法有其重要的应用价值。②观察法使用方便，可随时获得被试者不愿意或不能报告的行为结果，资料的可靠性较强，结果有较大的现实意义，无需附加任何外部条件和影响，即可掌握许多生动的实际资料。

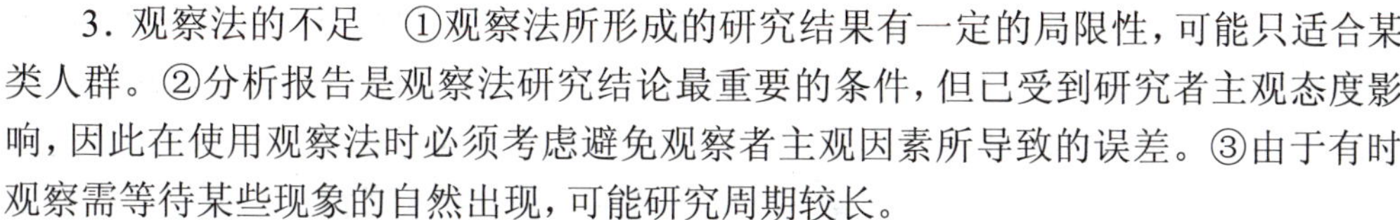

3. 观察法的不足 ①观察法所形成的研究结果有一定的局限性，可能只适合某类人群。②分析报告是观察法研究结论最重要的条件，但已受到研究者主观态度影响，因此在使用观察法时必须考虑避免观察者主观因素所导致的误差。③由于有时观察需等待某些现象的自然出现，可能研究周期较长。

（二）调查法（survey method）

指通过会谈、访问、座谈、问卷等方式获得资料并加以分析的研究方法。调查法因其简便、易行，调查结果可提供一定参考价值，在社会心理学领域被广泛采用。

1. 会谈法（interview method） 通过与被试者（个体、群体）面对面会谈，了解其心理信息，同时观察其在交谈时的行为反应，以补充和验证所获得的资料，最终经记录、分析得到研究结果。会谈法的效果取决于问题的性质和研究者的会谈技巧，会谈法可以获取被试者内在的主观体验，而非客观的生理改变机制；当然，被试者的内心感受是否能真实地表露依赖于研究者会谈前的准备以及会谈过程中的引导、应变与关怀技巧。

2. 问卷法（questionnaire method） 指采用事先设计的调查问卷，当场或通过函件交由被试者填写，然后对回收的问卷分门别类地进行分析与研究。问卷调查可以短时间获得大量信息数据，但问卷与调查表的设计、陈述问题所使用的语言文字、调查样本的选取、在调查过程中的管理以及对调查数据分析都会影响问卷调查研究结果的价值，需要研究者精细策划和严密设计方能得到有价值的研究结果。

调查研究结果的真实性与可靠性受多种因素影响且程度不同，故研究者不仅要具备严谨的科学态度，还必须要有较强的分析问题和全局把控能力。

（三）测验法（test method）

也称心理测验法（psychological test method），作为个体心理反应、行为特征等变量的定量评估手段，根据测验结果揭示研究对象的心理活动规律。此法需要采用标准化、有良好信度和效度的通用量表，如人格量表、智力量表、行为量表、症状量表等。心理测验种类繁多，必须严格按照心理测验的科学规范实施，才能得到科学的结论。护理心理学研究主要使用测评人格、行为、症状等量表，如“心身疾病与人格特质的相关性研究”、“护士的个体人格与职业角色的匹配性研究”均采用测量法（请参见第八章）。

（四）实验法（experimental method）

指在控制的情境下，研究者有系统地操纵自变量，使之系统地改变，观察因变量由自变量改变所受到的影响，以探究自变量与因变量的因果关系，掌握知果溯因、知因推果的科学规律。实验法被公认为最严谨的研究方法，实验法能够完整体现陈述、解释、预测、控制这四个层次的科学研究目的。

1. 实验室实验法（laboratory experiment） 指在实验室内借助专门仪器与设备研究护理对象的心理活动的一种方法。实验室实验法中实验者能够控制实验变量，通过这种控制，可以达到消除无关变量影响的目的；实验者可以随机安排被试者，使他们的特点在各种实验条件下相等，从而暴露出自变量和因变量之间的关系；缺点在于实验室条件下所得到的结果缺乏概括力，即外在效度较低，实验室条件与现实生活条件相去甚远，在实验室环境中难以消除被试者的反应倾向性和实验者对被试者的影响。

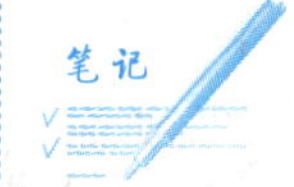

2. 自然实验法(natural experiment) 指将实验法延伸到社会实际生活的情境中进行研究，是护理心理学常用的研究方法之一。如研究“声音、光线、颜色对护理对象的心理影响”、研究“住院护理对象心理状态与疾病的发展及转归的相关性”等问题时，须以病房为现场开展研究。自然实验法的优点在于减少人为性，有良好的内在效度和较高的外在效度；但由于实验控制不严，难免有其他因素加进来。另外，因为研究工作要跟随事件发展的本来顺序进行，因此花费时间较长。

3. 模拟实验法(imitative experiment) 指按研究需要，人为地设计某种模拟真实社会情境的实验场所，以探求人们心理活动发生及变化规律的研究方法。如设计模拟的护患交流情境，请有关人员扮演护理对象，以观察护士个体的人际沟通能力。模拟实验，虽是人为设计，但对被试者来说，若未察觉是人为情境，所产生的心理反应实际上是真实的。因此，模拟情景设计应尽可能做到逼真。模拟实验法由于被试者不知道自己当了被试者，所以他们不会产生反应偏向；又由于控制了自变量，所以可以看出需研究的变量间的因果关系，但对自变量控制程度较低，无关因素影响的可能性较大，难以保护被试者的权利和安全。因此，研究者在根据研究目的选择研究方法时要充分考虑上述因素，从而选择合适的实验方法。

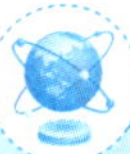
知识链接

行动研究(Action Research)

行动研究是1946年由美国社会心理学家勒温(Kurt Lewin)在他发表的《行动研究和少数民族问题》一文中正式提出的。他用计划、实地调查和贯彻执行的说法来描述行动研究过程，并将其运用于社会心理学的实践研究过程。行动研究具有如下特点：①行动研究具有自觉性。实施者在行动前制定周密计划，追求计划的合理性；行动过程中有意识监控自己行为；行动之后自觉进行反思。②行动研究注重反思性的实践循环，以提高行动的理性水平。③行动研究注重收集客观证据说明行动的效果。④行动研究提倡合作公开。通常要求实施者寻求同事和外部专家之间的合作。⑤行动研究有助于研究者的专业成长。

第三节 护理心理学的发展

如果从国家正式成立专业学术团体作为护理心理学的诞生日，她是一个非常年轻的学科。心理学日新月异的发展为护理心理学提供了理论指导与技术支持，现代护理学成长的需要也加速了护理心理学前行的脚步，促使护理心理学的学科定位与功能逐步清晰和明确。在护理学科成为一级学科的今天，护理心理学逐渐承担起丰富和促进母学科发展的使命。了解护理心理学的发展历史与现状，是正确判断与展望学科未来的重要基础。

一、护理心理学的发展简史

(一) 护理心理学的历史根基

早在三千多年前，世界上最古老的文献——古印度《吠陀经》即有心身辩证关系的思想萌芽，也被研究者确认为是护理心理学的历史根基。随后据此编写成书的《阇

笔记

逻迦集》中，明确提出"护士必须心灵手巧，有纯洁心身"，"护士应该注意病家的需要，给他们以关心"，护士应具有"良好的行为，忠于职责，仁慈和善，对病家有感情"等，这些文字无不体现了古代学者对患者心灵的密切关注。

《黄帝内经》是我国最早的医书，其中的情绪心理记载在医学上有重要的研究价值。《内经》中不仅提出"先头重颊痛，烦心颜青"等生理疾病会引起情绪变化的观点，而且在《素问·阴阳应象大论》中提出"怒伤肝，喜伤心，思伤脾，忧伤肺，恐伤肾"，指出情绪变化会对机体的生理功能产生影响，并运用了五行情绪变化规律，提出了"悲胜怒，喜胜悲，恐胜喜，思胜恐，怒胜思"的心理情绪论，为后代心理情绪调节提供了一种可行方法。

"西医之父"希波克拉底创建的"体液学说"，把人的气质划分为多种类型，提出医治疾病应考虑患者个性特征等因素的主张，这对护理工作应根据患者个性特征因人而异的做法产生很大影响。创立于4世纪的大教会医院，在宗教信仰的影响下，把"照顾伤残与拯救灵魂"视为同等重要，甚至认为"护理重于医疗，其主要目的在于帮助人们洗净灵魂，最高理想是爱和信心。"这些文字记载都可作为护理心理学的历史发展根基，同时也印证了自有人类以来就有护理，护理应该是对人全部的照顾，包括他们的身体和心灵。

（二）新护理观对护理心理学的影响

19世纪60年代，南丁格尔的全新护理理念将护理学引入了科学发展道路，使护理心理学作为专业内容得到了应有的重视。南丁格尔针对传统护理观念的弊端尖锐地指出："护理工作的对象，不是冰冷冷的石块、木片和纸张，而是具有热血和生命的人类。"她对护理工作的定位也为护理心理学奠定了学科的发展基础，她所提出的护士必须"区分护理患者与护理疾病之间的差别，着眼于整体的人"的观点，进一步为护理心理学明确了学科研究内容和发展方向。在南丁格尔护理思想的引导下，使对患者心理的护理从最初的自发、朦胧、粗浅的原始阶段，逐渐步入比较自觉、清晰、精细的近科学阶段。继南丁格尔之后，随着护理学科内涵不断扩展，奥利维亚等学者先后提出：护理包括"加强健康教育，包括患者及其环境、家庭、社会的保健"；"护理是对患者要加以保护、教导"；护理是给需要的人们"提供解除压力的技术，使其恢复原有的自我平衡"；护理就是"帮助"。这些对护理工作内涵和价值的深入表述，更加明确了照护患者心理已成为护理工作的重要内容，新护理理念无疑对护理心理学的学科建设与实践过程发挥了有力的推动作用。

（三）护理心理学的现代发展

20世纪50年代，"护理程序"（nursing process）概念的提出，以及责任制护理在美国明尼苏达大学医院付诸实践，使护士的工作重心发生了变化，即不仅仅要负责疾病本身，还必须掌握所有对患者健康恢复有影响作用的生物外因素。比如患者的情绪心理变化，患者所处的社会环境与家庭等。由此，带动了护理专业的革命性发展，仅以原来的生物学知识作为护理工作的基础，已不能满足护理程序对护士提出的新要求。所以，加强专业护士的人文社会知识教育成为护理专业自身发展的要求。

新医学模式的提出更清晰地表明了心理因素与健康之间的关系，以及对治疗疾病过程的影响作用，从而更加明确了护理心理学的发展任务与方向，或者说是现代医学观的变革为护理心理学发展提供了良好的契机，护理心理学也以前所未有的速度

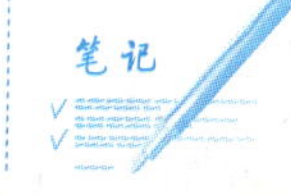

进入快速发展阶段。护理心理学理论研究和应用研究，随着学科发展宗旨更加清晰，并有了更明确的着眼点和更具体的立足位，护理心理学已成为现代护理学的重要支柱。心理学及护理心理学知识的普及教育，日渐受到护理管理与教育者高度重视，如在美国的高等护理教育课程设置中，心理学类的总学时达数百学时。

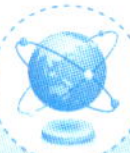

知识链接

罗伊适应模式（Roy Adaptation Mode）

美国波士顿大学护理学院的教授护理理论家卡利斯塔•罗伊（Sister Callista Roy）创立了适应模式，该模式强调人是一个整体性适应系统。适应系统的内在控制过程包含两个应对机制亚系统——生理和认知调节器，机体在面临刺激时调动两个亚系统进行适应，并通过效应器表现出生理、自我概念、角色功能和相互依赖等方面的适应性反应。

罗伊的适应模式是目前各国护理工作者广泛运用的护理学说。她从整体的观点出发，着重探讨了人作为一个适应系统面对环境中各种刺激的适应层面与适应过程。为增进有效适应，护理应不失时机地对个体的适应问题以及引起问题的刺激因素加以判断和干预，从而促进人在生理功能、自我概念、角色功能与社会关系方面的整体性适应，最终提高个体的健康水平。

二、护理心理学的发展现状

（一）国外护理心理学发展现状

1. 心理学内涵与护理实践变革的共同拓展 “以患者为中心”的理念，引发了护理实践领域的一系列变化，包括强调患者心理、精神、社会状况与其健康的关系；护士角色兼照顾者、教育者、研究者、管理者；医护是协作的伙伴，分工且合作；患者的感受、情绪、要求等得到护士重视，患者可参与其治疗、护理方案的决策，且主观能动性得以调动；重视患者的个体差异，许多护理制度、措施均以患者为出发点；大量增加人的心理与行为、人际交往、环境等内容的课程教学，建立了以人的健康为中心的护理教育新模式。

2. 心理学理论与临床护理模式的融会贯通 发达国家普遍将整体护理作为护理临床与管理各个环节的应用模式，而护理程序是整体护理的核心内容。强调护理过程是一个持续的循环过程，认为只要生命存在，就有生理、心理和社会等活动需求；还认为人是一个开放系统，与环境不断地相互作用，于是，健康问题就会层出不穷。

美国临床心理护理本质是注重精神护理、人文主义的护理，强调“将技术与护理艺术协调，才能促进护理工作”的理念，其基本特征有下列三点：①显著的区别于医学模式，与心理治疗等医学心理学模式截然不同，与患者心理活动密切联系的心理护理诊断模式主要包括认知模式、自我感知 - 自我概念模式、角色 - 关系模式、应付压力的耐力模式、价值 - 信仰模式等；②极大的自主性与灵活性，任何医院、护理机构，均可根据服务对象需求和自身发展特点，选择适宜的临床模式，主要体现在护生培养或护士培训方面的自主性、患者心身状态评估的自主性、实施患者危机干预的灵活性等方面；③突出地强调实用与良效，潜移默化的现代理念、不拘一格的实用技术、因人而异的干预对策，一切均围绕着患者心身状态的改善展开。临床心理护理中突出危机干预，强调全方位、最有效的心理援助。

笔记

3. 心理学知识与人才培养目标的紧密结合　根据现代护理人才的培养目标，对目标课程设置及人才知识结构做了大幅度调整。如按照责任制护理对护士知识结构的全新要求，在课程设置中显著增加了心理学课程。又如美国四年制护理本科开设包括普通心理学、发展心理学、生理心理学、社会心理学、变态心理学、临床心理治疗学等与心理护理相关的课程。

（二）我国护理心理学发展现状

1. 开设护理心理学课程　在护理高等教育恢复招生前后，护理专业院校开始尝试和探索心理学课程的教学工作。1984 年，王田福编著的《护理心理学》的问世，推动了护理心理学作为护理专业课程的建设过程，对护理心理学的学校教育产生了非常大的影响，护理心理学先后在本科、大专、中专等专业教育中全面展开，且逐渐由普及知识性讲座逐渐过渡到系统的专业必修课程。教学要求不断明确，教学学时数不断增多，教材质量不断提高，据相关统计表明，目前以《护理心理学》命名的正式出版教材和专著近 50 个版本，在国家和各省市精品课程的目录中不断出现护理心理学课程名称。

2. 护理心理学术机构诞生　20 世纪 80 年代初期，全国各省（市）、自治区的护理学会先后成立了相应的护理心理学术团体和组织，如“护理心理学科委员会”“心理护理研究会”“临床心理护理学组”等。1995 年 11 月，中国心理卫生协会护理心理专业委员会在北京宣告成立，这表明我国政府职能部门对发展护理心理学的高度重视和支持，也标志着我国护理心理学的学科建设进入新的历史时期。2013 年 12 月，成立“中国心理学会护理心理学专业委员会”这个覆盖全国 20 多个省市自治区、20 多所院校及医院参与、由 30 多位国内护理领域著名专家学者组成的专业委员会，对我国的护理心理学发展具有重要的里程碑意义。国家政府的行动和举措，为护理心理学发展营造了良好的外部条件。

知识拓展

中国心理学会护理心理专业委员会

中国心理学会护理心理专业委员会（Committee of Nursing Psychology of the Chinese Psychological Society）辖属中国心理学会，是中国护理心理学界的权威学术组织。学会宗旨是团结并带领广大护理工作者，致力于护理学与心理学相关理论和技术的深度融合，广泛开展学术活动，深入学术研究，不断完善本学科的理论体系，拓展非精神疾病护理对象的心理护理模式、增进护士职业心理健康的策略框架等。专委会首届主委是“中国心理学会的心理学家”刘晓虹教授，副主委李小妹、周郁秋、张静平、叶旭春、曹枫林教授，委员为各省从事护理心理学研究的专家学者。

近几年工作主要是加快护理心理学新理论、知识的普及（基于国家级继续教育项目平台），举全国知名学者之合力，开展国内外高水平的学术交流和合作研究，促进护理心理学理论、工具性研究成果的转化应用。

3. 护理心理方向研究生教育　21 世纪初，第二军医大学护理学院以刘晓虹教授领衔的护理心理学团队在全国率先招收护理心理学方向的硕士研究生；2005 年又开启了护理心理学方向的博士研究生培养先河，就此在护理心理学方向完成学历教育的全过程。学历教育平台的不断提升，培养了学科人才，提升了护理心理学研究内容

笔记

和结果的学术价值，对护理心理学理论的研究以及临床心理护理方法与效果的探索课题不断涌现，极大促进了学科内涵建设与发展。

4. 学科研究氛围活跃 随着护理心理学知识的普及，心理护理的重要性日益被认识，并在临床付诸实施，心理护理科研活动亦十分活跃。近年来，学术论文质量不断提高，研究内容涉及面日渐广泛。仅据护理心理学专业委员会不完全统计，2008—2013 年期间，在国内外专业期刊发表学术研究论文 900 余篇（其中 SCI 期刊论文 50 余篇），在国内外心理学专业期刊发表论文近百篇。获得国家自然科学基金面上项目和社科项目 10 余项，国际合作项目资金折合人民币 800 余万元。这些成果预示着护理心理学，将从其稳健趋于成熟的发展态势驶入快车道。

三、护理心理学的发展趋势

（一）护理心理学发展支撑社会公共健康维护体系

高速发展的现代化社会环境使人类健康受到更多心理压力的困扰，“健康的一半是心理健康”的观念深入人心，护理心理学正与临床心理学、咨询心理学等学科一起，成为人类健康事业的重要支撑。

现代社会的高速发展，突出了心理压力对人类健康的困扰，如精神疾病、心理压力等所致社会事件增多，与社会心理因素密切相关的心脑血管疾病、肿瘤等发病率大大增高且发病年龄显著提前，社会发展和生活节奏等变化，都可对个体心身健康造成直接威胁，均需要卫生保健事业的提前干预。护理心理学的理论研究与实践探索，既突出专业特色，又与其他学科协同合作，更多地为维护人类身心健康提供服务，充分体现了其对人类健康事业不可或缺的支撑作用。

（二）护理心理学与护理学科共同发展

护理心理学作为护理学科的一个重要分支，展望学科发展必须清楚母学科的未来发展方向，并以其核心内容作为护理心理学发展规划的基础，未来护理学发展的五大趋势：①学科地位更巩固，护理学是现代护理学体系中一门综合自然科学和社会科学知识，独立的、服务于人类健康的应用科学；②实践范围更扩展，护理学的实践领域不断扩大，将全球性地扩展至有人生存的每个角落，根据人群需要进入医院、社区；③工作对象更广泛，使护理范畴从患者群扩展到健康人群、从疾病过程扩展到疾病预防、从个体健康扩展到群体健康；④工作方法更规范，以护理程序为核心的整体护理模式，更加科学、系统、规范了心理护理工作的基本方法；⑤职业职能更突出，为满足人类健康需求，护理心理学发挥更独特、更重要的社会职能，使每位护士展现健康守护神的职业魅力，使全社会认同护理是与医疗共同服务人类健康的独立专业的观念。

四、护理心理学的发展任务

（一）理论任务

1. 确立学科发展的指导思想

(1) 学科发展方针：既符合我国宏观发展规划又凸显中国特色，充分考虑国情，勇于开拓创新是学科发展的基本指导思想。护理心理学深受本土特定社会文化背景、医疗保健管理体制、现行护理体制、职业人才教育培养模式等因素的影响，与西方发达国家有明显差异。因此，学科的发展应该充分考虑国情，以建立真正有价值的

笔记

学科体系。探索符合国情和特色的发展之路，使学科建设在赶超国际先进水平方面取得突破性进展。

(2) 学科发展方向：既符合专业要求又应有国际水准，瞄准学科前沿，突出专业特色是学科发展的主攻方向。强化学科理论对自身研究领域的预见、控制和理解；强化应用研究的超前意识，通过对潜在问题的及早干预，提高研究的预测功能和实用价值。强调着眼于护理领域实际问题的解决，学科发展思路要紧系护理专业特色。依据心理学原理和方法，结合专业特点提出假说，通过对护士、护理对象具体目标的客观量化分析、系统研究、反复论证，尝试建立本学科的理论和研究方法。

(3) 学科发展任务：学科发展任务的重中之重是完善理论体系与探索应用模式。完善理论体系必须围绕护理领域中的诸多亟待解决的心理学问题，吸取现代心理学的理论精髓和科学方法，建立适用于护理专业的心理学理论体系，探索护理情境中具有普遍意义的特点和规律，为实践领域的应用研究提供科学依据。探索应用模式须在科学理论体系的指导下，积极探索有实用价值且又符合科学规律、便于广大护士掌握的可操作性应用模式。

2. 形成学科理论的完整体系

(1) 理顺分支学科：随着护理学的发展，护理管理学、护理伦理学、护理教育学等相关学科分支迅速崛起，使得护理学科专业内涵日趋丰富。但是，任何新兴学科的建立之初，新学科与相关学科间的界限须经历模糊到清晰的过程，进而明确地规划各自的理论体系。属于护理心理学的理论，就不宜再纳入护理伦理学或护理管理学的范畴；针对同类命题的学说，应根据各学科性质选择不同角度。例如针对"护士人才培养"这一研究内容，护理管理学注重"优化人才管理方式"，护理伦理学关注"强化职业道德培养"，而护理心理学则突出"优化职业心理素质"。明确学科的内涵与外延是形成护理心理学完整学科体系的必要前提。

(2) 澄清模糊概念：概念之差别，可导致观念及方法的差异，如不能澄清概念必会影响学科的实践过程。如"护士职业心理素质"与"护士职业心理品质"虽然只是一字之差，以学科范畴确认，前者为护理心理学概念，而后者则为护理伦理学概念，若将两者混淆，势必影响解决实际问题的思路及方法。例如某护士虽具备良好职业道德，却因缺乏人际技巧而与护理对象发生冲突，若将其归结于职业心理品质问题，用职业道德教育方式解决，恐怕难以奏效，但若能认定为护士职业心理素质欠缺，针对其人际技巧予以培训或矫正，则可能行之有效。

(3) 预见、控制与理解：是任何科学理论都具有的三个彼此相互联系的能力。预见是指预言未来事件进程的能力；控制是指形成这些事件进程的能力；理解是指阐明这些事件的发生与变化的能力。护理心理学的研究，只有充分理解所研究对象心理产生、发展与变化的主客观原因，才能真正建立起专业特点鲜明的理论体系，实现对研究对象心理规律的预见和控制。再以"护士职业心理素质"为例，只有全面理解护士职业心理素质产生、发展、变化的主客观原因，才能建立起与之相适应的"优化护士职业心理素质"的理论体系，进而较系统地加强对"护士职业心理素质"问题的理论预见，实现对"护士职业心理素质"的有效控制。

(二) 实践任务

1. 提供护士人才培养的心理学指导与咨询　以心理学应用研究结果，给教育管

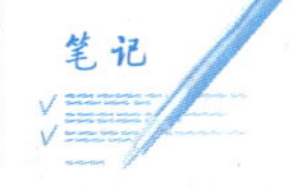

理部门提供指导和咨询，提高护士人才培养的成功率、优良率。如研制并建立护士人才选拔的心理学标准；研究并推广可促进护士职业心理素质优化的有效措施，为护士提供优质的心理咨询服务等。

2. 研究并提供临床心理护理科学方法的规范模式　用心理学的原理和方法，为广大临床护士提供可操作的规范化心理护理模式；研制并提供客观评定护理对象心理状态的工具；研究并建立心理护理效果的科学评价体系；研究并提供护理对象心理危机的干预措施及护理对象身心康复的有效对策。

3. 研究并解决护理过程中的人际关系问题　主要研究并提供给护士主导护患关系的方法和技巧；帮助护士调控护理对象之间及护理对象与家属之间的关系；策划并提供有益护士职业心理素质的人际氛围等。

第四节　心理学的主要理论

心理学成为一门独立的科学后，由于研究对象、任务以及方法的不同，心理学界出现了学派林立的局面。直至20世纪50年代，心理学的发展逐渐演变为各学派趋于融合的态势，各派不再刻意寻求单一或独特的学术解释，而试图建立“小型理论”的格局。其中，精神分析理论、行为主义理论、人本主义理论以及认知理论脱颖而出，成为心理学中最重要的理论基础，不仅成为解释人类心理与行为的依据，同时也促进了多学科交叉研究的进程。

一、精神分析理论

精神分析理论是由奥地利精神病学家西格蒙德·弗洛伊德（Sigmund Freud）于20世纪初在精神疾病的治疗实践中创立的一种独特的心理学理论，也被称作心理动力理论。精神分析理论主要有：弗洛伊德的古典精神分析理论、荣格的分析心理学、阿德勒的个体心理学以及新精神分析学派的诸多理论。

（一）弗洛伊德的人格结构理论

1923年，弗洛伊德发表《自我与本我》一书，进一步完善了潜意识理论。弗洛伊德早期提出的意识、前意识、潜意识的心理结构被表述为由本我、自我、超我组成的人格结构，并认为人的一切心理活动可以从本我、自我和超我三者之间的动力关系中得到解释。

1. 本我　是人格的基本结构，是一个最原始的、与生俱来的结构部分，是构成个体生命的核心。本我是潜意识的，也是个体人格中最隐秘而鲜为人知的部分，它存在于心灵深处，是生物性的本能冲动，主要是性本能和破坏欲等。本我遵循“快乐原则”行事，追求直接的、绝对的和立即的满足；它毫无掩饰与约束地寻找直接的肉体快感，以满足原始的、基本的生理需要以及释放紧张和焦虑，而不考虑因果和逻辑关系。

2. 自我　是人格的意识结构部分，也是人格结构中最为重要的部分。自我是通过与现实外在环境的接触，通过后天的学习由本我发展而来的，它的发育及功能决定着个体心理健康的水平。自我奉行“现实原则”，是本我与外界关系的调节者，它感知外界刺激，了解周围环境，并将经验消化、储存，即满足各种本能的冲动和欲望而行动，又在超我的要求下，采取社会所允许的方式指导行为，保护个体的安全。在人格

笔记

结构中，“自我”在本我和超我间起着中介作用。它调节个体的行为，使之采取社会所容许的方式方法，以满足本我的需要而维持个体的生存，约束不被超我所容许的冲动，使两者保持平衡。一旦“本我”和“超我”之间的矛盾冲突达到“自我”不能调节的程度，就会以焦虑、恐惧等病理形式表现出来。

3. 超我　代表良心和道德力量的人格结构部分，是在社会化过程中，将道德规范、社会要求内化为自身的良心、理性，使个体向理想努力，达到完善的人格。超我遵循“理想原则”，主要是监督、批判及管束自己的行为。凡不符合超我要求的活动都会引起良心的不安、内疚甚至罪恶感。弗洛伊德认为，一旦超我形成，自我就要同时协调本我、超我和现实三方面的关系。

（二）荣格的集体无意识

1922年，瑞士心理学家卡尔•荣格（Carl Gustav Jung）在《论分析心理学与诗的关系》一文中首次提出“集体无意识”的观点。他认为，人的心理活动可分为意识和无意识两个层次，而实际上无意识心理活动又可分为两个层次：第一个层次就是弗洛伊德所说的无意识，它是与个人生活经验相联系的不被人所意识到的心理活动，如遗忘的记忆、不愉快的经验、潜在的愿望与动机等等。这种无意识可称为个体无意识；而与之相对应的是，在人类的无意识中还有一部分是超越了个人后天生活经验、不依赖于个人经验而存在、带有超越个体乃至民族与种族、具有全人类的普遍性与集体性的心理活动，这就是集体无意识。

集体无意识是一种更深层次的无意识，是指人类个体从祖先那儿通过遗传而继承下来的共同的无意识心理要素，类似于本能。它对个体行为和社会文明起着制约和推动作用，即当一定的情景与祖先们所经历的大致相同时，这种要素便被激活，就像祖先的行为一样对周围的事物做出反应。例如，人们常常对黑暗、蛇等有一种天生的恐惧感而并不需要后天经验的获得，就是因为我们的祖先在长期生活经验中形成的对黑暗与蛇的恐惧遗传给了我们，这就是一种集体无意识的表现。它是人类祖先积累的经验，经过不断重复的积淀、浓缩，再积累，再浓缩，以痕迹的形式埋藏于大脑结构中的心理内容，从而成为大脑结构中的一部分，也成为人类心理结构的一部分。

在荣格之前，人们对无意识的认识一直停留在第一层次上，通过荣格这一发现才使得人们对无意识的认识又前进了一大步。集体无意识的发现无疑是心理学发展史中又一里程碑式的贡献，它使人们认识到人类精神生活上具有某种一致性，这或许就是人类具有同情心的基础。集体无意识在人的一生中几乎从未被意识到，但它却会深刻地影响个人乃至社会的各种行为。

二、行为主义理论

行为主义理论产生于20世纪初期，由美国心理学家约翰•华生（John B.Watson）在巴甫洛夫条件反射学说的基础上，创立的一个西方心理学流派。其研究领域突破了以往的意识范围，将人的外在行为也纳入研究范围内，并提倡用实验观察来研究人的行为。行为主义理论主要有：早期华生的行为主义理论、托尔曼和斯金纳的新行为主义理论以及后期班杜拉的社会学习理论等。

（一）华生的行为主义理论

1913年，华生发表了《行为主义者心目中的心理学》一书，明确提出了行为主义

笔记

的理论。他的理论观点包括：①心理学的对象不是意识而是行为。②心理学的任务在于预测和控制行为。③心理学的研究方法应该是客观的方法而不是内省法。④人和动物的行为没有基本差异，故研究动物的方法也可用于研究人类。

华生认为，行为是有机体适应环境的一切活动。“刺激”(S)和“反应”(R)是其理论中两个最为重要的概念，可以用“刺激-反应(S-R)公式”作为解释人类行为的基本原则。同时，他认为学习就是以一种刺激替代另一种刺激建立条件反射的过程。在华生看来，人类出生时只有几个反射(如打喷嚏、膝跳反射)和情绪反应(如惧、爱、怒等)，所有其他行为都是通过条件反射建立新的刺激-反应(S-R)联结而形成的。

行为主义心理学的影响在20世纪20年代达到最高峰。它的一些基本观点和研究方法渗透到很多人文科学中去，从而出现了“行为科学”的名称。直至今天，行为主义涉及的领域仍很大。

(二)斯金纳的强化理论

美国心理学家斯金纳(Burrhus Frederic Skinner)是现代行为主义心理学派的主要代表人物之一，他提出了一种“操作性条件反射”理论，认为人或动物为了达到某种目的，会采取一定的行为作用于环境。当这种行为的后果对他有利时，这种行为就会在以后重复出现；不利时，这种行为就减弱或消失。为此，人们可以用正强化或负强化的办法来影响行为的后果，从而修正其行为，这就是强化理论，也叫做“行为修正理论”。

根据强化的性质和目的可把强化分为正强化和负强化。在管理上，正强化就是奖励那些组织上需要的行为，从而加强这种行为；正强化的方法包括奖金，对成绩的认可、表扬，改善工作条件和人际关系，提升、安排担任挑战性的工作，给予学习和成长的机会等。负强化是对某一行为给予否定或惩罚，使其不断减弱或消退的过程。负强化的方法包括撤销、批评、处分、降级等。

斯金纳最初只将强化理论用于训练动物，如训练军犬和马戏团的动物。以后，斯金纳又将强化理论进一步发展，并用于人的学习，发明了斯金纳的程序教学法和教学机。他强调在学习中应遵循小步子和及时反馈的原则，将大问题分成许多小问题，循序渐进；他还将编好的教学程序放在机器里对人进行教学，收到了很好的效果。

强化理论主要讨论外部因素或环境刺激对行为的影响，却忽略人的内在因素和主观能动性对环境的反作用，具有机械论的色彩。但是，许多行为科学家认为，强化理论有助于对人们行为的理解和引导。

三、人本主义理论

人本主义思想于20世纪50～60年代在美国兴起，70～80年代迅速发展，它既反对行为主义只研究人的行为，又批评弗洛伊德只研究神经症和精神病患者，因而被称之为心理学的“第三思潮”。人本学派强调人的尊严、价值、创造力和自我实现，主张心理学从人的本性出发研究人的心理。人本主义理论主要有：马斯洛的需要层次理论和罗杰斯的人格发展观。

(一)马斯洛的需要层次理论

1943年，美国心理学家亚伯拉罕·马斯洛(Abraham H.Maslow)在《人类激励理论》论文中首次提出需要层次理论。他认为人类需求像阶梯一样从低到高分为五种层次，分别是生理需要、安全需要、爱与归属的需要、尊重的需要和自我实现的需要。

笔记

马斯洛的需要层次论有一个从低级向高级发展的过程，这在某种程度上是符合人类需要发展规律的。所以，该理论问世后产生了深远的影响，至今在人力资源行业、教育行业、流动人口管理、青年教师管理、水资源开发利用、管理心理学、企业薪酬制定等方面都有运用。

（二）罗杰斯的人格发展观

美国心理学家卡尔·罗杰斯（Carl Ransom Rogers）是人本主义心理学的理论家和发起者，被誉为“人本主义心理学之父”。罗杰斯的人格发展观主要来源于其25年的临床实践经验，由于他强调人的主观经验和自我实现潜能，因此该理论又被称为“人格的自我理论”。

罗杰斯认为每个人都以一种独特的方式来看待世界，人们对自己和世界的知觉构成个人的现象场，所谓的现象场就是指一个人的内心世界或经验世界。因此在他看来，所有人都生活在自己的内心世界中，正是这种内心世界而非客观世界决定着个体的行为。以此为出发点，他将个体与环境长期交互作用中形成的“自我”分成两个子系统，即“自我”和“自我概念”。

“自我”是指个体的真实自我，即个体对自己知觉和意识无偏见的反映及自我的客观观察与评价，也就是个体的真实经验；而“自我概念”则是指个人现象场中与个人自身相联系的那部分知觉及其附着的意义。这两者始终处于相互联系、相互作用的关系中。例如，婴儿的“主体我”与“客体我”是混杂的，但随着与环境和他人的交往，逐渐分化出知觉的“自我概念”。随着自我的出现，个体产生了获得他人的温暖、关心、尊敬及认可等积极的关注需要，随后又形成了自我积极关注的需要。

此外，罗杰斯还强调自我的发展是个体实现倾向的主要表现。指出人类有机体有一个中心能源，它是整个有机体而不是某些部分的功能。认为自我实现倾向是“个人奋力实现与保护自己的自我结构”，是人格发展的主要动力。这种倾向是与生俱来的，以“性本善”为出发点和目标。

总的来说，罗杰斯既重视自我与自我概念的一致性，又强调实现倾向的动力作用。多年来，其人格理论一直被视为人格心理学发展进程中不可忽视的重要组成部分。深入了解其理论的哲学基础、自我观以及影响人格发展的诸多因素，对研究个体人格发展具有重要的启示作用。

四、认知理论

认知理论是20世纪50年代中期在西方兴起的一个心理学思潮。1967年，美国心理学家奈瑟尔（Ulric Neisser）出版了《认知心理学》一书，标志着认知心理学的开始。认知心理学家把人类所具有的概念、观念、表征等大脑的内部过程看作是物理符号过程。这一假设在人脑的思维活动和计算机的信息操作之间架起了一座桥梁，从而在信息加工学的基础上，用计算机程序来模拟人的心理过程，特别是思维、问题解决等高级心理活动。认知理论很多，著名的有认知发展理论、信息加工论、情绪认知理论、社会文化观与生态观等。

（一）皮亚杰的认知发展理论

瑞士心理学家让·皮亚杰（Jean William Fritz Piaget）对心理学最重要的贡献，是他把弗洛伊德的那种随意、缺乏系统性的临床观察，变得更为科学化和系统化。其中，

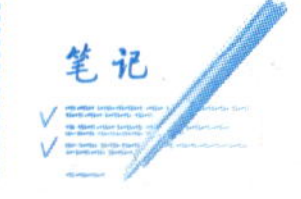

认知发展理论被公认为20世纪心理学史上最权威的理论。

皮亚杰在应用临床法研究儿童智力的过程中，得出了关于认知发展的几个重要结论。他认为人类发展的本质是对环境的适应，这种适应是一个主动的过程。例如，不是环境塑造了儿童，而是儿童主动寻求了解环境，在与环境的相互作用过程中，通过同化、顺应和平衡的过程，使其认知逐渐成熟起来。

皮亚杰认为智力结构的基本单位是图式，它是指有组织的思考或行动的模式，是用来了解周围世界的认知结构。同化是指个体将外界信息纳入到已有的认知结构的过程，但是有些信息与现存的认知结构不十分吻合，这时个体就要改变认知结构，这个过程即是顺应。平衡则是一种心理状态，当个体已有的认知结构能够轻松地同化环境中的新经验时，就会感到平衡，否则就会感到失衡。心理状态的失衡驱使个体采取行动调整或改变现有的认知结构，以达到新的平衡。平衡是一个动态的过程，个体在平衡-失衡-新的平衡中，实现了认知的发展。

皮亚杰认为个体从出生至儿童期结束，其认知发展要经过四个时期：①感知运动阶段（出生至2岁），个体靠感觉与动作认识世界；②前运算阶段（2至7岁），个体开始运用简单的语言符号从事思考，具有表象思维能力，但缺乏可逆性；③具体运算阶段（7至11、12岁），出现了逻辑思维和零散的可逆运算，但一般只能对具体事物或形象进行运算；④形式运算阶段（11、12至14、15岁），能在头脑中把形式和内容分开，使思维超出所感知的具体事物或形象，能进行抽象的逻辑思维和命题运算。

皮亚杰在进行上述年龄阶段划分的同时，提出下列重要原理：①认知发展的过程是一个结构连续的组织和再组织的过程，过程的进行是连续的，但它造成的后果是不连续的，故发展有阶段性。②发展阶段是按固定顺序出现的，出现的时间可因个人或社会变化而有所不同，但发展的先后次序不变。③发展阶段是以认知方式的差异而不是个体的年龄为根据。因此，阶段的上升不代表个体的知识在量上的增加，而是表现在认知方式或思维过程品质上的改变。

（二）情绪认知理论

情绪认知理论是心理学中主张情绪产生于对刺激情境或对事物评价的理论。认为情绪的产生受到环境事件、生理状况和认知过程三种因素的影响，其中认知过程是决定情绪性质的关键因素。

1. 阿诺德和拉扎鲁斯的认知-评价理论　认为刺激情景并不直接决定情绪的性质，从刺激出现到情绪的产生，要经过对刺激的估量和评价，情绪产生的基本过程是刺激情景-评估-情绪。同一刺激情景，由于对它的评估不同，就会产生不同的情绪反应。

2. 沙赫特和辛格的情绪归因理论　认为情绪产生决定于生理唤醒和认知因素，其中认知因素又包括对生理唤醒的认知解释和对环境刺激的认识。这样一来，影响情绪产生的因素就成为：生理唤醒+对生理唤醒的归因+对环境刺激的认识。

3. 西米诺夫的情绪认知-信息理论　认为如果个体因缺乏信息而不能适当地组织自己，那么神经机制就会使消极情绪开始行动。该理论提出情绪（E）等于必要信息（In）与可得信息（Ia）之差与需要（N）的乘积，即E=N（In－Ia）。

4. 扬和普里布拉姆的情绪不协调理论　认为情绪是一种神经中枢在感情上的“紊乱”反应，即一种对平衡状态的破坏，强调情绪起源于对环境事件的知觉、记忆和经验。

情绪认知理论不仅继承了情绪的生物成分和进化价值的观点，而且重视社会文

笔记

化环境、个体经验和人格结构等对情绪的制约作用。它强调情绪受主体认知功能的调节，是一种较全面的理论，有着广泛的发展前景，但缺陷在于未能把产生情绪的对事物的"直觉"评价和理性的认知过程统一起来。

介绍和学习心理学主要理论流派对人的行为与心理机制的认识观点，其目的为学习者了解心理学科的理论范畴，加深对心理学与临床护理间联系意义的理解，以便于在临床护理实践中更好的认识和践行这些理论思想。

学习小结

1. 学习内容

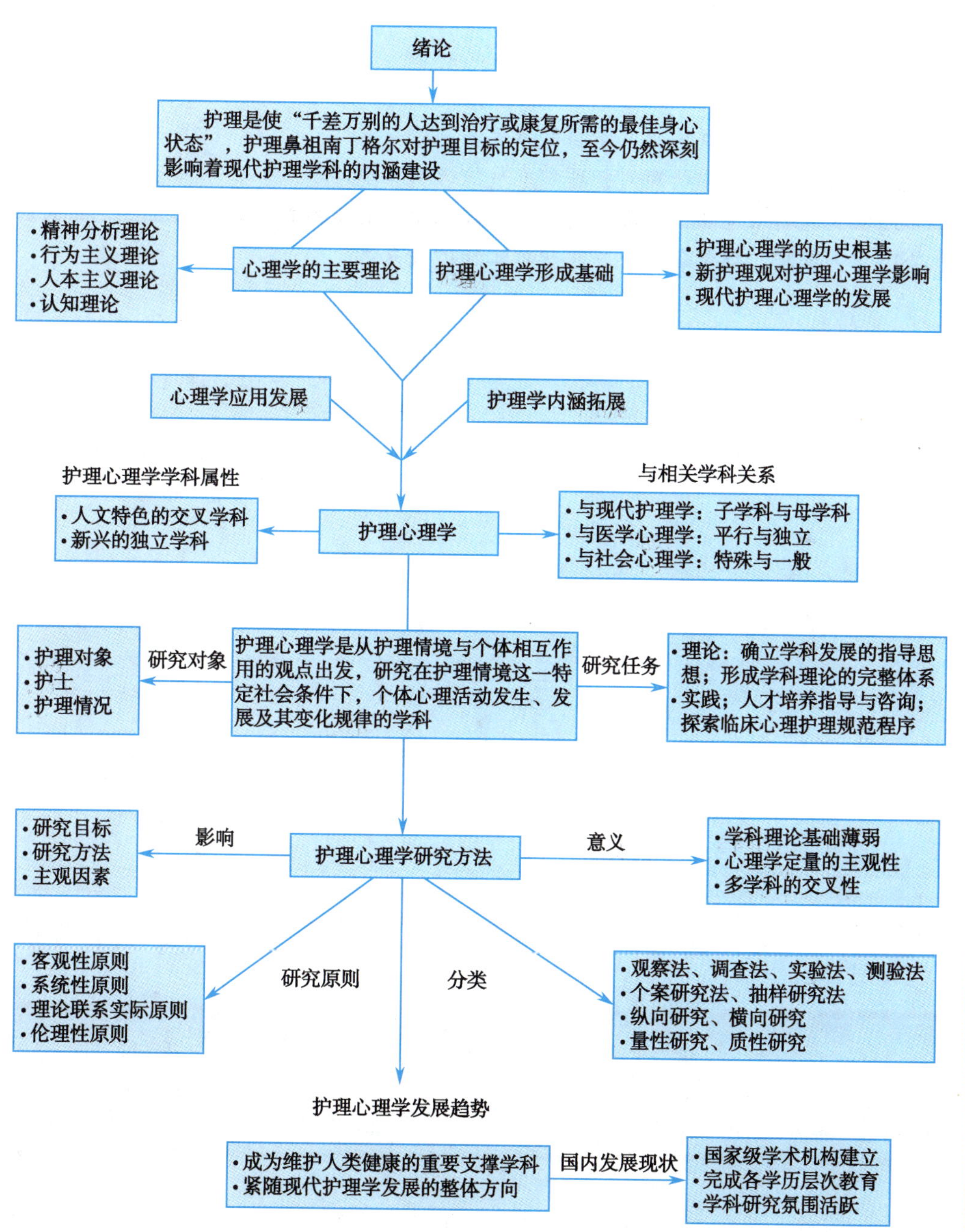

2. 学习方法

（1）识记护理心理学学科定义和学科属性，在此基础上理解与相关学科的关系，明确本学科的研究对象与任务。

（2）熟悉学科原始基础与国内外发展现状，有利于认识及展望学科未来的发展方向。

（3）以护理心理学视角熟识各类研究方法，结合目前临床的研究案例以明确心理护理的内容和方向。

（4）了解心理学主要理论流派的学术思想和观点，更深刻理解心理学在临床护理工作中运用的现实意义。

（李丽萍）

复习思考题

1. 护理心理学发展为独立学科的条件与基础。
2. 开展护理心理学研究对护理学发展的影响作用。
3. 如何理解心理学主要理论对护理心理学学科的指导意义？
4. 学习护理心理学课程与临床护理工作的关系。

第二章

心理过程

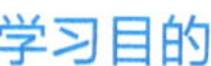

学习目的

通过学习心理的实质，以及感觉、知觉、注意、记忆、思维、情绪、情感、意志等心理现象，为护士了解自己的心理过程和患者的心理活动提供心理学理论基础。

学习要点

心理的实质、感觉、知觉、注意、记忆、思维、情绪、情感、意志。

心理学(Psychology)是研究心理现象活动规律的科学。它是一门从哲学中独立出来的学科，它既研究人的心理也研究动物的心理，而以人的心理为主要研究对象。人的心理现象可以分为心理过程和个性心理两个方面，它们之间是相互影响、相互作用的关系。个性心理是在心理过程的基础上逐渐形成和建立起来的，并总是在各种心理活动中表现出来；反之，个体已形成的个性心理又会使其心理过程赋予个性化的色彩。

第一节　心理的实质

如何认识人的心理现象？历来是人类思考和探究的问题。现代心理学经过科学的研究，最终揭示了心理的实质：脑是产生心理的器官；心理是脑的功能，是对客观现实的主观反映；人的心理同时具有生物性和社会性。

一、心理的起源

(一)心理现象是物质进化的产物

心理现象(mental phenomenon)是物质世界长期进化所衍生出来的现象，是从低级阶段物质的反应特性基础上经过漫长的历史进化而产生的。例如，没有生命的无机物质，其反应只有机械、物理和化学的形式。植物和单细胞动物等有生命的物质出现后，产生了新的生物反应形式——感应性。单细胞动物发展到多细胞动物后，动物身体的各个部分为适应生活环境的变化而逐渐分化，有了专门接受某种刺激的特殊细胞。这些细胞逐渐集中，形成了专门的感觉器官和运动器官，同时出现了协调身体各部分功能的神经系统，这时生物体获得了新的反应形式——感觉。到脊椎动物管

笔记

状神经的出现，为脑的形成创造了条件。而大脑皮质的出现是神经系统演化过程的新阶段，促使脑真正成为有机体活动的最高调节者和指挥者。最终，随着神经系统特别是脑的进一步发展，各种感觉器官和运动器官也相应完善起来，有机体开始对直接作用于感觉器官的复合刺激和事物整体做出反应，就此心理现象正式产生了。

在目前人类所掌握的世界里，物质反应特性经历了以下阶段：非生物的物态反应（物理的、化学的、机械的），低等生物（包括植物）的刺激感应性，高等动物的感知觉、表象，以及人类的想象（内含了记忆）与思维。由此可见，心理现象是物质世界长期进化所衍生出来的现象，是物质对外界刺激的一种高级反应形式。

（二）脑是产生心理的器官

人类对于心理与脑之间关系的认识，曾经历了漫长的探索时期。在远古时，人们认为心理现象是独立于身体而存在的“灵魂”，是灵魂控制着身体的活动，灵魂一离开，人就会死亡。随着社会的发展，生产力水平的提高，人们逐渐开始认识到心理现象和人的身体存在关系，心理活动是身体的一种功能。但是，产生心理活动的器官究竟是什么？这又经历了漫长的探索时期。在历史上，曾有相当长的一个时期，心脏被认为是产生心理活动的器官。因为人在清醒时可以感受到自己心脏的跳动，心情激动或平静状态下也可以感受到心脏活动的差异。于是西方有人就认为，心脏产生心理如同胆囊分泌胆汁。我国古代的人们也认为心脏是产生心理的器官，因而在汉语里，与精神现象有关的文字都由“心”字旁组成，如“思、想、怒”等，并把很多表达心理活动的词与“心”联系起来，如“心智、心愿、心烦”等。

随着人类认识能力的提高，尤其是医学科学技术的发展，人们逐渐认识到大脑才是产生心理的器官。人们在日常生活中发现，当人们或动物的头部受到损伤时，其精神活动也会受到影响，但真正用科学的方法鉴定出大脑是人的心理器官是在1861年。当时法国医生布洛卡在对一个多年不能清楚说话的患者进行了死后解剖，发现在患者大脑皮质左侧的额叶有明显病变，从而发现言语运动区的脑皮层位置。后来，大量的临床医学研究发现，当人的大脑受外伤或疾病而遭受破坏时，其心理活动就会受到影响。例如，枕叶受损伤，就可能变盲；颞叶受损伤，就可能变聋；左半球额下回受损伤，患者便不能说话；脑部受到剧烈的震荡，也会导致心理活动的失常，如产生错觉、幻觉、失忆等。

二、心理的生物学基础

（一）反射是产生心理活动的主要方式

人脑是心理的器官，人脑能够产生心理活动，那么人脑是以怎样的活动产生心理现象的呢？现代科学研究表明，一切心理活动，无论简单还是复杂，就其产生的方式来说都是反射。

反射（reflex）是有机体借助神经系统对刺激所做的规律性反应。例如，火烫手时，手不自觉地缩回来；强光刺来，眼睛自动闭合等。反射是神经系统的基本活动方式，也是人和动物适应环境的基本方式。反射弧（reflex arc）是实现反射的神经通路或神经结构。反射弧包括感受器、传入神经、神经中枢、传出神经和效应器五个环节。其中，前三个环节是接受信息与分析的结构，被称为分析器；后两个环节是执行结构。其中，任何一个环节发生中断，反射活动都不能进行。

笔记

反射的具体程序是：感受器在接受一定的刺激后产生神经冲动，冲动由传入神经到达神经中枢，通过神经中枢的分析与综合，再由传出神经传向效应器，从而发生相应的反应。反射弧的反射活动不是单向的通路，效应器的活动会作为新的刺激再次产生神经刺激，传向神经中枢，再次由中枢做出分析评价。这一往返传递的过程称为反馈，正是反馈的作用，才使人们对刺激的反应更准确和完整。

（二）神经系统的主要结构与作用

人脑虽然是产生心理的器官，但人脑并不能独立地产生心理活动。人的心理活动还要依赖于整个神经系统的作用。

人的神经系统可分为中枢神经系统和周围神经系统。中枢神经系统的主要功能是传递、储存和加工信息，产生各种心理活动，调控人的行为。中枢神经系统包括脑和脊髓，脑又分为延髓、脑桥（背部为小脑）、中脑、间脑和大脑两半球五大部分。除大脑半球和小脑外，其他部分统称为脑干。它们在结构和功能上是不可分割的整体，但各个部分又有特定的功能。脊髓的活动主要受脑的控制，将来自躯干、四肢的各种感觉信息，通过感觉神经传送至脑，进行高级的分析和综合，然后又将脑的活动指令通过运动神经传至效应器。

周围神经系统可分为躯体神经系统和自主神经系统，它们从中枢神经系统发出，连接着人体各部分，担负着与身体各部分的联络工作，起着传入和传出信息的作用。通常认为，躯体神经系统是受意识调节控制的，而自主神经系统调节内脏活动，内脏活动一般不由意识直接控制。

（三）脑的功能系统与心理活动

人脑是一个极其复杂的功能系统，我们的一切心理活动都是人脑的功能。对此，可以通过讨论人脑的三个主要功能系统来加以理解。

1. 脑的感觉功能系统　人脑通过感受器（如眼的视网膜、内耳的柯蒂氏器等）接受内外环境的刺激，并发放神经冲动由感觉神经传入中枢神经系统，再分别经特异性传入系统和非特异性传入系统到达大脑皮质。大脑皮质对这些传入信息进行加工，便产生相应的感觉。

2. 脑的运动功能系统　人的一切随意活动，都是由大脑皮质调节的。大脑皮质运动区的功能特征是：①对侧支配，即一侧运动区主要支配对侧躯体肌肉活动；②精细的定位，一定的区域支配身体一定部位的肌肉；③身体不同部位在大脑皮质代表区的大小和运动的精细程度和复杂程度有关。

3. 大脑皮质的联络功能系统　在大脑皮质，除了感觉投射区和运动区之外，还有更广大的区域。这些区域一般称为联络区，主要有：

(1) 感觉联络区：各感觉投射区的神经元严格保持着模式特异性，其邻近区域有大量的短轴突联络神经元，它们与各感觉区的特异神经元有着广泛的联系，其功能是组织进入感觉区的神经冲动，以便获得更精确的信息。

(2) 运动联络区：运动的组织与意义，主要是运动前区赋予的。例如，写字时手指和手臂肌肉的运动是人们对这种运动方式和程序经过多次练习而习得的。这种经验包括手与臂运动的方式与文字意义的关系，而学习、保持及运用这种经验，与控制手指和手臂运动区有关的运动联络区直接相关。如果这一运动联络区受损，患者仍能握笔做出书写状运动，但不能写出他以前所熟悉的文字。

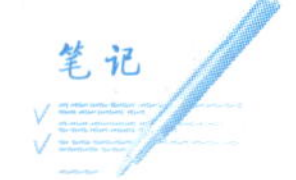

（3）前额联络区：该区为规划、调节和监督复杂活动形式的联合区，位于大脑半球额叶的最前端。前额联络区在人形成意向、运筹规划、调节和监督自己的行动使之与目的、计划相适应的活动中起着决定作用。将前额区损坏后，此类能力即丧失。在临床病例中发现，前额区损伤者虽能表现出简单的智能活动，但却不能从事综合性与推理性的思考活动。

（四）大脑两半球功能的分工和协作

大脑由对称的左右两个半球所组成，大脑两半球之间的神经纤维连合主要是胼胝体。胼胝体内神经纤维往返频繁地传递大量的信息。在正常情况下一侧大脑半球任何皮层区进行的活动都能非常迅速而有效地传至同侧半球皮层区和对侧大脑半球，正常人的大脑两半球既有特定的功能又是协同工作的。

整个大脑是作为统一的整体十分有效地进行活动，如果切断两半球之间的连合纤维，两个半球对各自关于对侧半球所进行的活动全无所知，称为分裂脑（split brain）。左、右半球都可独立地进行活动，各有其独自的感觉、知觉、和意识，对于对侧半球的这些相应活动则是隔绝的，它们各有其自己的记忆和体验而不能为另一侧半球所利用。

三、心理的社会学基础

人类的心理活动是动物心理发展的继续，又与动物心理有着本质的区别。在各种社会因素作用之前，动物的心理已经发展到较高的阶段，表现出极为复杂的现象，但社会因素对高级动物——人类心理的发展却是一个极为强大的刺激，是影响人类心理发展的一个重要转折。

（一）心理是对客观现实的反映

1．客观现实是心理活动的内容和源泉　人脑为心理的产生提供了物质基础和可能性，但它本身并不能自发地产生心理，只有在与客观现实的相互作用中，才能产生心理。辩证唯物论指出，“物存在于我们之外，我们的知觉和表象是物的映像”。世界万事万物作用于人的感官，通过感知觉、注意、记忆、思维、情感、意志等心理过程反映在人脑中，并做出应答性的反应，如言语、动作等活动。人的心理现象是客观现实在头脑中的映像，心理依赖于客观现实而存在，客观现实是心理的源头活水。换句话说，正是由于客观现实中的事物作用于人脑，人才能产生各种认识活动、情意活动，形成个性倾向性和稳定的心理特征。

2．心理活动是在实践过程中发生发展的　有了人脑作为心理的器官，有了客观现实作为心理的源泉和内容，还不能保证人产生心理活动。因为如果两者不发生任何关系，心理还不能产生。也就是说人脑与客观现实必须有交互作用，而这种交互作用的中介，就是实践活动。只有通过实践活动，让大脑与客观现实中的事物在实践中发生联系，相互作用，才能实现心理反应。实践活动中最基本的实践是生产劳动，生产劳动使类人猿进化成人类，并使大脑发生变化，产生了语言中枢，使人类可以用语言沟通信息、交流思想和情感，进行高级的思维和想象等心理活动。

3．心理活动是对客观现实的主观能动反应　人与动物在生物属性上的根本区别在于人具有高度发达的大脑，它具有意识的特点。正是人有意识这样的心理属性，人对客观现实的反应从消极、被动转变为积极、能动，人才能正确认识和运用自然规律

笔记

和社会规律，才能做自然和社会的主人。另外，人的心理活动受到个体的生活经历、全部的知识经验以及个性心理特征等的影响和制约，这就必然使人的心理活动带有个性化色彩。例如，对于同种疾病，有着不同知识经验的人，其反应可能不一样。

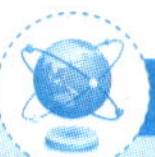

知识链接

与世隔绝的王子

1828 年，德国纽隆贝尔克城街头，人们发现一位衣着古怪、神情呆滞、摇摇晃晃的年轻人，他就是 1812 年在德国出生的当时巴登大公国的王子——卡斯巴•豪瑟。他出生时被争夺王位的宫廷阴谋家同普通人家的婴儿作了调换，3 岁多时被关入了地牢，每天由一个他看不见的人给他送面包和凉水，不能和任何人接触。直到 17 岁那年，他才被放出来。此时，他身高只有 1.44 米，走路摇晃，双腿甚至支撑不住自己的身体，如同刚学步的孩子，智力如同幼儿。当他看到镜子中自己的影像时，以为镜子后面还有一个人。他不能区分生物与非生物、自然物与人造物，语言能力相当有限，只能讲 6 个词，并且只能用第三人称讲几句简单的拉丁语。他走出地牢后进入正常人的生活世界，慢慢地智力和身体开始有所恢复。在他 22 岁时，遭遇暗杀死亡。死后科学家对其大脑进行检验，发现他的大脑体积比正常人的小，脑的沟回呈萎缩状，然而大脑皮质的视觉区却得到较充分的发展，这种情况与他长期的地牢生活直接相关。

（二）环境与人的心理

环境（environment）是指与有机体发生联系的外部世界。心理学上提到的环境有：自然环境和社会环境；物理环境和心理环境。自然环境包括有机物的组成因素和无机物的组成因素，例如，植物、动物、矿物、空气、噪音等。社会环境包括经济环境、政治环境、教育环境、伦理环境、文化环境等。物理环境除包括自然环境诸因素外，还包括人为的物理环境因素，如人际空间、建筑群等。心理环境是指人与人、人与物相互作用时所形成的环境。人和环境不断地相互作用，保持相对平衡，我们又称之为生态平衡。

个体生命的初期，以合子、胚胎和胎儿的形式置身于母体的特定环境。这种早期环境对有机体身体和出生后心理与行为的发展变化会产生深刻的影响。例如，怀孕前三个月内的母亲感染风疹常会使婴儿智力落后并且造成身体上的缺陷；又如，母亲长时间的情绪激动，也会影响出生后孩子的情绪特征。

人类创造了自己的文化，又把自己置身于一定类型的社会文化环境中，这种环境也成为人类心理产生的重要条件。例如，一个身体健全的个体，虽然有继承人类文化财产的可能性，但是出生后不与人类文化环境接触，就不可能形成人的心理。又如，大众传播媒体通过书、报、杂志、广播、电视、网络等途径对人的心理和行为产生影响，它能使人受到教育，获得知识，陶冶情操；也能使人消极、堕落，甚至走上犯罪的道路。

（三）心理和行为的社会化

社会化（socialization）是指个体在社会环境的影响下掌握社会经验和行为规范成为社会人，同时又积极反作用于社会环境的双向过程。人类的生物遗传素质为个体发展成为一个社会人提供了可能性。真正的社会化开始于婴儿脱离母体，以后通过各种人际接触和社会影响，逐步学会了把自己看作独立存在的个体，并掌握了语言、知识和经验，学会了建立各种社会关系，形成了思想道德观念等；与此同时，个体对

笔记

各种社会影响以其独特的方式做出种种反应，从而成为社会化的人。

另外，社会环境、社会关系对个体的影响可能是有意识、有目的、有步骤地进行的，也可能是无意识的、潜移默化地进行的。个体对社会影响的反应，可能是积极自觉地去认识，去掌握的；也可能是被动的，不知不觉受到影响的。个体经过社会化之后，形成了自我观念，学到了社会所期待的社会规范、知识经验、理想信念、生活方式、社会态度和价值观念等，最后使个体的心理和行为朝着现实社会所期待的方向发展，成为与社会环境相适应的社会人。

第二节 认知过程

心理过程（mental process）是心理活动发生、发展和完成的过程，它包括认知过程、情感过程与意志过程。这三个过程是紧密联系、相辅相成的关系。其中任何一个过程都不能离开其他过程而孤立进行。认知是最基本的心理过程，是情感和意志产生的基础，情感和意志则对认知具有反作用。

认知过程（cognition process）是人们对事物特点的认识。认知过程主要包括感觉、知觉、注意、记忆、想象和思维等心理活动。

一、感知觉

在对事物进行认识的时候，由于事物的个别属性与整体属性一般不可分割，所以感觉和知觉通常是同时发生的，所以又合称为感知觉。

（一）感觉

1. 感觉的概念　感觉（sensation）是人脑对直接作用于感觉器官的事物的个别属性的反映。任何事物都有许多属性，这里所说的个别属性即事物单一的物理、化学属性及有机体的生理特性。例如，物体的颜色、形状、大小、硬度、气味，有机体的疼痛、舒适、凉、热、饥、渴、饱等。当这些个别属性直接作用于人的感觉器官，如眼、耳、鼻、舌、身时，就会在人脑中引起相应的视觉、听觉、嗅觉、味觉、运动觉等感觉。通过对事物的各种感觉，我们就可以认识事物的各种不同属性以及我们身体内发生的各种变化。

2. 感觉的分类　根据感觉器官在机体的部位不同和接受刺激的特点不同，一般把人的感觉分成两类，即外部感觉和内部感觉。

（1）外部感觉：是指外界事物刺激体表感受器所产生的感觉，它所反映的是外界环境中的对象与现象的特征。主要包括视觉、听觉、皮肤觉、嗅觉和味觉。

视觉是可见光波刺激视觉分析器所产生的感觉，视觉在人类的感觉世界中占据主导地位。听觉是声波作用于听觉分析器所产生的感觉，听觉是仅次于视觉的一种感觉。皮肤感觉包括触压觉、温度觉和痛觉，这几种感觉常常混在一起，将它们严格地区分开来是非常困难的。嗅觉是对空气中散布的或挥发性的化学物质等刺激物的感觉。味觉是指辨别物体味道的感觉，它的适宜刺激是溶于水的化学元素物质。

（2）内部感觉：是指感受内部刺激，反映机体内部变化的感觉。它主要包括机体觉、平衡觉和运动觉三类。

机体觉是机体内部变化作用于内脏感觉器官而产生的内部感觉，也叫内脏感觉。

笔记

其感受器分布于各脏器壁内。它可将内脏的活动及变化的信息，经传入神经传向中枢。机体觉一般包括饥、饱、渴、痛、恶心、便意等。一般情况下，人的内脏活动不为人所意识，也不受人的随意支配。只有在生理节律发生超乎常态或处于病理状态下，才能产生明显的感觉。

平衡觉是有机体在做直线加速运动或旋转运动时，能保持身体平衡并知道其方位的一种感觉。

运动觉是反映身体运动和位置状态的感觉，也叫本体感觉，是人从事正常活动的保证。运动觉敏感性高低也是选拔运动员、杂技演员和舞蹈演员的重要条件。

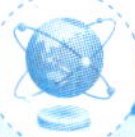

知识链接

感觉剥夺实验

1954 年，加拿大麦吉尔大学的心理学家贝克斯顿等人设计了一个特殊的实验。在实验中，要求被试者安静地躺在实验室舒适的床上，室内听不到任何声音，看不到任何物体；两只手也戴上了手套，以减少触摸到的刺激；室内温度是恒温的，感觉不到温度的变化。被试者在实验室里生活 4 天，便可得到一笔数目可观的奖金。实验开始的时候，被试者还能够安静地睡眠或思考一些问题，但几个小时后便开始出现焦虑、注意力分散、思维混乱等现象，后来甚至出现幻觉、情绪障碍等问题。该实验表明，个体通过感觉器官获得外界信息，并产生感知觉，对维护身心健康必不可缺。在现实生活中，感觉剥夺现象容易发生在一些特殊环境下的个体身上，如在沙漠探险的人、飘落孤岛的海上遇难者以及被困于地下的矿工等。

3. 感觉的特性　感觉的特性主要体现在感受性、感觉阈限与感受性的变化规律上。

感受性是指人们对外界刺激的感受能力。感觉阈限是指刚能引起感觉的刺激量。人们的感受性是用感觉阈限的大小来度量的。每一种感觉都有两种类型的感受性和感觉阈限（绝对感受性和绝对感觉阈限，差别感受性和差别感觉阈限），它们之间呈反比例关系。

人的感受性会随条件和机体状态的不同而发生变化。引起感受性发生变化的主要因素有：①感觉适应：由于刺激物的持续作用而使感受性发生变化的现象叫感觉适应。例如，人们初到医疗场所，感觉到处都是难闻的药味，但待的时间长了，也就习惯了，这就是嗅觉的适应。②感觉对比：同一感受器接受不同的刺激而使感受性发生变化的现象叫做感觉对比。例如，吃过糖之后，接着喝白开水，觉得淡淡的；吃了苦药之后，再喝白开水，觉得甜甜的。③联觉：指一种感觉兼有另一种或多种感觉的现象，是感觉相互作用的一种特殊形式。例如，看见梅子，感觉到酸。④感觉的功能补偿作用：指个体某种感觉缺失后，可以由其他感觉来弥补。例如，大多数盲人有高度发达的听觉和触觉，可以通过自己的脚步声或拐杖击地时的回响声来判断附近的地形。

（二）知觉

1. 知觉的概念　知觉（perception）是人脑对直接作用于感觉器官的事物的整体属性的反映。感觉是人脑对客观事物的某一方面属性的反映，知觉则是人脑对客观事物多种属性及其关系的反映，是对事物整体的反映。例如，对一个苹果的知觉，是人脑对其颜色、味道、形状等许多个别属性的综合反映，需要视觉、味觉、嗅觉等多种感觉的协同活动。通过对事物的知觉，我们可以获得这个事物的完整印象。

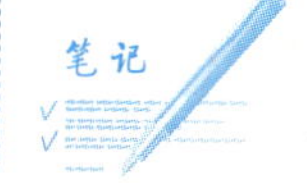

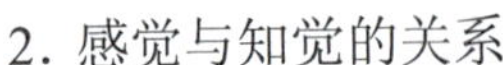

2. 感觉与知觉的关系

(1) 感觉和知觉的联系：①感觉和知觉同属于认知过程的初级阶段，其源泉是客观事物信息。当客观事物直接作用于感觉器官时，感觉和知觉才会产生；当客观事物在人的感觉器官所及范围内消失，感觉和知觉也就消失了。②感觉是知觉形成的基础，知觉则是感觉的进一步深化，两者在现实生活中密不可分。

(2) 感觉和知觉的区别：①感觉是对事物个别属性的反映，而知觉则是对事物整体属性的反映。②感觉的产生依赖于客观刺激物的物理特性，相同刺激会引起相同感觉，而知觉不仅依赖于刺激物的物理特性，而且依赖于知觉者本身的一些心理特点，如知识经验、情绪状态、需要和态度等，其中知识经验的影响比较突出。人们在实践活动中积累的知识经验越丰富，知觉就会变得更加精确。③感觉是单个分析器活动的结果，而知觉是多种分析器联合活动的结果。

3. 知觉的分类　根据知觉对象的不同，可将知觉分为物体知觉和社会知觉。

(1) 物体知觉：是以物质或物质现象为知觉对象的知觉。包括空间知觉、时间知觉和运动知觉。

空间知觉是物体的空间特性在人脑中的反映。空间知觉主要包括形状知觉、大小知觉、深度知觉、方位知觉等。实际生活中，空间知觉是各种感觉器官协同活动的结果，其中视觉起着重要的作用。

时间知觉是对客观现象的延续性和顺序性的反映。人们可以依靠时钟和日历来判断时间，也可以根据自然界的周期现象，如昼夜的循环交替、月亮的亏盈、季节的变化等来估计时间。但是，在没有上述条件的情况下，人也能大致地估计时间。这是因为人体内的一切物理变化和化学变化都是有节律的，这些节律性的变化就是“生物钟”的机制。

运动知觉是人脑对物体空间移动和移动速度的知觉，它依赖于对象运行的速度、对象与观察者的距离以及观察者本身所处的运动或静止的状态。

(2) 社会知觉：是以社会生活中的人或人群为知觉对象的知觉。包括对别人的知觉、人际知觉和自我知觉。

对别人的知觉主要是指通过对别人外部特征的知觉，进而取得对他们的动机、感情、意图等的认识。俗话说，“听其言、观其行而知其人”。

人际知觉是对人与人之间关系的知觉。人际知觉的主要特点在于有明显的情感因素参与到知觉过程中。人们不仅相互感知，而且会彼此形成一定的态度。

自我知觉是指一个人通过对自己行为的观察而对自己心理状态的认识。人不仅在知觉别人时要通过其外部特征来认识其内部的心理状态，同样也要通过对自己行为的观察来认识自己的品行与修养等。

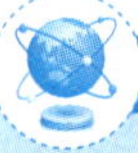

知识链接

痛觉

痛觉(algesia)是有机体受到伤害性刺激所产生的感觉，它是有机体内部的警戒系统，能引起防御性反应，具有保护作用。但是强烈的疼痛会引起机体生理功能的紊乱，在临床上常常被认为是疾病的一种症状。

笔记

和其他感觉相比，痛觉总是伴随着其他一种或多种感觉，例如刺痛、灼痛、胀痛、撕裂痛、绞痛等。换句话说，痛觉是和其他感觉糅合在一起的一种复合感觉。其次，痛觉往往伴有强烈的情绪反应，如恐怖、紧张不安等。此外，痛觉还具有"经验"的属性，即同样一个伤害性刺激，对不同的人员可能产生在程度上甚至性质上差别很大的痛感觉。

目前，人类控制疼痛的方法主要有4种：外科手术（通常是切割与痛觉有关的神经通路）、药物镇痛、生理学方法镇痛（如针灸、按摩等）和心理学方法镇痛（如暗示、催眠、安慰剂等）。

4．知觉的特性　知觉的特性主要体现在知觉的选择性、知觉的整体性、知觉的理解性与知觉的恒常性等四个方面。

（1）知觉的选择性：是指人们能迅速地从知觉背景中选择出知觉对象。人的生活环境是丰富多彩的，每时每刻都会有大量信息作用于我们。由于信息通道的局限性等原因，人只能选择出对其有意义的刺激作为知觉对象，而把其余的刺激当作背景，从而使知觉对象能得到清晰的反映（图2-1）。例如，医疗机构的建筑上都要悬挂醒目的红十字标志，学校门前都要悬挂减速慢行的警示标牌等。

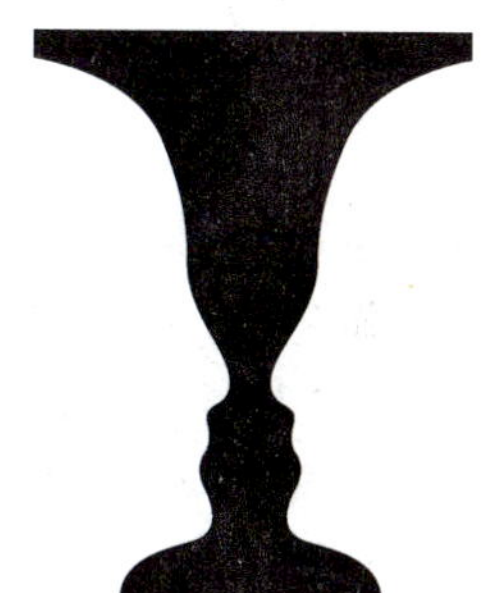

图2-1　知觉的特性

（2）知觉的整体性：是指当刺激不完备时，知觉者仍然保持完整的认识。知觉对象是由许多部分组成的，各部分具有不同的特征，但是人们并不把对象知觉为许多个别的孤立部分，而总是把它知觉为一个整体。例如，中医医师诊断疾病时，往往要借助患者的个别体征进行整体的推理与判断。

（3）知觉的理解性：是指根据已有的知识经验对感知的事物进行加工处理，并能用语言将它揭示出来的知觉特性。例如，有经验的护士在给患儿输液时，能准确找到扎针的血管。

（4）知觉的恒常性：是指当知觉条件在一定范围内改变了的时候，知觉映像仍然保持相对不变。由于知识经验的参与，人的知觉并不因知觉的物理条件（如距离、亮度等）的变化而改变。例如，有诗云"横看成岭侧成峰，远近高低各不同"，但山依旧是那座山，并没有发生变化。

5．错觉与幻觉　错觉（illusion）是个体在客观事物刺激作用下产生的对刺激物主观歪曲的知觉。错觉是一种普遍存在的知觉现象，常见的错觉有视错觉、形重错觉、时间错觉、大小错觉、方位错觉和运动错觉等。例如，胆小者夜行心中恐惧，误把树木当作人形。错觉产生的原因一般有主、客观两个方面。客观上是由于客观环境的变化引起的；主观上往往与自身经验、习惯、定势、情绪等心理因素有关。

一些患者在病理状态下，特别在伴有程度不同的意识障碍时，会出现不同程度的错觉。错觉本身不一定是心理障碍，健康人也会出现错觉，只是健康人对错觉问题能很快判断与自行矫正。

幻觉（hallucination）是指个体在没有相应的客观事物刺激作用下所出现的知觉体验，即感知到客观事物中并不存在的事物，是一种虚幻的知觉。幻觉偶尔可见于健康个体，但严重的幻觉大多是病理性的。常见幻觉有幻听、幻视、幻嗅、幻味、幻触等本

笔记

体幻觉。有的幻觉除感知现象外，还掺入了表象和思维成分。幻觉由于其主观感受逼真生动，大多个体可引起愤怒、忧伤、惊恐、攻击等情绪和行为。

二、注意

（一）注意的概念

注意（attention）是人的心理活动对一定对象的指向和集中。

所谓指向，是指在某一瞬间，人们的心理活动有选择地朝向一定的对象。在丰富多彩的世界中，信息瞬息万变，人们只能选择部分必要的信息做出反应，以保证认识的精确性和完整性。

所谓集中，是指心理活动保持在一定对象上的强度或紧张性。借助集中，心理活动可离开一切无关的事物，抑制多余的活动，从而保证当前活动的清晰、深刻和完善。例如，外科大夫做手术时，高度集中的注意力，有效提高了手术的成功率。

应当强调的是，注意不是一个独立的心理过程，而是各种心理活动的一种伴随性特性，各种具体的心理过程是注意的内容依托。当我们注意某个对象时，实际上就是在注意看、注意听、注意记、注意想。所以说，注意是伴随着认识、情绪和意志等心理过程发生的，它是各种心理活动的必要条件。

（二）注意的品质

注意的品质是衡量注意效率的基本尺度。

1. 注意的广度　是指在同一时间内人能清楚地把握注意对象的数量。注意的广度与人的知觉能力密切相关，人们知觉的对象越多，注意的广度就越大。注意的广度受多种因素影响，如注意对象呈现的集中程度、排列是否有规律、对象间能否形成相互联系的整体、当前活动的性质和任务的复杂程度以及个体知识经验的多寡等。

2. 注意的稳定性　也叫注意的持久性，是指注意在某一对象上所能保持时间的长短。人在稳定注意的情况下，会沉浸于他所注意的对象，而无法顾及周围发生的事情。高度的责任心、浓厚的兴趣和坚强的意志力能引起一个人稳定的注意，而疲劳、厌倦等身心状态则会大大削弱注意的稳定性。

3. 注意的分配　是指个体在同时进行多种活动时，注意能指向不同的对象。要实现良好的注意分配，必须满足以下条件：在同时进行的几种活动中，至少有一种活动达到自动化或部分自动化的程度；在同时进行的几种活动之间能建立一定的联系，形成一种相对固定的活动系统。注意分配有时很困难，例如“一手画圆，一手画方”。

4. 注意的转移　注意的转移是指根据活动任务的要求，主动及时地把注意从一个对象转移到另一个对象上。注意的转移不同于注意的分散。前者是根据任务的需要，有目的、主动地把注意转向新的对象，使一种活动合理地被另一种活动所代替；后者则是指由于某些刺激物的干扰或者刺激活动过于单调，使人的注意离开了需要注意的对象，离开了应当进行的活动，是消极被动的。

三、记忆

（一）记忆的概念

记忆（memory）是人脑对经历过的事物的反映。人们对感知过的事物形象、思考过的问题、体验过的情绪以及做过的动作等，并不会因时过境迁就失去所有的印象，

笔记

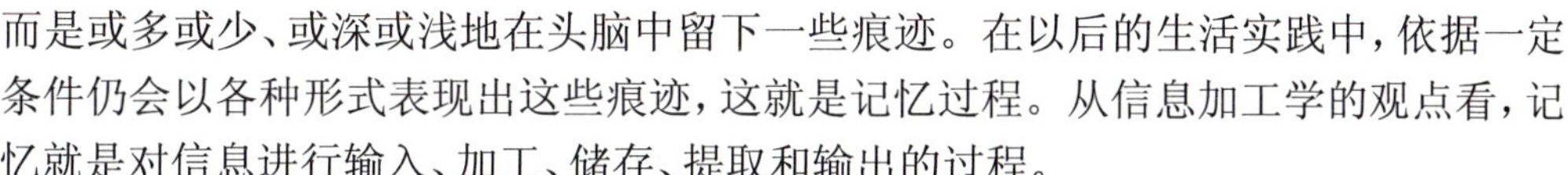

而是或多或少、或深或浅地在头脑中留下一些痕迹。在以后的生活实践中，依据一定条件仍会以各种形式表现出这些痕迹，这就是记忆过程。从信息加工学的观点看，记忆就是对信息进行输入、加工、储存、提取和输出的过程。

记忆是人脑积累经验的功能表现。个体经验的积累和行为的复杂化是靠记忆实现的。离开记忆就不可能形成和积累经验，也不可能有心理行为的发展。例如，古人有“思而不学则殆”、“终日而思不如须臾之所学”的论述，即就此而言的。

（二）记忆的分类

1. 依据记忆的内容分类　根据记忆的内容，可将记忆分为形象记忆、情绪记忆、逻辑记忆与动作记忆。

(1) 形象记忆：是以过去感知过的事物形象为内容的记忆。这种记忆所保持的是事物的具体形象，它是在各种感知觉基础上形成的。例如，医护人员对患者体征和疾病症状的记忆。

(2) 情绪记忆：是以体验过的某种情绪或情感为内容的记忆。情绪记忆往往是一次形成的，而且印象深刻，经久难忘。例如，第一次抢救危重患者时紧张的情绪体验。

(3) 逻辑记忆：是以概念、判断、推理为内容的记忆。这种记忆所保持的不是事物的具体形象，而是通过词语概念或符号信息来反映事物的本质和规律的记忆。例如，对符号、公式、定理、定义和规则的记忆。

(4) 动作记忆：也称运动记忆，是以过去做过的动作或运动为内容的记忆。运动记忆一旦形成，保持时间较长。例如，打太极拳、游泳、骑自行车、操作计算机等。

2. 依据信息在人脑中储存时间的长短分类　人脑作为一个信息加工系统，根据其信息编码加工方式不同和存贮时间的长短，记忆可分为感觉记忆、短时记忆和长时记忆。

(1) 感觉记忆：又称瞬时记忆，是指当感觉刺激停止后头脑中仍能保持瞬间映像的记忆。瞬时记忆的保存时间极短，一般在几秒钟以内。如视觉的瞬时记忆在 1 秒以内，听觉的瞬时记忆在 4～5 秒以内。瞬时记忆的特点是：信息的保存形象生动，信息量大，但时间短暂。瞬时记忆中的信息受到特别注意就可转入短时记忆。

(2) 短时记忆：是指信息保存在 1 分钟之内的记忆。例如，临时查询一个电话号码，并凭借记忆去拨话机，但拨完后很快就忘了。短时记忆的特点是：进入短时记忆的材料多为听觉编码，因而极易混淆。短时记忆的容量有限，一般认为其容量为 7±2 组块（组块是一种记忆单位，可以是 1 个字、1 个词或短语，也可以是 1 个句子）。由于组块的容量不同，短时记忆的绝对容量也不同。短时记忆的内容经过复述、运用或进一步的加工，就可以进入长时记忆。

(3) 长时记忆：是指信息的储存超过 1 分钟，并能在头脑中长久保留的记忆。与短时记忆相比，长时记忆的容量非常大，至今尚不能给它一个确定的范围。信息要进入长时记忆，一方面依靠对短时记忆的重复、应用或加工，即把新的材料纳入个体已有的知识系统中，对信息进行一定的分析与归类；另一方面则是因为有些信息由于印象深刻，一次就形成了长时记忆。

（三）记忆的过程

一般认为，记忆过程包括识记、保持、再认或回忆 3 个环节，这 3 个环节相互统一、密切联系。识记和保持是再认或回忆的前提，再认或回忆是识记与保持的表现和结果。

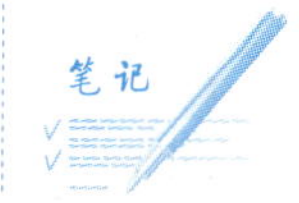

按照信息加工学说的观点，记忆的过程包括：①信息作用于感官，进行感觉记忆；②若加以注意可进入短时记忆；③经过进一步的复述和编码则转入长时记忆；④长时记忆对信息进行最高水平的加工并储存信息，在解决问题时又从长时记忆中提取有用信息。以上记忆过程也称做记忆的三级加工模型（图 2-2）。

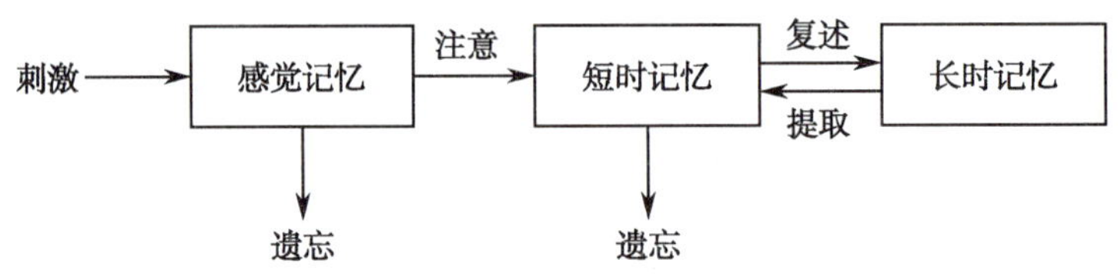

图 2-2 记忆的三级加工模型

（四）遗忘

遗忘（forgetting）指记忆的内容不能保持或者提取时有困难。它是与保持相反的过程，是记忆内容的消失。遗忘是一种自然的、正常的心理现象。根据不同的标准可把遗忘分为不同的种类：根据遗忘时间的长短，可把遗忘分为暂时性遗忘和永久性遗忘；根据遗忘的内容，可把遗忘分为部分遗忘和整体遗忘。遗忘的原因既有生理方面的原因，如因疾病、疲劳等因素造成的遗忘；也有心理方面的原因，如记忆内容没有得到强化、学习材料间的相互干扰、主导性动机不明确等因素造成的遗忘。

德国心理学家艾宾浩斯最早对遗忘现象进行了研究。他用无意义音节做实验材料，自己作被试。在识记一些材料后，每隔一段时间重新学习，以再学时所节省的时间和次数为指标，来测量遗忘的进程。他将实验结果绘制成一条曲线，这就是心理学上著名的艾宾浩斯遗忘曲线（图 2-3）。该曲线反映了遗忘变量和时间变量的关系，揭示了遗忘的规律，即遗忘的进程是先快后慢。具体来说，遗忘的进程是不均衡的，在识记后的最初阶段遗忘速度很快，以后逐渐减慢。

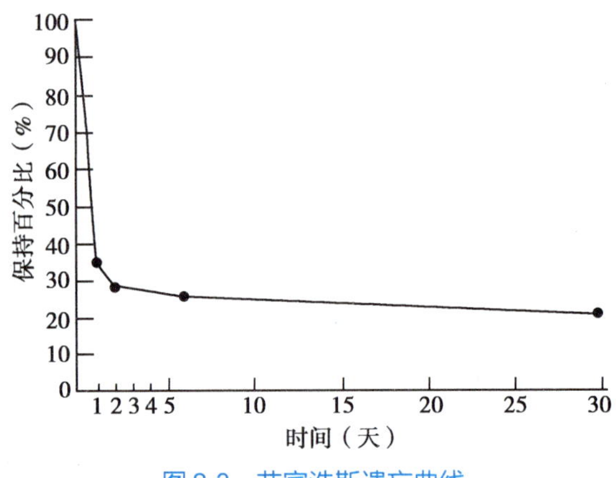

图 2-3 艾宾浩斯遗忘曲线

四、思维

（一）思维的概念

思维（thinking）是人脑对客观事物概括的、间接的反映，是对事物的本质和规律的认识。在现实生活中，无论对语言的理解、对事物的判断、对问题的分析和解决等，都要伴随思维活动。

思维的概括性和间接性是人类思维过程的重要特征。思维的概括性，是指所反映的不是个别事物或其个别特征，而是通过感知觉和记忆，人们从感性认识中获得的一类事物共同的本质特征。例如，人们根据杨树、柳树、枣树等具有根、茎、叶等特

笔记

点，把它们归结为“树”；还可以把树、草、地衣、青苔等归成一类，称之为“植物”。概括的水平越高，就越能深入地反映事物共同的本质特征。

思维的间接性是指思维能够对感官所不能直接把握的或不在眼前的事物，借助某些媒介物和信息加工来进行反映。例如，中医医师通过“望、闻、问、切”来诊断病情，气象工作者通过观测气象数据来预报未来的天气变化等。

（二）思维的分类

1. 根据思维的特点分类

（1）动作思维：是以实际操作来解决直观具体问题的思维活动。动作思维总是伴随实际动作而展开，是在操作物体的过程中进行的，随着动作的结束而停止。例如，尚未掌握语言的幼儿，其思维活动基本上属于这一类。

（2）形象思维：是运用已有表象进行的思维活动。例如，去某地旅游，我们事先会在头脑中规划可能的路线，经过分析与比较，最后选择一条最合理的路线。例如，艺术家、作家、导演与设计师在作品创作中经常运用这类思维。

（3）抽象逻辑思维：是运用概念进行判断和推理的思维活动。如医生应用检验数据诊断疾病，科学家推导假设的科学命题等。抽象逻辑思维是人类思维的典型形式，是与动物心理的根本区别之一。

2. 根据思维探索目标的方向分类

（1）发散思维：也称求异思维，是一种不囿于单一答案，沿着多个方向思考，求得多样性答案的思维。这种思维的主要特点是求异和创新，一般认为发散思维具有流畅、变通和独特 3 个特征。例如，要回答如何保护生态环境这样的问题，人们可以从不同的方向去思考，提出多种措施，如增加植被、减少污染、提高民众保护环境的意识等。

（2）聚合思维：也称求同思维，指解决问题时，用已掌握的知识和经验，遵循逻辑规则把问题所提供的各种信息聚合起来，进行比较与分析，从中选出解决问题的方法或答案。

3. 根据思维的创新程度分类

（1）常规思维：是指人们运用已获得的知识经验，按现成的方案和程序直接解决问题的思维。如学生运用已学会的公式解决同一类型的问题。这种思维的创造性水平低，对原有的知识不需要进行明显的改组，也没有创造出新的思维成果，因而也称之为再造性思维。

（2）创造性思维：是指重新组织已有的知识经验，提出新的方案或程序，并创造出新的思维成果的思维活动。例如，新的工具性软件的开发，新的科学理论的提出等。创造性思维是人类思维的高级形式。许多心理学家认为，创造性思维是多种思维的综合表现。它既是发散思维与聚合思维的结合，也是直觉思维与分析思维的结合。

（三）解决问题的思维过程和影响因素

1. 解决问题的思维过程

（1）发现问题：指解决问题的开始阶段。善于发现问题是积极思维活动的重要前提和良好品质；善于发现问题的人一般均具备活动积极性高、求知欲强，对各种问题表现出追根究底的风格。

（2）分析问题：指抓住问题的关键，找出问题的症结，明确问题的实质。它需要对事物加以分析，从中找出主要矛盾和矛盾的主要方面。

笔记

(3) 提出假设：解决问题的关键是找出解决问题的方案，即找到解决问题的原则、途径和方法，而这常以假设方式出现，并经过验证逐步完善。

(4) 检验假设：通过实践检验方式及智力活动，确定提出的假设是否符合实际情况，是否符合科学原理。

2. 影响思维活动的因素　影响思维活动的因素很多，如问题的性质、专业知识、经验、策略、动机等。单从经验方面看，影响思维活动的最常见心理因素有以下3种：

(1) 定势：若屡屡采用同一方法去做一件事，久而久之则成为习惯，以后每遇到类似情境，会不假思索地以同样方式处理，这种做事的习惯性倾向，称为定势。定势使人解决问题时带有一种倾向性，既有积极作用，也有消极作用；有时有助于思维活动与问题的解决，有时却妨碍思维活动。

(2) 功能固着：指解决问题时，只看到事物的通用功能，而看不到它的其他功能，从而干扰思维活动，影响新问题的顺利解决。研究认为，要想在一大堆信息中选择适合问题解决的方法，依赖于个体在所处环境中以新异方式再现事物的能力。否则，容易使思维产生一种惰性，“一叶障目，不见泰山”，看不到事物的新异功能，而妨碍问题解决。

(3) 认知联想：指个人在处理某事物时遇到困难，从而引起对处理其他事物的联想，并从中找到解决当前问题的新途径和新方法。

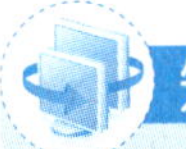

知识拓展

临床决策

临床决策指医生对患者进行诊断，确诊疾病后，从多种治疗方案中择优选择一种最适合患者的治疗方案，即多方案择优。它包括决策前的提出问题、搜集资料、预测未来、确定目标、拟定方案、分析估计和优选、实施中的控制和反馈、必要的追踪等思维环节。临床决策需要掌握医学知识，然而单凭记忆大量的医学知识，并不足以成为合格的医生。

研究表明，一名医生平均每天的决策次数超过60个，只是其中多数属于习惯性思维(临床常规)，过程相对简单，印象并不深刻。随着经验的增长，临床决策会慢慢变得相对容易，决策信心也会逐渐增强。但这时仍要保持谦虚谨慎的工作态度，多向高年资医师请教，经常反思自己的判断或决策有无疏漏。只有经过长期的磨炼，年轻的医务工作者才能成为能力全面、决策果断、受到患者信赖和尊重的医生。

第三节　情绪、情感过程

人们在认识和改造世界的活动中，总是要与现实事物发生多种多样的联系，每个人对客观事物的态度与认识不同，所引起的态度与体验也不同，这些体验以特殊的形式表现出来，就是情绪和情感。在西方的心理学著作中常把情绪和情感合称为感情。

一、情绪与情感的概念

情绪(emotion)与情感(feeling)是人对客观事物是否符合其需要所产生的态度与体验。例如，顺利完成工作任务会使人轻松愉快，失去亲人令人悲痛，面对挑衅会引

笔记

起愤怒，遭遇危机可能引起恐惧，美好的事物使人产生爱慕之情，丑恶的现象使人产生憎恶之感等。

情绪、情感作为人的态度体验，是以个体的各种需要是否得到满足为中介产生的。依据需要是否获得满足，情绪、情感具有肯定或否定的性质。凡是能够满足已有需要或能促进这种需要得到满足的事物，则引起肯定的情绪或情感，如满意、愉快、喜爱等。相反，凡是不能满足这种需要或可能妨碍这种需要得到满足的事物，则引起否定的情绪或情感，如不满意、苦闷、哀伤等。

二、情绪与情感的关系

情绪和情感是两种难以分割，又有区别的主观体验，它们之间的关系表现为：

第一，情绪和情感都是需要是否得到满足的一种主观体验，情绪更多的是与人的物质或生理需要相联系的态度体验；情感则更多地与人的精神或社会需要相联系。

第二，情绪是人和动物共有的，尽管人的情绪由于需要的社会化而不同于动物的情绪，但在表现形式上还是带有原始性动力特征；而情感是人所特有的，带有显著的社会历史制约性，是个体社会化的重要组成部分。

第三，情绪带有一定的情境性，随情境的变迁或需要的满足而迅速增强或减弱，一般不具有稳定性；而情感虽然也会受一定的情境的影响，但由于是对主客观事物的较为深入和一贯性的认识，所以往往具有稳定性和长期性。

第四，与情感相比，情绪带有更为明显的外在表现形式，并且伴随着一定的机体行为与生理反应。例如，欣喜若狂的同时伴随着手舞足蹈，怒不可遏的同时伴随着肾上腺素的急剧上升。而情感则显得更加深沉，常常以内隐的形式或比较微弱的方式流露。

第五，情绪一旦爆发，往往一时难以控制，有时甚至带有破坏性；而情感不存在这种情况，它始终在意识控制的范围内。

综上所述，稳定的情感是在情绪的基础上形成与发展起来的，同时又通过情绪反应得以表达，因此离开情绪的情感是不存在的。换句话说，情绪的变化也往往反映了情感的深度，而且在情绪变化的过程中，常常饱含着情感。

三、情绪和情感的类型

（一）情绪的基本形式

人类的情绪复杂多样，描写情绪的词语极为丰富，分类也不统一。根据情绪与需要的关系，可以把情绪分为快乐、悲哀、愤怒与恐惧 4 种基本形式。

1. 快乐　指盼望的愿望达到目的后的情绪体验。其程度取决于愿望满足的程度，从满意、愉快到异常的欢乐、大喜、狂喜等。目的突然达到和紧张一旦解除都会引起巨大的快乐。

2. 悲哀　指所盼望、所追求的愿望没有实现时的情绪体验。其强度取决于失去事物的价值，从遗憾、失望、难过到悲伤、哀痛等。悲哀所带来的紧张一般会产生哭泣。

3. 愤怒　指目的和愿望一再地受阻，导致紧张加剧，由此产生的情绪体验。它可以从不满、生气、怒到大怒、暴怒等。特别是所遇到的挫折是不合理的或被人恶意地造成时，愤怒最容易发生。

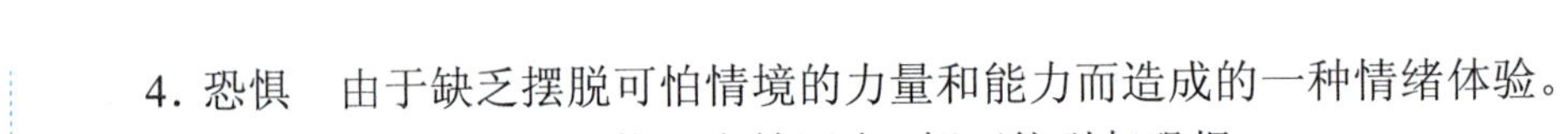

4. 恐惧　由于缺乏摆脱可怕情境的力量和能力而造成的一种情绪体验。个体胆小、不适应与害羞，情境刺激物强大等因素，都可能引起恐惧。

（二）情绪的基本状态

情绪的状态是指在某种事件或情境的影响下，个体情绪活动在强度、紧张度和持续时间上的综合表现。其中典型的情绪状态有心境、激情和应激3种。

1. 心境　是一种微弱、平静而持久的情绪状态。心境的典型特点是弥散性，即一种使人的所有体验和活动都染上特定情绪色彩的现象。所谓"人逢喜事精神爽"，指的就是一种愉快的心境。心境产生的原因是多种多样的。个人生活中的重大事件，例如事业的成败、工作的顺利与否、与周围人们相处的关系等，都是引起某种心境的重要原因。同时，机体的状况，如健康程度、睡眠情况等也会影响人的心境。

2. 激情　是一种强烈的、短暂的、爆发式的情绪状态。人产生激情时伴有明显的外部表现，例如，暴怒时，血压升高、肌肉紧张、身体颤抖等；狂喜时，眉开眼笑、手舞足蹈等；恐惧时，面如土色、一身冷汗等。处在激情状态下的个体，其认识活动范围往往缩小，理智分析能力减弱，且不能完全约束自己的行动，不能正确地评价自己的行为意义。

3. 应激　是在出乎意料的紧迫与危险情况下引起的急速而高度紧张的情绪状态，应激通常是由生活中的重大事件与冲突引起的，其引起的身心反应比较强烈。对应激的研究，是医学心理学、临床心理学、护理心理学等学科重点研究的问题（详见本教材心理应激章节）。

（三）情感的分类

情感是与人的社会性需要相联系的主观体验，是人类特有的心理现象之一。人类高级的情感主要有道德感、理智感和美感。

1. 道德感　是人根据一定的道德需要和规范，评价自己和他人的言行时所产生的内心体验。道德感是人类所特有的一种高级情感，它是人们把自己或别人的行为和已经转化为道德信念的道德标准加以比较的结果。当自己的言行符合道德需要和规范时，就会产生自豪感、幸福感等肯定的情感；反之，则感到不安、自责和内疚。当他人言行符合道德需要和规范时，就会产生爱慕、尊敬、钦佩等体验；反之，则会产生厌恶、蔑视和愤怒等体验。

道德感在情感中占有特殊的地位，它对人的言行起着重要的控制与调节作用，它可以促使人按照道德准则去衡量别人的言行，同时也以此规范自己的言行，并促使自己成为一个道德高尚的人。

2. 理智感　是人在智力活动过程中认识、探求和维护真理的需要是否得到满足而产生的主观体验。例如，个体在认识事物或研究问题时，对于新的还未认识的东西表现出求知欲、新异感；对于不能理解或不能解决的问题，表现出惊奇和疑惑；如果努力思考与钻研，使问题得以解决，则会表现出无比的喜悦；对于自己有能力解决的问题，则会产生自信。

理智感与人的好奇心、求知欲等需要相联系。人的认识活动越深刻，求知欲越强，追求真理的兴趣越浓，则理智感越深厚。反过来，理智感对人的认识活动的深化及问题的解决起着重要的推动作用，是人们认识世界、追求真理的巨大动力。

3. 美感　是人们的审美需要是否得到满足而产生的主观体验，是对事物一种美的体验。美感的产生与人对美的标准的理解和掌握是分不开的，人们总是按照美的

笔记

需要，根据个人所掌握的美的标准，对客观事物进行审美评价。例如，对自然景色的欣赏、对祖国山河的赞美、对新人新事的喜爱、对艺术作品的鉴赏以及对一切丑恶现象的厌恶等，都是美的体验和表现。

美感对人的生活具有重要意义，由于它是喜悦的体验，所以它会使人心旷神怡、精神焕发，能诱发人们蓬勃的朝气、充沛的精力和积极的生活乐趣，也会成为人追求美好生活和事业的强大动力。例如，医学院校在护生的培养过程中，加强专业护理美学教育，可以进一步激发学生的爱岗敬业精神。

四、情绪、情感的作用

健康心理学的研究证明，无论是消极的还是积极的情绪活动，都对人的身心健康具有十分显著的影响。因为在情绪活动发生的时候都会伴随一系列复杂的体内生理、生化变化，特别是自主神经系统功能的改变。

（一）正性情绪的积极作用

愉快、喜悦等情绪对人体的生命活动起着积极的促进作用。主要表现为：①正性情绪活动能提高大脑及整个神经系统活动的张力，促使机体各系统的活动协调一致，从而充分发挥机体的潜能，提高脑力和体力劳动的效率和耐久力；②在正性情绪下，肾上腺素分泌适量，整个内分泌系统和体内化学物质处于稳定的平衡状态，给身心健康创造了良好的内环境；③保持乐观和愉快的情绪状态，还能使人增强对疾病的抵抗力和对环境的适应能力。例如，那些善于控制自己的情绪，并能保持乐观情绪的患者，其康复期一般比负性情绪患者要短。

（二）负性情绪的消极作用

焦虑、抑郁等负性情绪对人体的生命活动起着消极的影响作用。主要表现为：①负性情绪能造成身体各器官组织及生理、生化的变化，如出现脸色苍白、瞳孔缩小、心率加快、呼吸加快、血压上升、血糖增高、血液中化学成分的改变等变化。例如，在持久的负性情绪下，胃肠蠕动减慢，胃液分泌减少，纵有佳肴珍馐，吃起来也味同嚼蜡。②负性情绪会引起整体心理活动失衡，如在愤怒、恐惧等情绪活动下，会出现意识范围狭窄，判断力减弱，失去理智和自制力，出现异常行为等。例如，在强烈、持久的消极情绪状态下，神经系统的功能会受到扰乱，严重者可引起精神错乱、行为失常；轻者也可以造成各种心理障碍或神经症问题。

知识拓展

季节性情感障碍

1984年，美国国家精神健康研究所的罗森塔尔等人提出了季节性情感障碍这一概念。这种情绪障碍的特点是患者在每年同一时间都会出现周期性焦虑或抑郁。主要症状有：过度睡眠，食欲旺盛，体重增加，对社会活动的兴趣减弱，注意力难以集中等。研究表明，高纬度地区的人们更容易出现此病症。在美国，至少有5%的人患有季节性情感障碍，其中60%～90%为女性。目前，研究者认为发生在冬季的季节性情感障碍与光照量减少有关。当光照量减少时，荷尔蒙分泌量（尤其是褪黑激素）、体温以及消化系统不能很快适应这种变化，个体内部生物钟与太阳活动周期不同步，从而发生了机体功能紊乱，导致个体季节性情感障碍。

笔记

第四节 意志过程

个体成就的取得并非全部取决于他们的聪明才智，而是与他们的意志品质有紧密的联系。无论从事什么活动，没有良好的意志品质，都将难以成功。

一、意志的概念

意志（volition）是人自觉地确定目的，并根据目的调节支配自己的行动，克服各种困难，以实现预定目标的心理过程。

意志是意识的能动性与积极性的集中表现。人脑的构成方式，使得人不仅能够通过感觉、知觉、记忆、思维等心理过程认识客观规律，而且还能够制订各种行动计划，积极地控制自己的行为。例如，刚参加工作的护士操作技能不佳，为了改变这种情况，便需要制定努力的目标，并克服学习中的各种困难，最后达到提高成绩的目的。这个心理过程就叫意志。意志与个体行为是密不可分的，意志调节支配行动，但又必须通过行动表现出来；离开了行动，意志就无从表现。

二、意志行为的特征

（一）意志行动是具有自觉目的性的行动

人的意志行动是以自觉目的性为特征的活动，是经过深思熟虑对行动目的有了充分认识之后所采取的行动。人之所以不同于动物，是因为人具有根据自觉的目的去行动的能力，意志是在这种有目的的行动中表现出来的。人在行动之前就能预见到行动的结果，那些无意识的、盲目的、冲动的行动都不是意志行动。人的行动目的的确定不是主观臆断的，而是受客观现实制约的，行动的目的具有一定的社会价值。

（二）意志行动是以随意动作为基础的行动

人的行动是由简单的动作组成的。动作可分为不随意动作和随意动作。不随意动作是指那些不由自主的动作，如无条件反射动作、睡眠状态的动作等。随意动作是指由意识控制的、后天学会的、有目的的动作，如学生上课认真听讲、积极思考等。有了随意动作，人就可以根据目的去组织、支配、调节一系列的动作，组成复杂的行动，从而实现预定目的。由于随意动作是克服困难、实现目的的基础，因此一系列随意动作的统一就组成了人的意志行动。

（三）意志行动是与克服困难相联系的行动

意志行动是具有自觉目的性的行动，但在目的确立与实现的过程中，往往会遇到种种困难。因此，意志行动是与克服困难相联系的行动，而那些没有困难的行动并非意志行动。意志行动中需要克服的困难有两类：一类是外部困难，它是在实现目标的过程中遇到的客观阻力，如物质条件不足、社会环境恶劣、自然条件很差等；另一类是内部困难，它是指主体在心理和生理方面的障碍，如经验不足、能力较差、思想矛盾、情绪干扰、健康欠佳等。有无意志努力的一个标志就在于能否发挥意识的能动作用，想尽一切办法去克服内外困难，排除前进道路上的阻力。因此，一个人意志的坚强水平，是以行动中所遇到的困难的大小、性质以及克服困难的难易程度来衡量的。

笔记

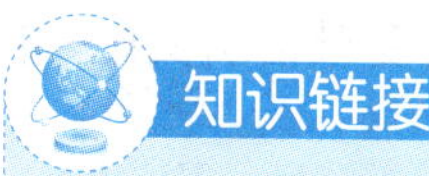

知识链接

糖果实验

20世纪60年代，美国心理学家瓦尔特·米斯切尔在斯坦福大学的幼儿园做了一个著名的实验。在实验中，事先在每个儿童的面前放上一颗棉花糖。然后告诉他们："你们可以吃掉这颗糖，但如果能等到我出去一会儿回来再吃，就能吃到两颗。"当他刚刚离开，有的小孩就迫不及待地吃掉了那颗糖；有的小孩等待了一会儿，但还是忍不住把糖吃掉了；剩下的那些孩子则坚持等候了对他们来说很漫长的20分钟，最后吃到了两颗棉花糖。十多年后，这些孩子长大了，参加了大学入学考试，结果那些吃到两颗糖的孩子比吃到一颗糖的孩子，在平均分上高出了210分（总分800分），但他们的智商水平并没有明显的差别。

三、意志行为的品质

意志的个体差异很大。有的人意志坚强，有的人意志薄弱。而这种差异主要表现为意志品质的不同。意志的品质是个体在意志行动中形成的比较稳定的意志特征，它包括自觉性、果断性、自制性和坚持性4个方面，它也是衡量个体心理素质高低的重要标准。

（一）自觉性

是指一个人对行动的目的和意义有充分的、自觉的认识，并随时监控自己的行动，使之合乎正确目的的心理品质。这种品质反映了坚定的立场和信念，是人意志行动的力量源泉，贯穿于意志行动的始终。自觉性品质强的人，能按照客观规律提出自己的行动目的，并能积极主动地去完成具有社会价值的目的和任务。既不轻易受外界的影响，也不拒绝有益的意见和建议；既有原则性，又有灵活性。

与自觉性相反的品质是盲目性和独断性。盲目性是指易受外界影响，盲目地听信别人的意见，轻易改变行动目的，缺乏原则性；而独断性则表现为不听别人的忠告，一意孤行，盲目地做出决定。

（二）果断性

是指一个人根据实际情况，迅速地明辨是非，适时采取和执行决定的心理品质。果断性是以自觉性为前提的，绝非草率行事。果断性强的人，在紧急情况下能够审时度势，以大胆勇敢和深思熟虑为条件，不失时机地做出决定并加以执行。

与果断性相反的品质是优柔寡断。优柔寡断者的显著特点是无休止的动机冲突。在采取决定时，迟疑不决，三心二意；到了紧急关头，只好不假思索，仓促决定，做出决定后又后悔，甚至开始行动之后，还怀疑自己的决定是否正确。优柔寡断是缺乏勇气、缺乏主见、意志薄弱的表现。

（三）自制性

是指一个人善于控制自己的冲动，并有意识地调节和支配自己的情感和行动的心理品质。自制性表现了意志的抑制功能。自制性强的人，在采取决定时，能够冷静分析，全面考虑，做出合理决策；在执行决定时，则善于克服内外干扰，坚决执行决定，而且胜利时不骄傲自满，失败时不悲观失望。

与自制性相反的品质是任性。任性的人表现为放纵自己，肆无忌惮，不能约束自

笔记

己的言行。任性者在顺利的情况下为所欲为，在不顺利的情况下易受激情所支配，常常因冲动而说错话、办错事。所以，任性是消极的意志品质。

（四）坚持性

是指一个人在行动中能够长期地保持旺盛的精力，百折不挠地克服困难，坚持到底实现预定目的的心理品质。坚持性强的人，表现为有顽强的毅力，充满必胜的信念，不怕任何困难和失败，始终坚持不渝，具有不达目的绝不罢休的顽强精神。所谓“富贵不能淫，贫贱不能移，威武不能屈”就是意志的坚持性的表现。

与坚持性相反的品质是动摇性和顽固性。动摇性指遇到困难便怀疑预定目的，不加分析便放弃对预定目的的追求。具有这种品质的人不善于迫使自己去达到预定目的，偶遇挫折便望而却步，做事见异思迁，虎头蛇尾，不时地改变自己行动的方向。顽固性指对自己的行动不作理智的评价，总是我行我素，固执到底。这种人不能客观地认识形势，尽管事实证明他的行为是错的，但仍一意孤行，自以为是。动摇性和顽固性尽管表面上不同，但都是对待困难的消极意志品质。

综上所述，意志品质都有它的具体内容，不能离开具体内容抽象地加以评价。另外，上述各种意志品质都是相互联系的，如果缺少其中任何一种品质，就必然会在性格上表现出某种不足或缺陷。

学习小结

1. 学习内容

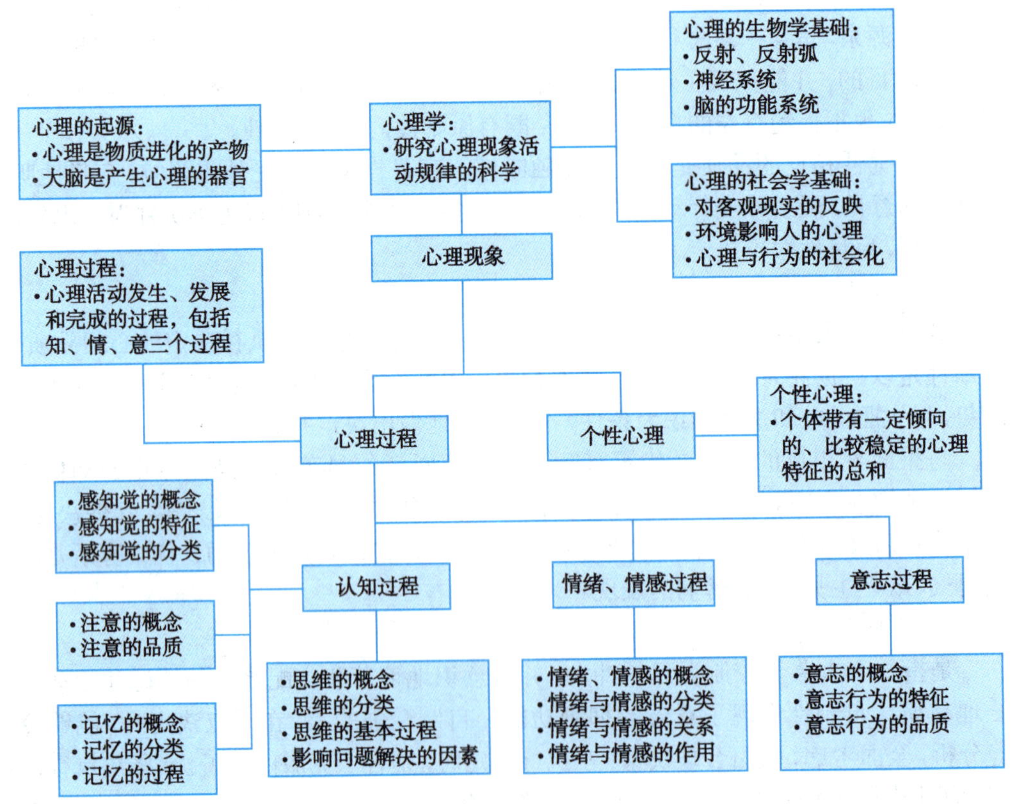

2. 学习方法

(1) 通过了解心理的起源、反射、神经系统的结构、脑的功能系统等内容，来认识心理现象发生的生物学基础。

(2) 通过了解心理活动与客观现实的关系，来认识心理活动产生的社会学基础。

(3) 识记感知觉、注意、记忆、思维等心理现象的活动特性，在此基础上理解我们对事物信息的认知过程。

(4) 识记情绪、情感与意志的心理活动特性，在此基础上理解我们对待事物的态度、体验及行为努力过程。

（江陆平）

复习思考题

1. 如何理解心理的实质？
2. 分析认知、情绪与意志过程之间的关系。
3. 记忆的一般过程是什么？如何提高自己的记忆效率？
4. 分析解决问题的思维过程和影响因素。
5. 如何发挥情绪与情感的积极作用？
6. 如何培养良好的意志品质？

笔记

第三章

个 性 心 理

学习目的

通过学习个性心理的内涵，以及需要、动机、能力、气质、性格、意识、自我意识等心理现象，为护士了解患者的心理活动和优化自己的个性心理提供心理学理论基础。

学习要点

个性、需要、动机、能力、气质、性格、意识、自我意识、人格理论。

知、情、意等各种心理活动体现在特定的个体身上时，总是呈现出一种独特的结合方式，并在其行为上带有强烈的个人特点。这些独特的心理行为特征的总和，即是人的个性心理，简称个性。个性心理是心理学中最基本的概念，也是护理心理学研究的重要问题。

第一节　个 性 概 述

个性（personality）一词源于拉丁语，其原意是指演员所戴的面具。心理学借用这个词，是想说明一个人在人生舞台上各自扮演的不同角色。

一、个性的概念

关于个性的概念，迄今尚无统一的说法。国内更多的学者把个性定义为：一个人的精神面貌，即具有不同遗传素质的个体在不尽相同的社会环境中形成的，带有一定倾向的、比较稳定的心理特征的总和。

在心理学中，个性也常常被称作人格。但严格讲，个性与人格在其含义及使用上是有区别的。个性侧重强调人的独特性和差异性（如个性特征），而人格则强调人的整体性和社会性（如人格理论）；个性的内涵更为宽泛，不仅包括与人格相对应的气质与性格，还包括需要、动机、能力等心理活动。

二、个性的一般特征

（一）独特性与共同性

一个人的个性是在遗传、教育、环境等因素的交互作用下形成的。不同的遗传、

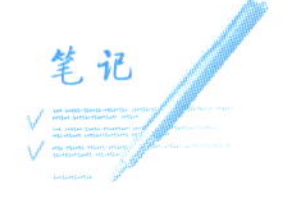

教育与环境因素，形成了各自独特的心理特点。所谓“人心不同，各有其面”，就是个性的独特性。但是，个性的独特性并不是意味着人与人之间毫无相同之处。心理学研究发现，一个群体或一个民族往往具有共同的、典型的个性特征。例如，中华民族是一个勤劳的民族，这里的“勤劳”品质，就是共同的个性特征。

（二）稳定性与可塑性

俗话说，“江山易改，秉性难移”，这里的“秉性”主要是指人的个性。个体在行为中偶然表现出来的心理倾向和心理特征并不能表征他的个性。当然，强调个性的稳定性并不意味着它在人的一生中是一成不变的。人随着生理的成熟和复杂环境的变化，个性也可能发生或多或少的变化，这是个性可塑性的表现。

（三）生物性与社会性

人的生物属性是个性形成的基础，它影响着个性发展的道路和方式，影响着个体行为形成的难易。而个性又反映出一个人生活环境中的社会文化特点，体现出个人的社会化程度和其角色行为。如果只有人的生物属性而脱离人类社会实践活动，就不可能形成现代人的个性。

（四）整体性与系统性

个性具有多层次性、多维度性、多侧面性，并有低级与高级、主要与次要、主导与从属之分，是由多种成分构成的一个有机整体，具有内在统一的一致性和系统性，它主要受自我意识的调控。当一个人的个性结构在各方面彼此和谐统一时，他的个性就是健康的。

三、个性心理的结构

个性心理是个体特殊的、个别的心理活动特征，主要由个性倾向性、个性心理特征和自我意识三部分构成。

（一）个性倾向性

个性倾向性（personality inclination）是个性中的动力结构，是个性结构中最活跃的因素，它以积极性和选择性为特征，决定个体对客观事物的态度和行为对象的选择，它制约着人的全部心理活动。个性倾向性主要包括需要、动机、兴趣、理想、信念和世界观等心理活动；这些心理活动并不是孤立的，而是相互联系、相互影响和相互制约的。

（二）个性心理特征

个性心理特征（personality characteristics）是个性的特征结构，是指在心理过程中表现出来的比较稳定的心理活动。个性心理特征主要包括能力、气质和性格。气质和性格两种心理特征的结合，就形成了西方心理学界强调的不同人格。

（三）自我意识

自我意识（self-consciousness）是一个人对自己的认识和评价，包括对自己个性倾向性、个性心理特征和整个心理过程的认识与评价。自我意识在个体发展中具有十分重要的作用，正是由于人具有自我意识，才能使人对自己的思想和行为进行自我调节和控制，使自己形成完整的个性。

四、影响个性形成的因素

塑造和培养良好的个性是个体成长与发展的关键。在早期心理学家的研究中，

笔记

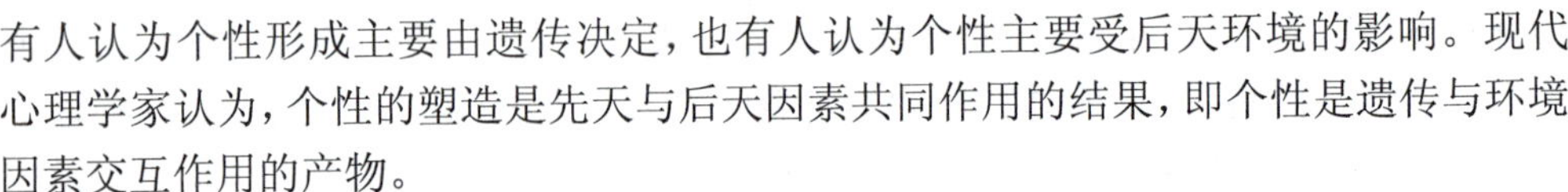

有人认为个性形成主要由遗传决定，也有人认为个性主要受后天环境的影响。现代心理学家认为，个性的塑造是先天与后天因素共同作用的结果，即个性是遗传与环境因素交互作用的产物。

（一）生物遗传因素

遗传（heredity）是指父母的形态特征、生理特征、心理特征和行为特征通过遗传基因传给子代的生物学过程。个体的身体特征，如身高、骨骼结构、皮肤颜色和眼珠颜色等，主要是从父母那里遗传下来的。

心理学家为了研究心理与遗传的关系，采用了双生子对比研究的方法。双生子可分为同卵双生子与异卵双生子，同卵双生子是从同一个受精卵发育而成的，其染色体内的基因完全相同，即遗传基础完全相同；异卵双生子，是从不同的两个（或多个）受精卵发育而成的，其遗传基因存在较大的差异。因此，研究同卵双生子的特征，并与不同血缘关系的人比较，可以推论遗传对心理特征的不同影响。科学研究表明，同卵双生子即使不在同一社会环境中成长，在其智力、情绪、气质、性格等方面有许多相近的表现；而异卵双生子次之，同胞再次之，堂兄弟姐妹相关更小。另外，心理学家还发现与养父母比较，寄养儿童在许多方面更像自己的亲生父母。

（二）家庭环境因素

心理学家研究发现，从出生到 5、6 岁是个性形成的最主要阶段。在该阶段，父母的爱抚、教养方式和家庭氛围等因素对个体个性形成和发展具有重要而深远的影响。

1. 父母的爱抚　许多研究表明，父母的爱抚，尤其是母爱，是儿童个性正常发展的必要条件。例如，婴儿 3～4 个月后有种“天真快乐”反应，若父母与婴儿接触很少且缺乏爱抚，或对婴儿采取冷漠态度，这种快乐的情绪反应就会延缓出现。缺乏母爱的儿童就会形成孤僻、情绪反应迟钝、不易合群等不良个性特征。

2. 教养方式　父母的教养方式对儿童个性的形成也有重要影响。成长在权威型教养方式下的孩子容易形成消极、被动、依赖、服从、懦弱，做事缺乏主动性，甚至会形成不诚实的性格特征；成长在放纵型教养方式下的孩子多表现为任性、自私、无礼、依赖、蛮横等性格特征；而成长在民主型教养方式下的孩子形成了一些积极的个性品质，如活泼、乐观、自立、有礼、善于交往、富于合作等。

3. 家庭氛围　家庭氛围指一个家庭中占主导地位的一般态度和感受，可分为融洽和对抗两种。虽然家庭氛围是所有家庭成员所营造的，但关键还是要看夫妻之间的关系。哈特威克（Hartwick）的研究表明，宁静愉快家庭的孩子有安全感，能放松心情，并能顺利完成学习任务；气氛紧张及冲突家庭的孩子缺乏安全感，经常担心受到惩罚，所以容易紧张、焦虑，并发生情绪性行为问题。

（三）学校教育因素

教师对学生个性的发展具有指导和定向作用。教师的个性特征、思维方式与行为模式等都会对学生产生重要的影响。每个教师都有自己独特的风格，这种风格为学生设定了一个“气氛区”。在教师的不同气氛区内，学生表现出不同的行为特征。洛奇（Lodge）的研究发现，在性情冷酷、刻板、专横的老师所管辖的班集体中，学生的欺骗行为增多；在友好、民主的教师气氛区中，学生的欺骗行为明显减少。另外，生活在学校班集体中有利于培养学生的组织性、纪律性、自制力等积极的个性特征。

笔记

（四）社会文化因素

人一出生便置身于社会文化之中并受到社会文化的熏陶与影响，文化对个性的影响伴随人的终生。社会文化塑造了社会成员的个性特征，使其成员的个性结构朝着相似性的方向发展，而这种相似性又具有维系一个社会稳定的功能。但是，如果一个人极端偏离其社会文化所要求的个性特征，就不能融入社会文化环境之中，就可能会被视为行为偏差或心理疾病。此外，职业要求对个性发展也具有重要影响，个体长期从事某种特定职业，就会逐渐形成与职业特点相适应的个性特征。例如，长跑运动员的顽强、医护人员的细致、军人的忍耐等个性特征，都与自己长期的职业训练有关。

第二节　个性倾向性

一、需要

（一）需要的概念

需要（need）是指有机体内部由于生理或心理上的某种匮乏而产生的不平衡状态。生理上的不平衡主要包括诸如体内缺少水分会产生喝水的需要，血糖下降会产生求食的需要等。一般情况下，生理上的需要是人类所有需要中最基本的。心理上的不平衡主要包括人际交往的需要、爱的需要、尊重的需要、成就的需要等。例如，文艺作品的创作、科技的发明与应用、追求自尊和别人的赞许等，都是在心理需要的基础上产生的。需要的内涵包括：

1. 需要是个体对某种客观事物的要求引起的　这种要求可能来自有机体的内部，也可能来自个体周围的环境。例如，渴了需要喝水，这种需要是由有机体内部的要求引起的。父母“望子成龙”的期盼促使孩子积极向上，这种需要是由外部要求引起的。当人们感受到这些要求，并引起个体内在的不平衡状态时，要求就转换为某种需要。

2. 需要是个体活动的基本动力，是个体行为动力的重要源泉　人类的各种活动或行为，从“饥则食、渴则饮”到从事物质资料的生产、文学艺术作品的创作、科学技术的发明与创造，都是在需要的推动下进行的。

3. 人类的需要和动物的需要有着本质的区别　人类的需要主要由人类的社会性决定，具有社会的性质；人类需要的内容以及满足需要的手段也和动物不同；由于人类有意识，人类的需要会受到意识的调节和控制。

（二）需要的分类

人类社会丰富多彩，人类的需要也多种多样，因此需要有着不同的分类。

1. 根据需要的起源，可以将需要分为自然需要和社会需要　自然需要也称为生物需要，包括饮食、排泄、睡眠、性交、生育等。此类需要由个体内部生理上的不平衡引起，对个体生命安全、延续生命具有极为重要的意义和价值。社会需要是人类特有的需要，如劳动的需要、交往的需要、成就的需要、社会赞许的需要、求知的需要等。这些需要反映了人类社会的要求，对维系人类社会生活和推动社会进步具有重要作用。

人类和动物均有自然需要，但需要的内容不同，满足需要的手段也不一样。人生活在社会中，人的自然需要不仅可以通过自然界的物质得到满足，而且可以通过社会

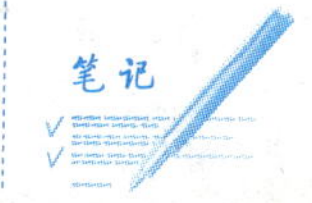

的产品得到满足。如人类可以使用空调达到对适宜温度的需求，可以使用各种交通工具到达想要去的目的地，而动物却做不到。此外，人的自然需要还受社会性需要的调节。如人类在进食时，要考虑社会风俗以及周围人的感受，否则会遭到他人的厌恶。

2. 根据需要对象的性质，可以将需要分为物质需要和精神需要　物质需要指向社会的物质产品，并以占有这些产品而获得满足。例如，对劳动的需要、对生活日用品的需要、对住宅条件的需要等。精神需要指向社会的各种精神产品并以占有这些产品而得到满足。例如，对音乐绘画的需要、对电影艺术作品的需要、对哲学道德的需要等。

物质需要和精神需要存在紧密的联系。个体在对某物质产品表现出需要时，同时也表现出精神上的需要。同样，精神需要的满足大多又离不开物质产品。

二、动机

（一）动机的概念

在日常生活中，人们经常使用“动机”一词来指代行为的原因。例如，“他做这件事的动机是什么？”“这人动机不纯”。那么动机究竟是什么呢？

在心理学上，动机（motivation）是指一种激发和维持个体活动，并促使该活动朝向某一目标前行的内在动力。

动机是一种内部心理过程，是构成人类大部分行为的基础。动机不能直接进行观察，但是可以通过任务选择、努力程度、活动坚持和言语表达等外部行为进行推断。动机必须有目标，目标引导着个体行为的方向。

动机是在需要的基础上产生的。当某种需要没有得到满足时，它就会推动人们去寻找满足需要的对象，从而产生活动的动机。例如，正常个体需要一个稳定的内环境，保持正常的体温，维持细胞内水和盐分的适当平衡。当这些平衡发生破坏或变异时，人体内的一些调节机制会自动地进行校正，但它还不是行为的动机。只有当需要推动人们去活动，并把活动引向某一目标时，需要才成为人的动机。

知识拓展

耶克斯-道德森定律

人们一般认为动机强度越高对行为的影响越大，工作效率也越高；反之，动机强度越低则工作效率越低。但事实并非如此，美国心理学家耶克斯和道德森的研究表明，各种活动都存在一个最佳的动机水平。动机不足或过分强烈，都会使工作效率下降。研究还发现，动机的最佳水平随任务性质的不同而不同。在比较容易的任务中，工作效率随动机的提高而上升；随着任务难度的增大，动机的最佳水平有逐渐下降的趋势。也就是说，在难度较大的任务中，适中的动机水平反而有利于任务的完成。

（二）动机的类型

根据动机的性质，可以将人的动机分为生理性动机（physiological motivation）和社会性动机（social motivation）。

1. 生理性动机　由生理需要所驱动的动机称为生理性动机。例如，饥饿、渴、排

笔记

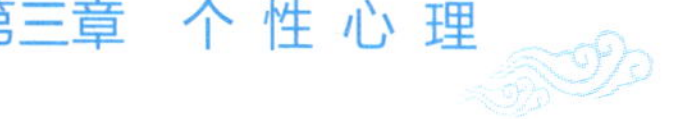

泄、睡眠、性等均属于生理性动机。生理性动机推动个体行为，从而满足生理需要。但是，由于人是生活在社会中，满足生理性的需要的方式要符合社会要求。因此，纯粹的生理性动机实际上很少。

2. 社会性动机　起源于社会性需要的动机称为社会性动机。例如，权力的需要、人际交往的需要、归属和爱的需要、审美的需要、求知的需要等。正是由于这些需要的产生，才形成了相应的社会性动机（权力动机、交往动机、亲和动机）。这些动机推动个体追求权力、进行人际交往活动、追求美的享受、学习科学文化等。由于社会性动机是后天习得的，所以人与人之间存在个体差异，满足社会性需要的方式和手段也各有不同。

（三）心理冲突

心理冲突（mental conflict）又称动机冲突，指个体心理上同时存在两个或两个以上的动机而无法同时满足时发生冲突并出现相应挫折感和负性情绪的一种状态。在现实生活中，由于人们有多种需要，于是就会形成多种动机，而任何时候驱动人的行为都是由动机结构中最强的主导动机决定的。但是，主导动机常因动机结构中同时存在的与其性质和强度非常相似或相互矛盾的动机，而使人难以确立目标行为，从而形成了心理冲突，或称为动机冲突。

心理冲突有四种基本形式：

1. 双趋冲突　两个事物或目标对个人都具有相同的吸引力，并引起相同强度的动机。迫于环境和条件，两者必选其一，即造成了“鱼与熊掌不可兼得”的矛盾心理状态。

2. 双避冲突　两个事物同时对个人造成威胁或厌恶，产生同等强度的逃避动机，但迫于环境和条件，必须接受一个，即造成了“前怕狼，后怕虎”的心理紧张状态。

3. 趋避冲突　对一个事物同时产生两种动机，一方面是好而趋之，一方面又恶而避之，即造成“想吃鱼又怕腥”的心理矛盾状态。

4. 双重趋避冲突　个体同时面对两个事物，存在两种选择，但两者各有利弊，反复权衡拿不定主意所产生的心理冲突。例如，在临床上对某一疾病有两种治疗方案，一种疗效好但风险高，另一种风险低但疗效不显著，患者及家属在选择方案时往往拿不定主意。

动机冲突对人来说，既有积极的意义，又有消极的作用。人经过对冲突的选择，最后做出符合现实和个体动机的决定来解决问题，这是动机冲突产生的积极意义。但其消极作用会给人带来焦虑和不安，问题不能解决；若持续时间较长还会引起个体的心理障碍，影响人的身心健康。

（四）挫折

挫折（frustration）是指人们在某种动机的推动下，为实现目标而采取的行为遭遇到无法逾越的困难时，所产生的一种紧张、消极的情绪反应与情感体验。例如，一位学习成绩优秀、才华出众的大学生，平时刻苦学习，积极努力，但在考研前，一场大病却将他送进医院，使他无法进入盼望已久的大学，这种打击使他很痛苦，久久不能平复。

挫折包含三个方面的涵义：一是挫折情境，指阻碍动机性行为不能实现的内外部因素，包括客观环境因素和社会境遇，也包括个体的心理和生理因素；二是挫折认知，

笔记

指对挫折情境的知觉、认识和评价；三是挫折反应，指个体在挫折情境下所产生的烦恼、困惑、焦虑、愤怒等负面情绪反应，即挫折感。其中，挫折认知是核心因素，挫折反应的性质及程度，主要取决于挫折认知。

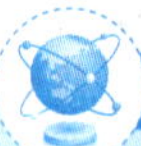

知识链接

幼儿园孩子的挫折

研究者让幼儿园里的孩子报告他们日常挫折的情况。为了得到这一信息，研究者向孩子们询问在最近的一个月里，是否出现了“丢东西”或“被嘲笑”的情况。在确定了每件事情是否发生过之后，他们询问孩子是否感觉很糟——从而测量出在这些日常挫折中，孩子感受到的压力有多大。然后，研究者请孩子的父母和老师来指出孩子在日常表现中采取消极行为的程度如何。结果显示在日常挫折和行为问题之间存在正相关，即那些在生活中受到更多挫折的孩子，其行为的进攻性和破坏性越大。

第三节 个性心理特征

一、能力

（一）能力的概念

能力（ability）是直接影响人的活动效率，使活动得以顺利完成的个性心理特征，它是人们顺利完成某种活动的必要条件。

能力与活动是密切相关的。一方面，个人的能力总是在人所从事的各种活动中形成和发展起来，并在活动中得到表现。人们从事某种活动，才能形成相应的能力。另一方面，从事某种活动又必须有一定的能力作为条件和保证。例如，一个人在绘画活动中形成了线条透视、色彩鉴别和形象记忆的心理特点，我们就说他具有了绘画能力。当然，能力与活动之间，并非完全一一对应的关系。一种能力可能会对多种活动起作用，一种活动也会需要多种能力。

然而，在所有活动中表现出来的心理特征并不都是能力。如活泼、沉静、暴躁、谦虚、骄傲等心理特征，它们虽然和活动能否顺利进行存在一定的关系，但并不直接影响活动的效率，不直接决定活动的顺利完成，因而不能称之为能力。只有那些直接影响活动效率，使活动任务得以顺利完成的心理特征才称为能力。

（二）能力的分类

能力是多种多样的。根据不同的划分标准，能力常被划分为以下三类：

1．一般能力与特殊能力　按照能力的倾向性，可把能力分为一般能力与特殊能力。

一般能力是指在许多基本活动中都表现出来的，完成各种活动都必须具备的能力。例如，观察力、记忆力、想象力、抽象概括能力、创造力等。其中，抽象概括能力是一般能力的核心。我们通常所说的智力（intelligence）就是一般能力的统称。

特殊能力是指在某项专业和特殊活动中所表现出来的能力。例如，数学能力、音乐能力、绘画能力、机械操作能力等。每一种特殊能力都是由该活动性质所制约的几

笔记

种心理品质共同构成的。例如，文学家的敏锐观察力、创造想象能力、精确的文字表达能力等；画家的色彩鉴别力、形象记忆力等。

2. 模仿能力与创造能力　按照创造性程度，可以把能力分为模仿能力与创造能力。

模仿能力是指观察别人的行为、活动，然后以相同的方式做出反应的能力。例如，学习绘画、练习书法时的临摹，儿童在家庭中模仿父母的说话、表情等。模仿是动物和人类的一种重要的学习能力。

创造能力是指按照预先设定的目标，利用一切已知的信息，创造出具有社会价值或个人价值、独特的、新颖的产品和事物的能力。例如，作家构思新的人物形象，创造新的作品；科学家在科学研究中提出新的理论；发明家所发明的新技术、新工艺、新产品等都是创造能力的具体表现。

3. 液态能力和晶态能力　根据能力在人的一生中的不同发展趋势，以及能力与先天禀赋、后天社会文化因素的关系，可以将能力分为液态能力和晶态能力。这种划分方法是20世纪60年代美国心理学家卡特尔提出的。

液态能力是受先天遗传因素影响较大，受后天文化教育和知识经验影响较小的能力。它主要包括对新奇事物的快速辨认、记忆、理解等能力，属于人类的基本能力。研究发现，液态能力的水平不是固定不变的。液态能力的发展与年龄有密切的关系，一般人在20岁以后，液态能力的发展达到顶峰，30岁以后则随着年龄的增长而降低。

晶态能力是受后天文化教育和知识经验影响较大，主要表现在运用已有的知识和技能去学习新的知识或解决问题的能力。在现实生活中，晶态能力与教育、环境的影响有密切的关系，但与年龄的变化关系不大。与液态能力不同的是，晶态能力与个体的知识水平有关。晶态能力在人的一生中一直在发展，到大约25岁前后发展速度才逐渐趋于平缓，并保持至个体的晚年。

（三）能力发展的个体差异

1. 能力结构的差异　能力结构的差异主要表现为质的差异。能力有各种各样的成分，它们可以按不同的方式结合起来。不同的结合方式，构成了能力结构的差异。能力结构的差异主要表现在知觉、记忆、表象、思维等认知能力方面。能力结构的差异，并不表明一个人能力的高低，只体现一个人能力的倾向。

在感知方面，有的人属于分析型，其特点是善于分析，对细节感知清晰，但整体性不够；有的人属于综合型，其特点是善于概括和把握整体，但分析性较差；有的人属于分析 - 综合型，兼有上述两种类型的特点。在记忆方面，有视觉记忆型、听觉记忆型、运动记忆型和混合记忆型。以识记材料的性质为根据，又可分为直观形象型和抽象逻辑记忆型；在思维方面，有的人长于形象思维，有的人则善于抽象逻辑思维。

2. 能力发展水平的差异　能力发展水平的差异主要指一般能力，即智力的差异。根据研究，智力的发展水平在全国人口中的分布表现为常态分布“两头小，中间大”，即智力特别高或特别低的人数量极少，而智力中等的人则占大多数。为此，心理学家根据智力发展水平的差异，一般将智力分为超常、中常和低常三级水平。

智力超常，是指智力发展显著地超过同年龄常态人的水平或智商(IQ)高于140，或具有某方面突出发展的特殊才能，能创造性地完成活动。智力超常者的心理特征：有浓厚的认识兴趣、旺盛的求知欲；注意力集中、记忆力强；感知敏锐、观察仔细；思

笔记

维敏捷、理解力强、有独创性；自信、好强、坚韧。

智力低常，是指智力明显地落后于同年龄人的平均水平或智商（IQ）低于70。智力低常者不仅智力水平远远落后于同年龄人，而且社会适应不良。智力低常者的心理特征：感知速度慢；思维迟钝，不能理解抽象的东西；言语发展迟缓，表达模糊或失真；技能性学习有困难；缺乏自信、情绪紧张、压抑，社会适应能力差，不能较好地处理人际关系。

二、气质

（一）气质的概念

气质（temperament）这一概念与人们通常所说的“秉性”、“脾气”相近似，是指表现在心理活动的强度、速度和灵活性方面的典型的、稳定的动力方面的心理特征。

气质的内涵包括：

1. 气质使人的心理活动具有某种稳定的动力特征　所谓心理活动的动力特征，是指心理过程的强度（如情绪体验的强度、意志努力的程度）、心理过程的速度和稳定性（如思维的灵活程度、注意力集中时间的长短）以及心理活动指向性等方面在行为上的表现。例如，一个易动怒的人，在任何场合都难以控制自己的情绪。

2. 气质具有遗传性　气质是个性结构中受先天生物学因素影响较大的一部分，它使人的活动带有显著的个人色彩。例如，在日常生活中，有的人活泼好动、反应灵活；有的人安静沉稳、反应缓慢，这些属于气质方面的差异。

气质是人脑的功能，与高级神经活动的类型有着密切的联系。刚出生的婴儿，有的大声啼哭，有的肢体动作多，有的则安静、少动，这就是气质最早、最真实的流露。这些差异显然不是受后天因素的影响，而是由于神经系统的先天特性形成的。另外，气质能影响智力活动的方式，但并不影响智力发展的水平。

（二）气质学说

关于人们在气质方面存在的差异，学者们提出了不同的解释：

1. 体液说　最早对气质现象进行研究的是古希腊著名医生希波克拉底（Hippocrates）。他在长期的医学实践中观察到人有不同的气质。他认为，人有血液、黄胆汁、黏液、黑胆汁等四种体液；人的“气质差异”是由这四种体液不同的配合比例形成的。希波克拉底认为，气质差异按四种体液在人体中的不同分配，可分为多血质、胆汁质、黏液质、抑郁质；人体内血液成分多的为多血质，黄胆汁多的为胆汁质，黏液多的为黏液质，黑胆汁多的为抑郁质。公元2世纪，古罗马医生盖伦继承和发展了希波克拉底的学说，首次使用了气质这个概念。近代生理学的研究证明，用体液说来解释气质类型是缺乏科学依据的，但由于他们对气质类型的四分法具有较好的代表性，故一直沿用至今。

2. 高级神经活动类型学说　高级神经活动类型学说是俄国生理学家巴甫洛夫创立的。他通过动物实验发现，不同动物的高级神经活动的兴奋和抑制过程有独特的、稳定的结合方式，从而提出高级神经活动类型学说。

高级神经活动具有三个基本特性：兴奋和抑制的强度、兴奋和抑制过程的平衡性、兴奋和抑制过程的灵活性。巴甫洛夫根据这三种特性的独特结合，把高级神经活动划分为四种类型（表3-1）。

笔记

表 3-1 高级神经活动类型与气质类型对照表

神经活动特点			神经活动类型	气质类型
强度	平衡型	灵活型		
强	不平衡		不可遏止型	胆汁质
	平衡	灵活性高	活泼型	多血质
		灵活性低	安静型	黏液质
弱			弱型	抑郁质

(1) 强而不平衡型(胆汁质):兴奋比抑制占优势,具有容易激动、奔放不羁的特点,称之为"不可遏止型"。

(2) 强、平衡、灵活型(多血质):兴奋和抑制都比较强,两种神经活动过程易转化,具有反应灵活、外表活泼的特点,称之为"活泼型"。

(3) 强、平衡、不灵活型(黏液质):兴奋和抑制都比较强,两种神经活动过程不易转化,具有坚毅、迟缓的行为特点,称之为"安静型"。

(4) 弱型(抑郁质):兴奋和抑制都比较弱,而且弱的抑制过程强,具有胆小、经不起打击、消极防御的特征,称之为"抑郁型"。

巴甫洛夫认为,从动物身上所确定的四种神经类型与人类神经活动类型相吻合,而且这种一般类型的外部表现恰恰相当于古希腊和古罗马学者对气质的分类。因此,巴甫洛夫认为,高级神经活动类型是气质类型的生理基础;同时他还指出,属于这四种典型类型的人在人群中并不占多数,大多数人属于两种或三种类型结合的中间型。

(三) 气质类型

气质类型是指人类共同具有的各种气质特征的有规律的结合,不同的气质类型有其典型的心理特征。

1. 胆汁质　具有这种气质的人热情直率,精力旺盛,脾气暴躁,好冲动,反应迅速,情绪反应强烈,外倾性明显。他们能以极大的热情投入到工作和学习中去,但缺乏持久的耐心。在正确的教育之下,他们也能具备坚强的毅力、主动性和独创性等良好的心理品质。

2. 多血质　具有这种气质的人活泼好动,反应迅速,对一切引起他注意的事物都能做出兴致勃勃的反应。行动敏捷,有高度的可塑性、灵活性,容易适应新环境,善于结交新朋友。情绪易于发生也易于改变,表情生动,言语表达能力强。在良好的教育之下,多血质的人可以培养出高度的集体主义情感,易于对学习、劳动形成积极主动的态度。

3. 黏液质　具有这种气质的人反应速度慢,动作迟缓,态度稳重,沉默寡言,善于克制、忍耐,具有实干精神,情绪不易发生,也不易外露。具有这种气质的人可塑性差,表现不够灵活,行为和情绪表现为内倾性。在良好的教育之下,黏液质的人容易形成勤勉、实事求是、坚毅等心理特性。

4. 抑郁质　这种气质类型的人具有较高的感受性,情绪体验深刻、细腻,易多愁善感,行为孤僻,不善交际。具备这种气质的人往往富于想象,能在力所能及的工作中表现出负责的精神。在友好的集体中,多表现出温顺、委婉、耐心的心理品质;但

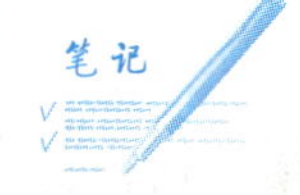

在危险、紧张等的氛围中，常表现出恐惧、怯懦、畏缩、优柔寡断的心理特点。

以上四种类型的气质没有好坏之分，任何一种气质类型都有积极的一面和消极的一面。例如，有人对俄国的几位著名文学家进行过比较研究，结果发现赫尔岑是多血质，普希金是胆汁质，克雷洛夫为黏液质，果戈理则是抑郁质。他们虽然气质类型不同，但都在文学创作上取得了很高的成就。

（四）气质与护理职业的关系

不同的职业对人的心理活动及其动力特征有着不同的要求，所以选择职业时，有必要考虑个人的气质类型特点，做到既有利于用人单位的工作需要，也有利于个人的职业发展。

气质对护理职业也有一定的要求。一般来说胆汁质、多血质的人活泼好动，为人热情、开朗大方，富有朝气，语言富于表现力，他们比较适合做宣传鼓动和交际工作。黏液质和抑郁质的人，则因为沉着、冷静、稳重细致等特点，比较适合做按部就班、细致而持久的工作。护理工作不仅需要处理好与患者及其家属的关系，也需要处理好具体而繁重的护理任务，所以从事护理职业的个体应该更倾向于混合性的气质类型。非常典型的气质类型者，并不适合做护士。

三、性格

（一）性格的概念

在国外的心理学文献中，性格一词源自古希腊语。最早的性格问题是作为道德问题提出来的，如古希腊哲学家奥夫拉斯塔在《形形色色的人》一文中概括了日常行为中涉及道德问题的20种性格，如“阿谀奉承者”、“伪装善良者”、“吝啬鬼”等。

性格（character）是指人对现实典型的、稳定的态度和行为方式等方面的心理特征。性格是个性心理中比较稳定的、独特的心理特征。性格的内涵包括：

1. 性格是个体在社会实践中逐渐形成的对现实的态度　外界客观事物的种种影响，特别是社会环境的影响，往往通过认识、情感和意志活动在个体的心理反应机制中保存、固定下来，构成一定的态度体系，并以一定的方式表现在个体的行为之中，并形成个人所特有的行为方式。例如，有的人待人热情忠厚、与人为善；有的人待人尖酸刻薄、冷嘲热讽；有的领导者勤政廉洁、大公无私；有的领导者碌碌无为、以权谋私等。同时，性格是一个人道德观和人生观的集中体现，是一种最能表征个性差异的心理特征，具有直接的社会评价意义。

2. 性格是一种典型的、稳定的心理特征　性格是一个人与众不同的的心理特征。正因为如此，文学家总是对人物的最本质、最具有代表性的性格特征加以描绘，刻画出许多鲜明、生动、有血有肉、活灵活现的人物形象，让读者感到栩栩如生、如见其形、如闻其声。但是，人在特殊情境中偶然表现出的态度和行为方式却不能称其为性格。例如，一个人偶尔表现出胆怯，我们不能据此认为他就是一个胆小怕事的人。换句话说，构成性格的态度和行为方式，必须是经常出现的、稳定的态度和行为方式。

3. 性格与气质之间关系紧密，但有区别　个体在性格的表现上，不可避免地要涂上许多气质的色彩，也就是气质影响着性格的动力特征。例如，同样是勤劳的性格特征，多血质的人在工作中容易表现为情绪饱满、精力充沛；而黏液质的人则可能表现为踏实肯干、操作精细。又如，同样是勇敢的性格特征，胆汁质的人可能表现为猛

笔记

打猛冲，怒不可遏；而黏液质的人则可能表现为沉着应战、威武不屈。另外，个体的气质在童年期表现得比较明显，但随着年龄的增长，生活经验的积累，他的一些气质特征也就被后天获得的个性特征所掩盖。

（二）性格的类型

所谓性格的类型，就是某一类人身上共同具有或相似的性格特征的独特结合。由于分类的标准不同，人们很难在性格问题上形成统一的认识。在此，介绍几种主要的性格类型学说。

1. 心理技能类型说　英国心理学家培因等人按智力、情绪、意志三种心理功能来划分性格类型。在心理功能方面理智占优势的属理智型。这种人通常用理智来衡量一切并支配自己的行动，很少受情绪、情感的影响；在心理功能方面情绪占优势的属情绪型，这种人的内心体验比较深刻，情绪不稳定，受情绪影响大，缺乏理智感，凭感情办事；在心理功能方面意志占优势的属意志型，这种人行动目标明确，富有主动性和自制力，不易受外界因素干扰，果断、坚定，有时也表现得固执、任性。在现实生活中，大多数人的性格属于理智型、情绪型、意志型的混合类型。

2. 社会 - 文化类型说　德国心理学家斯普兰格根据他对人类生活方式的研究，提出了六种性格类型：①经济型。以经济观点看待一切事物，强调事物的经济价值和利用程度，如实业家。②理论型。这种人能够客观冷静地观察事物，根据自己的知识体系来判断事物的价值，如哲学家、理论家。③审美型。这种人表现为对现实不够关心，根据美的标准来判断事物的价值，如艺术家。④宗教型。这种人相信有超自然的力量，坚信永存的生命，总是感到圣人的拯救或恩惠，如宗教人士。⑤权力型或政治型。这种人特别看重权力，总是竭尽全力地获得权力，有强烈的支配和控制他人的欲望，如政客。⑥社会型。这种人以爱他人为生活目标和最高价值，如社会志愿者。

3. 独立 - 顺从说　美国心理学家魏特金根据场的理论，将人的性格分成场依存型和场独立型两种类型。这两种不同性格的人按照两种对立的认知方式进行工作。场依存型（亦称顺从型）性格的人倾向于以外界参照物作为认识事物的依据，他们容易受外界事物的影响，遇事缺乏主见，容易受他人暗示和其他因素的干扰，常常不加分析地接受别人的意见或屈从于权威。场独立型（亦称独立型）性格的人则具有坚定的个人信念，习惯于更多地利用内在参照，善于独立地对事物做出分析和判断，自信心比较强，不容易受他人的暗示和其他因素的干扰，在紧急和困难的情况下也不易出现动摇或慌张，但是有时也失之于主观武断，喜欢把自己的意志强加于人。

（三）性格与护理职业的关系

社会职能的变化，不仅要求护士必须掌握丰富的理论知识、精湛的技术，同时要求护士必须具备积极稳定的性格特征。未来护士的性格特征应包括以下几点：①忠于职守并富于爱心；②良好的情绪调节与自控能力；③擅长人际交往的能力与主导性；④较健全的社会适应性；⑤较适宜的气质类型。

非常典型或极端的性格类型者，并不适合做护士。如典型不稳定外向型和不稳定内向型的个体，多表现为忧郁、悲观、缄默、刻板，与护理职业的要求不相符合。一般认为，稳定外向型和稳定内向型的性格类型，具有谨慎、深思、平静、约束、随和等特征，与现代护理职业较为吻合。

第四节 自我意识

人与动物在种系发展上具有连续性，但人的心理与动物的心理有着本质差别，这是因为人的心理具有动物所没有的意识和自我意识。

一、意识

（一）意识的内涵

意识（consciousness）是一个古老而又难解的谜。迄今为止，人们对于意识的概念还没有达成统一的认识。就心理状态而言，“意识”意味着清醒、警觉、觉察、注意等状态。就心理内容而言，“意识”包括可用语言报告出的一些东西。例如，对幸福的体验、对周围环境的知觉、对往事的回忆等。在行为水平上，“意识”又意味着受意愿支配的动作或行为，与自动化的行为相反。例如，早晨起床后，选择穿哪一件衣服是受意识支配的，而穿衣服的动作通常是自动化的，已经不受意识的控制了。在更高的哲学认识水平上，“意识”又是一种与物质相对立的精神实体。

而现代心理学对意识的认识，主要体现在以下几点：

1. 意识是一种觉知　在这个意义上，“意识”代表着“观察者”觉察到了某种“现象”或“事物”。例如，朋友刚做的新发型，你的好朋友对你文章的评价，从播放器中传来的音乐等。你觉察到这些外部事物的存在，说明你已经意识到了它们。另外，人也能觉察到某些内部状态，如疲劳、眩晕、焦虑或饥饿等；同时还能觉察到时间的延续性和空间的广延性等较为抽象的存在。

2. 意识是一种高级的心理功能　意识能对个体的生理与心理系统起到统合、管理和调控的作用。例如，在未来的机器人设计中，关键环节是需要一些特定的人工智能程序对复杂的系统进行整体调节和控制。因此，意识不只是对信息的被动觉察和感知，它还具有能动性，具有统合和调节的作用。

3. 意识有一定的局限性　有许多作用于个体感觉器官的事物或刺激，个体是意识不到的。例如，人看不见波长超过一定范围的光，也听不见频率低于特定范围的声音。另一方面，当人专注于一件事情时，通常对其他事情会“视而不见”。换句话说，在同一时间内可以进入意识的信息量是有限的，导致意识很难在同一时间内容纳过多的东西。

（二）睡眠与梦

意识的形态可以分为不同的层次和水平，因为从无意识到意识是一个连续体，而一种意识形态也会转化为其他的形态。以下介绍两种特殊的意识状态。

1. 睡眠　人的一生大约有 1/3 的时间是在睡眠中度过的，睡眠可以使机体恢复功能。几十年来，科学家用脑电波的变化作为观察脑活动的客观指标，获得了重要的成果。研究发现：在大脑处于清醒和警觉的状态时，脑电波多是频率为 14～30 赫兹，波幅较小的 β 波；在大脑处于安静和休息的状态时，脑电波多是频率为 8～13 赫兹，波幅稍大的 α 波；在睡眠状态下，脑电波主要是频率更低、波幅更大的 θ 波和 δ 波。根据脑电波的以上变化，可以将睡眠分为四个阶段：

第一阶段的脑电波频率较低、波幅较小。在这一阶段里，身体放松，呼吸变慢，

笔记

很容易被外界刺激惊醒，这一阶段大约持续 10 分钟。

第二阶段偶尔会出现短暂爆发的、频率高、波幅大的脑电波，叫睡眠锭。在这一阶段个体很难被叫醒，这一阶段大约持续 20 分钟。

第三阶段的脑电波频率继续降低，波幅更大，出现 δ 波，有时会出现睡眠锭。这一阶段大约持续 40 分钟。

第四阶段的脑电波大多呈现为 δ 波。在这一阶段个体肌肉进一步放松，身体的各项功能指标变慢，称为深度睡眠阶段。这一阶段大约持续 20 分钟，且前半夜长，后半夜短。

前四个阶段大约需要 90 分钟左右，此后便进入快速眼动睡眠阶段。这一阶段 δ 波消失，类似于清醒状态下的高频、低幅脑电波出现，眼球开始快速上下左右移动，梦境开始出现，这一阶段大约持续 5～10 分钟。

在快速眼动睡眠阶段之后，又会重复上述睡眠的四个阶段。第四个阶段结束后，又会出现一次快速眼动睡眠阶段，而且时间会比第一次长，直至最后一次可长达 1 小时。像这样的睡眠周期不断循环，直到醒来。

2. 梦　研究发现，在快速眼动睡眠阶段大多数人都在做梦。只是醒来以后有人记得起自己做过的梦，有人记不起自己做过的梦。梦的内容可以是做梦时外界的刺激物，如夏天有凉风吹来，引起了做跳降落伞的梦；蚊子叮了一口，引起了被刺伤的梦境；还可以是“日有所思，夜有所梦”；还可以是机体的当下状态等等。

梦有很多特点，如梦境的不连续性、不协调性和不确定性等。梦中的情节前后多没有联系，甚至前后是矛盾的；梦中的人既像谁，又不像谁；梦中的情景既熟悉，又生疏。

梦是一种正常的生理现象和心理现象，做梦不会妨碍人的休息，梦的内容也不是别人给自己带来的某种信息，更不是吉凶祸福的预兆，所以不应该对梦抱有担心的心理。

二、自我意识

（一）自我意识的内涵

自我意识（self-consciousness）是对自己身心活动的觉察，即自己对自己的认识，具体包括认识自己的生理状况（如身高、体重、体态等）、心理特征（如兴趣、能力、气质、性格等）以及自己与他人的关系（如自己与周围人们相处的关系，自己在集体中的位置与作用等）。换句话说，自我意识是一个人对自己的认识和评价，包括对自己的心理倾向、个性心理特征和心理过程的认识与评价。正是由于人具有自我意识，才能使人对自己的思想和行为进行自我控制和调节，使自己形成完整的个性。

自我意识在个体发展中的作用体现在以下三个方面：

首先，自我意识是认识外界客观事物的条件。一个人如果还不知道自己，也无法把自己与周围相区别时，他就不可能认识外界的客观事物。

其次，自我意识是人的自觉性、自控力的前提，对自我教育有推动作用。人只有意识到自己是谁，应该做什么的时候，才会自觉自律地去行动。换句话说，一个人意识到自己的长处和不足，就有助于他发扬优点，克服缺点，取得自我教育积极的效果。

笔记

再次，自我意识是改造自身主观因素的途径，它使人能不断地自我监督、自我修养、自我完善。自我意识影响着人的道德判断和个性的形成，尤其对个性倾向性的形成更为重要。

（二）自我意识的特性

人的发展离不开周围环境，特别是人与人之间关系的制约和影响，所以自我意识不仅是人脑对主体自身的意识与反映，而且自我意识也反映了人与周围现实之间的关系。因此，自我意识具有以下活动特性：

1. 意识性　个体对自己以及自己与周围世界的关系有着清晰、明确的理解和自觉的态度，而不是无意识或潜意识。从马克思主义哲学的角度来看，这种自我意识是主体我对客体我的一切主观能动的反映。

2. 社会性　自我意识是个体长期社会化的产物。这不仅因为它是在社会实践中产生的，而且因为它的主要内容是个体社会属性的反映。对自我本质的意识，不是意识到个体的生理特性，而是意识到个体的社会特性、社会角色，意识到个体在一定的社会关系和人际关系中的地位和作用，这是自我意识发展成熟的重要标志。

3. 能动性　自我意识的能动性不仅表现在个体能根据社会或他人的评价、态度和自己实践所反馈的信息来形成自我意识，而且还能根据当前的自我意识水平调控自己的心理和行为。

4. 同一性　心理学研究表明，自我意识一般需要经过 20 多年的发展，直到青年中后期才能形成比较稳定、成熟的自我意识。正因为自我意识的同一性，才会使个体表现出前后一致的心理面貌，从而使自己与其他人的个性区别开来。

（三）自我调控系统

自我调控系统也叫自我意识的结构，它的作用是对构成个性心理的各种成分进行整体调控，以保证一个人个性的完整与统一。自我调控系统由自我认知、自我体验和自我调节（或自我控制）三个子系统构成。

1. 自我认知　自我认知是对自己的洞察和评价，包括自我观察和自我评价。自我观察是指对自己的感知、思想和意向等方面的觉察；自我评价是指对自己的想法、期望、行为及人格特征的判断与评估。如果一个人不能正确地认识自我，只看到自己的不足，觉得处处不如别人，就会产生自卑，丧失信心，做事畏缩不前；相反，如果一个人过高地估计自己，也会骄傲自大、盲目乐观，导致工作的失误。因此，恰当地认识自己，实事求是地评价自己，是自我意识调节和人格完善的重要条件。

2. 自我体验　自我体验是伴随自我认识而产生的内心体验，是自我意识在情感上的表现。当一个人对自己作积极的评价时，会产生自尊感；作消极的评价时，会产生自卑感。自我体验可以使自我认识转化为信念，进而指导一个人的言行。自我体验还能伴随自我评价，激励适当的行为，抑制不适当的行为。如一个人在认识到自己不适当的行为后果时，就会产生内疚、羞愧的情绪体验，进而他会制止这种行为的再次发生。

3. 自我控制　自我控制是自我意识在行为上的表现，是实现自我意识调节的最后环节。如一个学生意识到学习对自己发展的重要意义，会激发起努力学习的动机，在行为上也会表现出刻苦学习、不怕困难的精神。自我控制包括自我监控、自我激励、自我教育等成分。

笔记

第五节 人格理论

个性与人格这两个概念既密切联系，又有一定的区别。在以前，前苏联心理学界常用个性这个概念，强调人的独特性，强调个体之间的差异；而西方心理学界常用人格这个概念，强调人的整体性，包括人的思想、态度、兴趣、气质、性格等。在西方心理科学发展的过程中，人格成为不同心理学派研究的重点，并最终形成了丰富多彩的人格理论。根据课程需要，我们选择人格特质理论与类型理论介绍如下：

一、特质理论

人格特质理论（theory of trait）起源于20世纪40年代的美国。主要代表人物是美国心理学家奥尔波特和卡特尔。特质理论认为，特质（trait）是决定个体行为的基本特性，是组成人格的有效元素，也是测评人格所常用的基本单位。

（一）奥尔波特的特质理论

美国心理学家奥尔波特于1937年首次提出了人格特质理论（图3-1）。他把人格特质分为两类：一类是共同特质，指在某一社会文化形态下，大多数人或一个群体所共有的、相同的特质。例如，在研究人格的文化差异时，可以比较不同文化中的共同特质。另一类是个人特质，指个体身上所独具的特质。个人特质依其在生活中的作用又可分为三种：①首要特质。这是一个人最典型、最有概括性的特质，它影响到一个人的行为。例如，多愁善感是林黛玉的首要特质，狡猾奸诈是曹操的首要特质。②中心特质。这是构成个体独特性的几个重要的特质，在每个人身上大约有5～10个。例如，林黛玉的清高、率直、聪慧、孤僻、内向、抑郁、敏感等。③次要特质。这是个体一些不太重要的特质，往往只有在特殊的情况下才会表现出来。这些次要的特质除了亲近他的人外，其他人很少知道。例如，一个人在外面很粗鲁，而在自己的母亲面前很顺从。

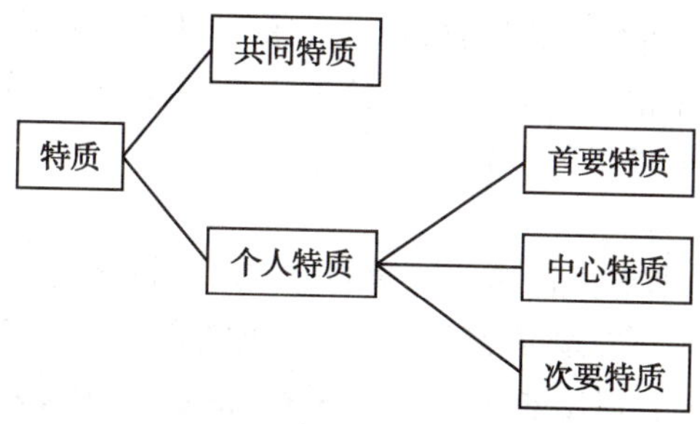

图3-1 奥尔波特的人格特质结构图

（二）卡特尔的人格特质理论

美国心理学家卡特尔受化学元素周期表的启发，用因素分析的方法对人格特质进行了分析，提出了人格特质的结构网络模型（图3-2）。模型分成四层，即个别特质和共同特质；表面特质和根源特质；体质特质和环境特质；动力特质、能力特质和气质特质。各层之间用连线表示它们存在的关系。

笔记

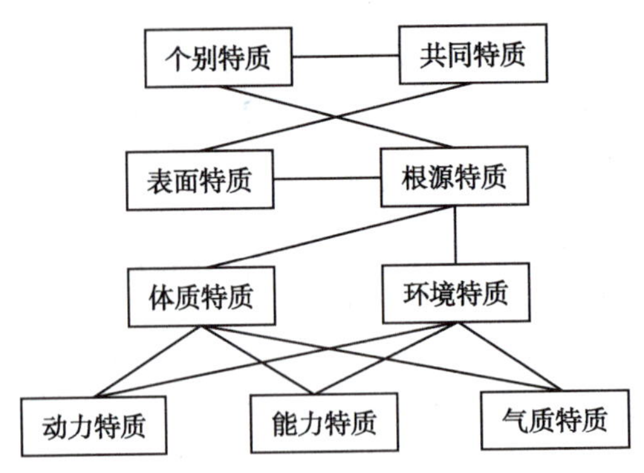

图 3-2 卡特尔的特质结构网络

1. 表面特质和根源特质　表面特质是指从外部行为能直接观察到的特质。从表面上看，它们好像是一些相似的特征或行为，实际上却有不同的原因。例如，同样都是“干家务活”，却可能有着不同的原因，如“为了让妈妈得到更多的休息”，或者“为了得到零花钱”。根源特质是指那些相互联系并以相同原因为基础的行为特质。例如，“焦虑”是害怕考试和体育比赛时双腿发抖的同一原因。在这里，“焦虑”就是一种根源特质。表面特质和根源特质既可能是个别的特质，也可能是共同的特质，它们是人格层次中最重要的一层。

2. 体质特质和环境特质　在根源特质中又可区分为体质特质和环境特质两类。体质特质由先天的生物性因素决定，如兴奋性、情绪稳定性等。而环境特质刚由后天的环境因素所决定，如焦虑、有恒性等。

3. 动力特质、能力特质和气质特质　动力特质是指具有动力特征的特质，它使人趋向某一目标，包括生理驱力、态度和情操。能力特质是表现在知觉和运动方面的差异特质，包括流体智力和晶体智力。气质特质是决定一个人情绪反应的速度与强度的特质。动力特质、能力特质和气质特质位于模型的最下层，它们同时受到遗传与环境两方面的影响。

1949 年，卡特尔用因素分析方法提出了 16 种相互独立的根源特质，进而编制出“卡特尔 16 种人格因素调查问卷”(16PF)。卡特尔认为，在每个人身上都有 16 种特质，只是在不同个体身上的表现有程度上的差异。所以，他认为人格差异主要表现在量的差异上，并可以对人格进行量化分析。

（三）人格五因素模型

美国心理学家塔佩斯等人运用词汇学的方法对卡特尔的特质变量进行了再分析，发现了五个相对稳定的因素，最终形成了著名的五因素模型(FFM)，又称大五模型。这五个因素是：①外倾性：表现出热情、社交、果断、活跃、冒险、乐观等特质；②宜人性：具有信任、直率、利他、依从、谦虚、移情等特质；③责任心：显示了胜任、公正、条理、尽职、成就、自律、谨慎、克制等特质。④神经质或情绪稳定性：具有焦虑、敌对、压抑、自我意识、冲动、脆弱等特质；⑤开放性：具有想象、审美、情感丰富、求异、创造、智能等特质。1989 年麦克雷和可斯塔编制了“大五人格因素测定量表”(NEO-PI-R)。

大五模型在临床心理、医学心理、职业心理和组织行为学等方面都显示了广泛的应用价值。有研究发现，外倾性、神经质、宜人性等均与心理健康有关；外倾性和开放性是职业心理与组织行为学的两个重要相关因素；责任心与人事选拔密切相关。

还有研究发现，高开放性和高责任心的青少年具有优秀的学习成绩，低责任心和低宜人性的青少年有较多的违法行为。

二、类型理论

人格分类论的思想由来已久，这种思想主要用来描述一类人与另一类人的心理差异，即人格类型（personality type）的差异。

（一）单一类型理论

单一类型理论认为，人格类型是依据一群人是否具有某一特殊人格特征来确定的。美国心理学佛兰克•法利提出的 T 型人格，就是单一类型理论的代表。

法利认为，T 型人格是一种好冒险、爱刺激的人格特征。这里的 T 代表激动体验追求者，他们热衷于追求一切激动人心的事件和刺激。依据冒险行为的积极性质与消极性质，法利又将 T 型人格分为 T^+ 型和 T^- 型两种。当冒险行为朝向健康、积极、创造性和建设性的方向发展时，就是 T^+ 型人格，有这种人格的个体喜爱漂流、赛车等极限运动项目。当冒险行为具有破坏性质时，就是 T^- 型人格。这种人格的个体有酗酒、吸毒、暴力犯罪等反社会行为。在 T^+ 型人格中，又可依据活动的特点进一步分为体格 T^+ 型和智力 T^+ 型。极限运动员代表了体格 T^+ 型，这种运动员通过身体运动（如攀岩、登山等）来实现追求新奇、不断刷新纪录的动机；而一些科学家或思想家代表了智力 T^+ 型，他们的冒险精神主要表现在科学技术的研究上。

（二）对立类型理论

对立类型理论认为，人格类型包含了某一人格维度的两个相反的方向。

1. A-B 型人格　福利曼和罗斯曼描述了 A-B 型人格类型，人们在研究人格和工作压力的关系时，常使用这种人格类型。

A 型人格的主要特点是：性情急躁，缺乏耐性。他们的成就欲高、上进心强、有苦干精神、工作投入、做事认真负责、时间紧迫感强、富有竞争意识、外向、动作敏捷、说话快、生活常处于紧张状态，但办事匆忙、社会适应性差，属不安定型人格。

B 型人格的特点是：性情不温不火，举止稳当，对工作和生活的满足感强，喜欢慢步调的生活节奏，在需要审慎思考和耐心的工作中，B 型个体往往比 A 型个体表现更好。对冠心病患者的调查研究表明，B 型人格只占患者的 1/3 不到，而 A 型人格的人数是 B 型人格人数的两倍多。

2. 内 - 外倾人格　瑞士著名心理学家荣格依据“心理倾向”来划分人格类型，最先提出了内 - 外倾人格类型学说。荣格认为，当一个人的兴趣和关注点指向外部客体时，就是外倾人格；而当一个人的兴趣和关注点指向主体时，就是内倾人格。在荣格看来，任何人都具有外倾和内倾这两种特征，但其中一种可能占优势，因而可以确定一个人是内倾，还是外倾。外倾人格的特点是：注重外部世界、情感表露在外、热情奔放、当机立断、独立自主、善于交往、行动快捷、但有时轻率盲动。内倾人格的特点是：善于自我剖析、做事谨慎、深思熟虑，但有时疑虑困惑、交往面窄、适应较为困难。

荣格认为，人的心理活动有思维、感情、感觉和直觉这四种基本功能。结合两种心理倾向可以构成 8 种人格类型：①外倾思维型，这种人尊重客观规律和伦理法则，不感情用事。②外倾感情型，这种人对事物的评价往往感情用事，容易凭借主观判断来衡量外界事物的价值。③外倾感觉型，这种人以具体事物为出发点，容易凭借感觉来估量生活的价值，遇事不假思索，随波逐流，但善于应付现实。④外倾直觉型，这种人以主观态度探求各种现象，不接受过去的经验，只憧憬未来，容易悲观失望。⑤内倾思维型，这种人不关心外部价值，以主观观念决定自己的思想，感情冷淡，好独断，偏执，易被人误解。⑥内倾感情型，这种人情绪稳定，不露声色。⑦内倾感觉型，这种人不能深入到事物的内部，在自己与事物之间常插入自己的感觉；⑧内倾直觉型，这种人不关心外界事物，脱离实际，好幻想。

学习小结

1. 学习内容

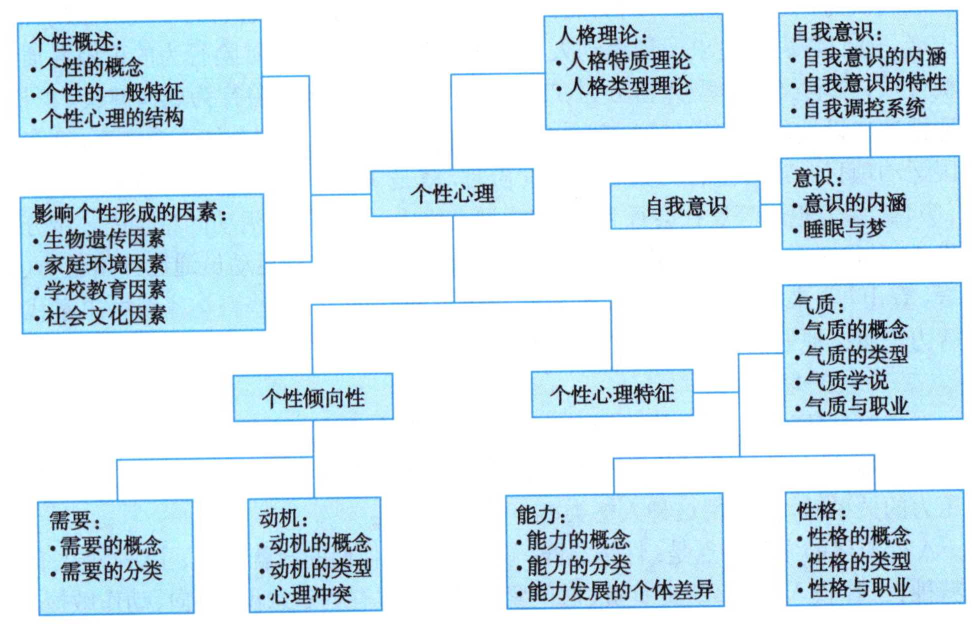

2. 学习方法

(1) 通过了解个性的概念、结构以及影响个性形成的因素，来认识个性心理的基本内涵。

(2) 识记需要、动机等心理现象的活动特性，在此基础上理解个体不同的个性倾向性。

(3) 识记能力、气质、性格等心理现象的活动特性，在此基础上理解个体不同的个性心理特征。

(4) 通过了解自我意识的概念、特性及调控系统，来认识自我意识对个性发展的重要作用。

(5) 通过了解人格特质理论和类型理论，来认识个体心理活动的复杂性与可测性。

（江陆平）

复习思考题

1. 分析个性与人格的区别。
2. 影响个性形成的因素有哪些？

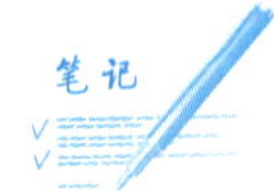

3. 动机冲突的类型有哪些？如何发挥动机冲突的积极作用？
4. 分析能力发展的个体差异。
5. 分析自我意识的调控系统及其作用。
6. 评价人格特质理论研究的意义。

第四章

心理健康

学习目的

通过学习心理健康概述、不同年龄阶段及不同群体的心理保健等内容，为后续的护士职业心理维护、心理干预以及患者心理护理内容的学习中提供各种措施的目标与标准。

学习要点

心理健康的概念及标准、各年龄阶段心理发展特点与心理健康维护、不同群体的心理健康维护。

健康长寿，是人类的永恒话题之一。尽管历代医家在其论著中不断表达和强调整体健康观点，但由于社会历史条件和科学发展水平影响，直至世界卫生组织（WHO）重新界定健康概念后，特别是“生物 - 心理 - 社会”新医学模式的提出，才从根本上改变了长期以来人们对健康的认识以及对心理健康含义的理解。随着社会工业化进程的加速，各种心理压力和不良情绪积累爆发，人们处于健康失衡状态。因此，维护人的心理健康，充分发挥人的潜能与创造性，已成为当今世界卫生运动的新目标与发展趋势。

第一节 心理健康概述

心理健康是健康的重要组成部分，这项在早期容易被忽略的人类健康的重要指标，如今正受到越来越多的人的关注。正确认识心理健康内容，明确影响心理健康的发展的各类因素，掌握衡量心理健康的标准，是心理健康维护的基础条件。

一、心理健康的基本含义

（一）心理健康的概念

心理健康（mental health），又称心理卫生，对心理健康进行定义是一个较为复杂而困难的问题。学界对心理健康的认识随时代的变迁、社会文化因素的影响而不断变化；同时，由于心理涉及思维、情绪、兴趣、能力等各方面内容和影响，心理学家们根据各自考察与探究给出不同的定义。目前一般认为：心理健康是以积极的、有效的心理活动，平稳的、正常的心理状态，对当前和发展中的社会、自然环境以及自我内

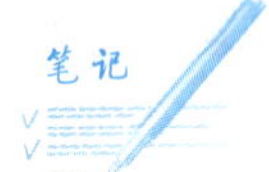

环境的变化具有良好的适应能力，并由此不断地发展健全的人格，提高生活质量，保持旺盛的精力和愉快的情绪。

目前国内在心理健康和心理卫生这两个概念的使用时没有本质上的区别，依据专业视角，教育界用心理健康居多，而医学界多用心理卫生。另外，心理卫生的定义范围，不仅涵盖心理状态的良好，同时还包括了对健康心理的发展与促进方面的探索。积极展开的各项心理卫生教育活动，旨在促进个体的心理成熟与发展；增强心理抵御挫折能力，防治心理疾病发生与发展。

（二）心理健康的标准

心理健康的标准是心理健康概念的具体化。随着社会的进步、人类健康意识和水平的不断增强，心理健康概念不断发展，心理健康的标准也随之不断发生变化。因此，如何评价心理健康的水平迄今为止仍未有一个确定的、绝对的界限。国内外学者从不同角度出发有不同的表述，一般包含以下几个方面的内容：

1. 正常的智力水平　指人的注意力、观察力、想象力、思维力及实践活动能力的综合水平，智力正常是心理健康的基础。

2. 健康的情绪特征　指个体能经常保持乐观、自信的心境，热爱生活、积极向上，同时善于调控自己的情绪并保持相对的稳定。

3. 健全的意志　指个体的行动具有自觉性、果断性、坚韧性和自制力。心理健康的个体能够有目标、有计划地进行各项活动，在遇到问题时能经过思考而果断地做出决定，并善于克制自己的激情。

4. 完善的人格　指人格结构的各要素要完整统一。有正确的自我意识和积极进取的信念、人生观作为人格的核心，并以此为中心统一自己的需要、愿望、目标和行为。

5. 和谐的人际关系　心理健康的人，能对社会有较现实的认识，言行符合社会规范和要求，能对自己的行为负责，当自己的愿望与社会要求相矛盾时，能及时地进行自我调整，另外，能以宽容、友爱、尊重、信任的积极态度与他人相处，继而形成广泛而稳定的人际关系及和睦的家庭氛围。

（三）心理健康的评判原则

1. 差异性原则　不同的国家、地区、不同文化背景、传统习俗及组织间有着不同的心理测量常模。

2. 动态性原则　心理健康状态随着人的成长，知识经验的积累，环境的变换等发生变化，既可以从不健康转变为健康，也可以从健康转变为不健康。每个人的心理健康水平可处在不同的等级，健康心理与不健康心理之间难以分出明确的界限，有很多人可能处在所谓的非疾病又非健康的“亚健康状态”。

3. 总体性原则　心理健康与否指的是较长一段时间内持续存在的心理状态和在此状态下发生的较为稳定的习惯性行为，而不是短暂偶然的心理现象。所以，在判断一个人心理是否健康时，应该将其行为与其一贯行为表现联系起来进行评定，偶尔出现的不健康行为，并不必然意味着心理不健康。

4. 整体性原则　心理健康是各要素的有机整合，从而构成较完整的心理健康和适应能力。当个体心理在某一方面不健康时不足以构成对健康的严重威胁。

5. 发展性原则　心理健康标准反映的是社会对个体的一般心理要求。在同一时期，心理健康标准会因社会文化标准不同而有所差异，特定的社会文化对心理健康的

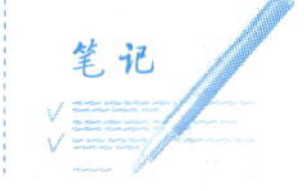

要求，取决于这种社会文化对心理健康的各种特征的价值观。心理健康不是一个固定不变的状态，而是一个变化和发展的过程。

二、影响心理健康的因素

（一）生物因素

1. 遗传因素　人的心理与遗传因素有着密切的关系，尤其是人的体型，气质、神经结构的活动特点、能力与性格的某些成分都受到遗传因素的明显影响。研究表明，患有精神疾病的人，其亲属中发生同类精神疾病的几率明显高于正常人群，而且血缘越近，发病率越高。

2. 生物理化因素　感染、中毒、脑外伤、代谢障碍与内分泌疾病、营养缺乏、血管与变性疾病以及高温、放射性损伤等均可直接或间接损害大脑的结构与功能，引起心理异常。研究表明，某些心理异常表现常与早年发育过程中受到严重的损害有关，如果孕期受到有害因素的影响有可能引起胎儿严重发育障碍，后遗智力发育迟滞、人格发展异常甚至精神疾病。

3. 机体功能状态因素　指疾病发生时机体所处的生理状态。不良的功能状态，如饥饿、过度疲劳、长途跋涉、分娩难产造成的体力衰竭、睡眠缺乏、精神持续紧张等极易诱发身体感染和心理状态的异常。儿童期大脑发育尚未成熟的功能状态、青春期内分泌系统的明显改变以及老年期各种生理功能的逐渐衰退等，都是心理异常的诱发因素。

4. 躯体疾病或生理功能障碍因素　疾病或身体健康状况的变化，会影响个人的心理健康。如甲状腺功能亢进时，易出现敏感、暴躁、易怒、情绪冲动、自制力减弱等心理异常表现；而甲状腺功能不足则可引起心理活动的迟钝。

（二）心理因素

1. 认知因素　认知能力不足、歪曲或认知障碍均可使个体不能对外界刺激做出正确的评价，不能采取有效地应对方式，导致受挫折机会增加，从而产生心理偏差或心理障碍。严重的认知障碍，甚至会损坏人格的完整性和协调性，出现人格的异常。

2. 情绪和情感因素　健康的情绪和情感可以提高人的活动效率，增强克服困难的信心，有益于心理健康；不良的情绪情感可以通过影响个体的认知、意志和行为来降低其心理健康的水平，如处于情感失调状态下的个体，会出现认知偏激和行为错乱，也会出现社会适应水平和应激反应水平的降低。

3. 人格因素　现代研究证明，许多疾病的发生与人的某些心理类型密切相关。如与哮喘有关的人格特征是过分依赖、幼稚、希望受人照顾、暗示性高；而与癌症有关的人格特征是过分自我克制、情绪压抑、行为退缩等。

（三）社会因素

1. 社会环境因素　生活中的恶劣物质条件（如不适当的温湿度、照明、空间和噪音刺激）、社会环境本身的动荡和变迁等都会影响和损害身心健康。

2. 生活事件　日常生活中遇到的大大小小的事情，如亲人死亡、离婚、刑事处分、失恋、退休等都可引起心理的不良反应，如果负性情绪长期存在，个体的躯体和心理健康就很容易受到影响。

3. 家庭因素　家庭的结构、社会地位、教养方式等都对个体的心理发展产生影

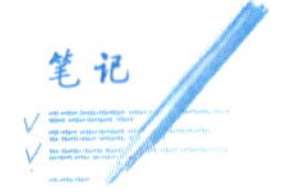

响。研究表明，个体的早期环境如果单调、贫乏，其心理发展将会受到阻碍，并会抑制其潜能的发展；而受到良好照顾、接受丰富刺激的个体则可能在成年后成为佼佼者。早期饱尝亲情温暖，备受鼓励、支持的儿童，容易获得安全感和信任感，并对成年后的人格、人际交往、社会适应等方面有着积极的促进作用。

4. 学校因素　学校因素主要有学校教育条件、学习条件、生活条件，以及师生关系、同伴关系等。这些关系如果处理不当，就会影响学生的身心健康发展。例如，校风学风不正、学习负担过重、教育方法不当、师生情感对立、同学关系不和谐等，都会使学生的心理受到压抑，出现精神紧张、焦虑，若不及时调适，就会造成心理失调，导致心理障碍。

三、心理健康维护

心理健康维护的目标应该分为两个层面，一般目标，即治疗心理疾病及处理适应不良行为，并设法尽早发现疾病的倾向，及时矫正或预防疾病的发生；高级目标，即保持并增进个人和社会的心理健康，发展健全人格，使每个人都有能力适应变动的环境，同时应设法改善社会环境及人际关系，以防止或减少心理不健康的发生。

（一）维护心理健康的基本原则

1. 整体性原则　人是一个统一的有机整体，包括人与自然界、人体自身。人的身心与外部环境之间存在错综复杂的联系，人自身的心理与生理之间相互作用、相互影响，而人不同的心理过程、个性特征之间彼此密不可分。因此，在心理健康教育工作中应从整体出发，多层次、多角度分析问题，注意彼此联系，不能把某一心理问题看成是孤立的现象，也不能局限于某一种方法和技术的应用。

2. 客观性原则　客观现实是心理的产生和发展源泉。因此，开展心理健康教育工作、维护心理健康必须考虑患者所处的生活环境、工作条件、社会背景、人际关系等。只有从健康或不健康心理所依存的客观现实出发揭示其发生及变化的规律，不附加任何臆测，才能保证维护心理健康的有效性。

3. 社会性原则　人具有社会属性。不同社会文化背景的人，具有不同的心态与行为方式。人们对于心理健康的标准、内容、表现形式以及对心理健康的态度、方法也各有不同。因此，心理健康工作者在实施过程中应充分考虑到社会文化的差异，紧密围绕工作中遇到的实际问题，努力创造适合于患者社会发展的自身条件，使心理健康教育工作有的放矢，取得实效。

4. 发展性原则　心理健康随着个体的成长不断发展、变化。因此，心理健康状态是静态与动态的统一，静态是相对的，动态才是其本质。维护心理健康必须分层次、分对象、分特点地进行，既要充分了解服务对象现有的心理健康水平，还要重视其过去的经历，预测其未来的发展趋势。

5. 预防性原则　预防是心理健康的宗旨，其根本目的在于“防患于未然”。如果能预见到可能出现的种种心理问题，并设法消除引发问题的各种隐患，增进个体解决问题的能力，这无疑比等到出现了心理与行为问题才进行治疗更为积极有效。所以贯彻“预防为主”，应把心理卫生知识的普及与教育问题作为研究的重要课题，要有计划地开展心理卫生调查工作，对影响心理健康的不利因素及时提出对策，无论个人或社会都应做到未病先防。

笔记

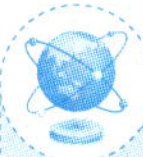

知识链接

“心理成熟”的标准

根据美国心理学家赫威斯特的心理成熟目标，有学者将心理成熟归纳为以下四个标准：

1.“平视”异性 指个体能够理性地考虑并选择结婚的对象；行为上能扮演适当的性别角色。即在面对异性时既不太在意对方对自己的看法，也不会矫枉过正地轻视或厌恶对方。

2. 否定自己 指个体能够接纳自己的身体和容貌；不过分炫耀自己的优点，也不过分掩饰自己的缺点，发挥最大的潜能。

3. 学会宽容 指个体能在日常生活中与同龄人建立和谐的人际关系，能宽容缺陷和不完美者则表明其心理成熟。

4. 重视简单 指能独立建立个人经验系统者，包括：知识、观念等方面，都能达到作为公民所需要的标准；个人的行为导向，能建立起自己的价值观和道德观；认知境界，能从复杂回归至简单。

（二）维护心理健康策略

1. 树立正确的人生观和价值观 正确的人生观和价值观，不仅有助于帮助个人正确地体察和分析事物，做到冷静、稳妥地处理事情，而且有助于培养乐观、豁达的心胸，对提高心理冲突和挫折的耐受能力很有裨益。

2. 提高自我评价能力 客观评价自我、防止极端主义评价是建立正确自我意识的核心。个体要对自我有正确的评估，积极悦纳自我，建立与个人能力相当的抱负水准。

3. 调整自我认知方式 错误的认知方式将会损害人的心理健康。当个体面对众多困难和问题时，及时调整自我认知方式，才能分清轻重缓急，以便于抓住主要矛盾和矛盾的主要方面，逐一解决，而不至于感到无从下手，从而导致极度焦虑。

4. 丰富业余兴趣和爱好 良好的业余兴趣和爱好，有助于松弛身心，消除疲劳感；有助于陶冶情操，净化心灵；有助于开阔眼界、锻炼能力；有助于拓展知识，提高效率；有助于个性发展和人格完善。

5. 提升人际交往能力 人类的心理适应最主要的是对于人际关系的适应。人际交往是人的基本需要，人的生活中需要处理人际关系，良好的人际关系给人愉快的感觉，交往使人多知，友情使人欢娱。

6. 维持健康的情绪 愉快稳定的情绪是身心健康的重要心理条件。过激的情绪反应会使人失去理智，做出过激行为，甚至会带来难以弥补的诸多不良后果。

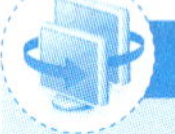

知识拓展

亚心理健康

亚心理健康状态又称心理“第三状态”，是介于心理健康和心理疾病之间的一种心理状态。根据美国心理学家梅尔斯对“第三状态”的论述，产生亚心理健康主要由于个体的心理素质（例如过于好胜、敏感等）、生理（例如加班疲累、生病等）或者外界环境（如工作压力大、婚恋挫折）等因素，使得个体的种种精神需求在现实中遇挫，从而在内心产生思想冲突和矛盾斗争等紧张情绪。

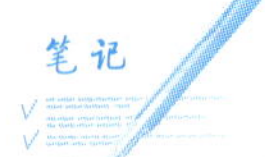

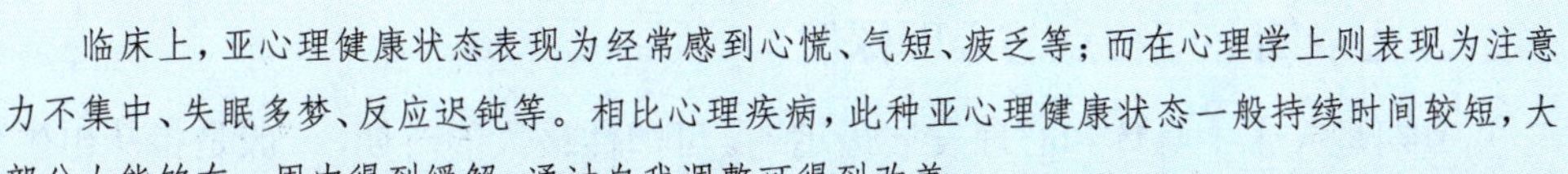

临床上，亚心理健康状态表现为经常感到心慌、气短、疲乏等；而在心理学上则表现为注意力不集中、失眠多梦、反应迟钝等。相比心理疾病，此种亚心理健康状态一般持续时间较短，大部分人能够在一周内得到缓解，通过自我调整可得到改善。

第二节　不同年龄阶段的心理健康

生理发展是心理发展的物质基础，人经历了从胎儿到老年的生理发展过程，而每个阶段都伴随出现典型的心理发展特点，并有其特定的发展主题。根据不同的生长发育年龄阶段的心理特点与发展任务，有针对性地进行心理健康维护，使之达到并保持良好的心理状态。

一、胎儿期心理特点与心理保健

胎儿期是从怀孕到出生。个体心理健康问题从胎儿期就应予以重视。胎儿的心理健康，其实就是注意母亲的心理健康。

（一）胎儿期心理特点

胎儿期是从受孕到出生的时间段。胎儿的发展主要受遗传及生物学因素的影响，但胎内外的环境及母亲自身的状况，也会对胎儿的发展产生一定的生理及心理影响，其中对心理方面的影响是由生理的变化造成的，并将反映在出生后的各个发育阶段。大量的研究发现，孕 2 个月起胎儿已经有皮肤感觉；孕 2 个半月左右，胎儿已有压觉、触觉功能；孕 4 个月时胎儿可听到宫外的声音；孕 5 个月时，脑的记忆功能开始工作；孕 6 个月时，嗅觉开始发育；孕 8 八个月时，胎儿大脑已如新生儿，通过脑电波能清楚地分辨出胎儿的睡眠状态和觉醒状态，此时胎儿如遇宫外压迫时，会出现足踢宫壁的反应，能感知母亲的情绪并做出反应，能听出音调的强弱与高低，能区别声音的种类且反应敏感。

（二）胎儿期心理保健

1. 孕妇应保持乐观稳定的情绪　长期情绪压抑或激动的孕妇，婴儿出生后表现躁动不安、好哭闹、睡眠不好、消化功能紊乱、适应能力差等。因此，孕妇应保持乐观、豁达的心情，情绪稳定，避免过度紧张、长期压抑等不良情绪影响。孕母营养是胎儿营养的来源，保证充足、均衡的营养是胎儿正常生长发育的物质基础。孕妇应避免环境中理化因素对胎儿的影响，环境中的物理因素（辐射、超声波和高热）、化学因素（医药、食品防腐剂、水源或空气污染、吸烟及饮酒等）及病原体的感染均可导致流产或胎儿畸形。

2. 科学合理地进行胎教　在胎儿发育成长的各阶段，科学地提供视觉、听觉、触觉等方面的教育，如光照、音乐、对话、拍打、抚摸等，使胎儿大脑神经细胞不断增殖，神经系统和各个器官的功能得到合理的开发和训练，以最大限度地发掘胎儿的智力潜能，达到提高人类素质的目的。常用的胎教方法有音乐胎教法、运动胎教法、语言胎教法等。

二、儿童期心理特点与心理保健

儿童期是人生中身体和心理发展最迅速、可塑性最大的时期，一般是指从出生到十一二岁。

（一）儿童期心理特点

1. 婴、幼儿期的心理特点

（1）婴儿期的心理特点：婴儿出生的前半年，主要是通过各种感官的发展认识事物，从而发展了各种心理活动，随着婴儿月龄的增长，4～6个月的婴儿心理功能有了一定的发展，情绪开始分化，出现欲求、喜悦、厌恶、忿急、烦闷、惊骇六种情绪反应。6个月的婴儿开始能理解成人说话时的态度，并开始感受愉快、不愉快等情感，开始对陌生人表现出惊奇与不快。婴儿到了半岁之后，出现明显的社会交往的需要，有时会主动地要求成人陪伴玩耍和爱抚，并对母亲产生依恋关系。

（2）幼儿期的心理特点：幼儿期是语言发展的关键时期，至3岁词汇量增加到1000个左右，逐渐能够自由地运用语言与他人交往，并能通过语言对自己的行为和心理活动进行初步的调节。运动功能进一步发展，能够随意地独立行走和准确地用手玩弄或操纵物体，并在此基础上产生了最简单的游戏、学习和自我服务等活动。智力发展迅速，视觉、听觉的分辨力大大提高，记忆特点以无意识记、机械识记、形象记忆为主。2岁左右有20多种复杂的情绪，3岁左右表现出一定的个性特征。

2. 学龄前期的心理特点　学龄前期是儿童心理发展的飞跃时期，初期其心理过程还保持着具有形象性和不随意性的特点，而后各种心理过程的抽象概括性和随意性逐步发展。体格发育开始逐步增长，智力发育更趋完善；情绪体验丰富，表现形式也越见复杂，但缺乏控制；思维具有形象性，出现了简单的逻辑思维和判断推理；想象丰富且具有创造性；言语能力水平提高，能较好地用言语控制自己的行为；自我意识发展出现一个高峰期，开始与成人的对抗，即“第一反抗期”。此期个性初步形成，但尚未定型。

3. 学龄期的心理特点　儿童以学习为主导，由于生活环境的改变，促使处于这个时期的儿童心理发展加速，尤其以智力发展为最快，感知觉的敏锐性提高，逐渐具有感知目的性和有意性；有意注意发展，注意的稳定性在增长；无意识记向有意识记发展；口头言语迅速发展，开始掌握书写言语，词汇数量不断增加；形象思维逐步向抽象逻辑思维过渡；对事物富于热情，情绪直接，容易外露，情感波动大，好奇心强，辨别力差。此期个性得到全面发展，性格可塑性大，自我意识进一步发展，社会意识迅速增长，道德观念逐步形成，喜欢模仿，对同伴有明显的依从性。

（二）儿童期心理保健

1. 婴、幼儿期的心理保健

（1）满足生理需要：经常给婴、幼儿的眼、耳、鼻、舌、皮肤等器官以适宜的信息刺激，进行感官、动作、言语的训练。如对2～3个月的婴儿在空腹时训练俯卧和渐渐俯卧抬头；对4～5个月的婴儿在俯卧的基础上训练其四肢运动、帮助翻身，而后继续训练用手抓握物品、用腿迈步、站立、走路等；从3～4个月开始就应面带笑容逗引孩子咿呀发声；从6～7个月开始用简单词句反复、重复教孩子说话。

（2）加强母婴联结：母婴联结是母子之间建立的一种依恋关系，这是个体经历的

笔记

第一个人际关系。父母应创造丰富的环境刺激，给予充分的爱，以增加社会性接触。婴儿心理需要的满足主要来源于“皮肤饥饿”的满足，因此，要给予婴儿经常性的肌肤抚摸，尤其哺乳时母亲要采用抚摸、拥抱、亲昵的语言等进行接触性情感交流。促进母乳喂养，增进母婴交流。保证婴儿充足的睡眠时间，养成良好的睡眠习惯，避免睡眠倒错。

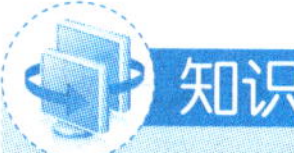

知识拓展

对“依恋行为”的实验研究

依恋(attachment)是人与人之间建立起来的、双方互有的亲密感受以及互相给予温暖和支持的关系。最早解释依恋行为的理论是所谓的“碗柜”理论(cupboard theory)，认为婴儿依恋父母是因为父母为他们提供最基本的物质需要——食物。哈洛(H.Harlow)将刚出生的小猴与母亲分离，进行人工喂养。在喂养小猴的房间中，有两只机械的“猴妈妈”，一只是金属框架，另一只则在金属框架外面裹上了柔软的布。哈洛在金属框架的猴妈妈上放上喂食的奶瓶，而在柔软的猴妈妈上不放置任何食物。结果发现，当小猴对新刺激感到害怕时，会去拥抱柔软的猴妈妈，而不是拥抱提供食物的金属妈妈。于是哈洛推断，相对于食物，身体接触的舒适对依恋的形成显得更为重要。

(3) 重视个性培养：幼儿期是情感活动发生、发展的重要时期，开始出现比较复杂的内心体验，父母应给予幼儿良好情感活动的培养，做到不恐吓、不打骂、多鼓励、少批评。此外，要摆正孩子在家庭中的位置，不溺爱，注重对良好意志行为的培养，还要尽量创造与同龄孩子交往、游戏的机会，为将来的社会交往和社会适应奠定良好的基础。

2. 学龄前期儿童的心理保健

(1) 培养自我管理能力：3岁以后儿童就出现了独立的愿望，这是自我意识发展的表现，出现“第一个反抗期”。父母应因势利导，培养儿童的自我管理能力。一方面，对学龄前期儿童独立的愿望要肯定，并引导儿童去积极尝试，如让儿童自己穿衣、吃饭、大小便等，做得好时应及时予以肯定和表扬，使儿童正确的行为得到强化。另一方面，由于学龄前期儿童的自我照顾能力有限，当儿童不能独立达到目的时，家长要给予适当的帮助，并注意防范一些危险的情境和因素，以免儿童受到伤害。

(2) 促进良好人格的形成与发展：学龄前期是儿童的人格品质和行为习惯开始形成的时期，而家庭是儿童成长的最初的环境，父母是儿童最早的交往对象。家庭的环境与氛围、父母的言谈举止及教育方式对儿童的情绪、态度、行为，乃至成年以后的兴趣、信仰、行为方式、自我价值观念均具有较大的影响。一方面，父母应以身作则，为儿童树立良好榜样；另一方面，要采取正确的教育方式来塑造、培养儿童良好的人格及行为。

3. 学龄期儿童的心理保健

(1) 帮助儿童适应学校生活：老师和家长对新入学儿童应多给具体的指导帮助，要重视儿童各项常规训练；注意教学的直观性、趣味性；注意使用肯定和表扬的鼓励方法；要建立温暖快乐的学校生活，以帮助他们尽快适应学校生活。

(2) 培养儿童良好的学习习惯：通过指导使儿童热爱学习、勤于学习、善于学习；培养集体意识，树立正确的集体观念；培养持之以恒的学习精神；及时纠正各种不良行为。

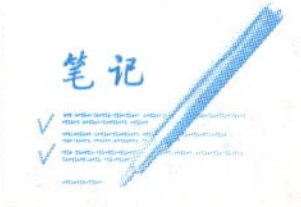

三、青少年期心理特点与心理保健

青少年期一般指女孩自 11～12 岁开始到 17～18 岁，男孩自 13～14 岁开始到 18～20 岁这一年龄段，是从儿童过渡到成年的阶段，又称青春期。青春期是人生发育的第 2 次“生长高峰”，身体的快速发育会给青少年的心理适应产生相应的影响。

（一）青少年期的心理特点

1. 自我意识迅速发展 自我意识是个体对自我的认知能力。青少年自我意识的发展，主要表现在自我评价的能力上，他们总是在有意无意中思索着“我是什么”及“别人怎样看待我”这些问题，开始从对比别人以及通过别人的评价来认识自己。随着自我意识的发展，他们开始出现反抗父母的言行。

2. 认知思维发展成熟 青年期的认知发展以思维为核心的智力成长，表现在理解能力、问题分析与推理能力提升，思维能力开始深化和扩展，思维表现敏捷、活跃，接受新事物和操作能力较强，因而是学习知识技能，接受新事物，从事脑力活动的“黄金时期”。

3. 情绪情感波动明显 青少年期随着脑神经兴奋和抑制的强化以及生活经验、社会实践的增多，脱离童年期幼稚型情感，逐渐从低级性的单纯天真的情感活动向高级社会性情感发展，表现为具有一定群体感、道德感、美感、社会责任感，向往美好理想的成熟型情感。情绪容易兴奋且不稳定，很容易从一个极端走向另一个极端，有时甚至表现为情绪敏感、脆弱。

4. 独立性与依赖性相矛盾 随着身体发育的成熟和认知能力的提高，青少年强烈要求自作主张，竭力摆脱家长的管束，在思想言行的各方面都表现出极大的独立性，表现出心理“断乳”愿望。但是他们阅历还不够丰富，面对陌生或复杂的环境时，往往缺乏信心，难做决断，对父母、成人及长辈又存在较多的依赖性。

5. 闭锁性与渴求理解相矛盾 青少年不再像以前那样无忧无虑，坦率纯真，他们感到自己是成人，要表现出一种自尊，开始掩饰自己的情绪，对很多问题不再像儿童那样无所顾忌地刨根问底，有了自己的秘密。青少年心理的闭锁性，使他们不愿吐露真情，但在封闭的同时，又如饥似渴地希望得到别人的理解，特别是老师和父母这些生活中最亲近的人的理解。使父母觉得这个阶段孩子的心理难以捉摸。

6. 性意识萌发 随着性功能发育完善和第二性征出现，性意识也逐渐萌发，在青少年期会出现对性问题害羞不安、疏远异性等情况，随着年龄增长，开始出现异性相吸的朦胧性向往。

案例分析

王某，17 岁，两个月后即将参加高考。这段时间开始饭后呕吐，不敢吃东西。不进食时做呕吐状，其精神无法振作，不能完成作业，说不出原因地烦躁，不愿上学。有时愿与人谈天论地，有时只想一人待着。常常失眠，多梦，经常无缘无故想哭。来医院进行内科、精神科诊查，无异常所见。无精神病家族史，无脑外伤史和其他躯体疾病。

问题：

1. 王某面临了什么样的问题？有哪些表现？
2. 你考虑如何对他进行帮助和建议？

笔记

（二）青少年期的心理保健

1. 维护自我意识的发展　青少年期自我意识发展迅速而强烈，在心理上希望摆脱对父母的依赖，希望以独立的人格出现，在许多方面表现出“逆反”。因此，家长和老师应转变观念，尊重孩子的独立意识，合理满足他们的要求并维护他们的权利，在行为、情绪、社会、道德观念及其评价上适当给予“自主权”，使其在宽松和谐的环境中，保持轻松愉悦的心理状态。学校要及时开展青春期的自我意识教育，使他们能够认识自身的发展变化规律，学会客观的评价自己和别人，发挥自我优势和潜能。

2. 及时疏导负面情绪　青少年在紧张的学习生活和复杂的社会交往中，不可避免地会遇到诸多的挫折、失败和刺激强度不等的生活事件，由于他们大脑皮质兴奋与抑制功能发展尚不稳定，情绪大起大落的变化时有发生。应指导其及时、正确排解负性情绪，以减少负面情绪对身心健康的影响。同时也应将负面情绪导致抑郁症、焦虑症、癔症及精神疾病的危险性告知学校和家长。

3. 进行平等交流　对于青少年的好奇心和逆反心理，不能简单地禁止或粗暴的压制，应给予耐心的解释、合理地疏导。父母和教师应以平等的态度和他们交朋友，将青少年的心理保健融合于亲密、友爱、温馨的师生和亲子关系中。

4. 引导性意识健康发展　通过教育使其正确认识性生理、性心理的本质，正确对待其生理、心理发育中出现的变化，正确处理性功能成熟导致的月经初潮、遗精、手淫、异性倾慕、早恋等问题，消除性紧张、性迷惑的不良情绪反应。正面引导其学习兴趣、规范其道德行为，培养其良好的生活习惯。

知识链接

青少年性心理发展的3个阶段

青少年性心理发展一般会经历以下3个阶段：异性疏远期、异性接近期和两性恋爱期：

1. 异性疏远期　青少年初期随着性生理的发育，出现男女之间彼此疏远的心理。学校集体活动时，男女之间不愿意接触，但是这种疏远隐藏着少男少女对异性的好奇。

2. 异性接近期　随着性功能日益成熟，男女青年之间愿意相互接近。这个时期他们的身心还处在发育发展之中，心理反应还不够稳定，与异性的接触缺乏专一性和稳定性。

3. 两性恋爱期　青少年后期，对异性的爱慕和追求更为专一化，萌发出爱情，男女青年在相互交往中会被“甜言蜜语”所迷惑，处理不好可能会有婚前性行为。

四、青年期心理特点与心理保健

青年期一般是指18～35岁这一年龄阶段。青年期的发展最具复杂性和不平衡性，也最易产生各种心理矛盾，是个体从学习阶段向职业阶段过渡最为重要的阶段。

（一）青年期的心理特点

1. 智力发育完善　这个时期，个体的感知觉灵敏，记忆力、思维能力不断增强，逻辑抽象思维能力逐步占据主导地位，思维具有独立性、批判性、创造性。

2. 自我意识增强　进入青年期后，随着对外界认识的不断提高，生活经验的不断积累，对自己的内心世界和个性品质方面进行不断关注和评价，形成自己的人格

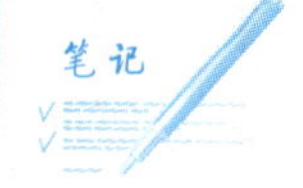

特点。不断修正自我意识，一方面能全面认识自己的身心特点和社会价值；另一方面也懂得尊重他人的需要，在自尊的同时尊重他人，对自己和他人的评价更加深刻和全面。

3. 人格的变化　青年期是人格形成与成熟的重要时期，虽然其个性还会受内外环境的影响而发生变化，但人格越来越稳定、成熟，且较为稳定。与青少年期相比，青年人变得更加沉稳、平静、自信、乐观和宽容。

4. 人生观和价值观确立　青年人开始思考人生和世界，提出许多有关“人生目的”、“人生意义”、“生活理想”等大思考。由于这些问题的解决是一个充满矛盾的过程，所以通常个体都会经历一段苦恼、迷茫、沮丧与不安的时期。在理论与实践的不断磨合中，人生观和价值观渐渐趋于成熟、稳定。

5. 性心理不断成熟　随着性生理功能发育、成熟，会出现两性间彼此关注和情感吸引。在婴儿期孩子对母亲产生的依恋到青年期开始减弱，这种依恋转向恋爱对象或人生伴侣。同时，在家庭、学校教育以及社会传播媒介和周围环境的影响下，逐步形成了自己的性观念、恋爱观及婚姻观，性心理发育成熟。

6. 职业的适应　青年期个体开始追求事业上的成功，向往一定的社会地位。个人的兴趣、能力、价值观以及社会需求、家庭教育等因素都会影响青年对职业的选择。青年在个人兴趣、性格和职业中寻找切合点。

（二）青年期的心理保健

1. 加强自我心理修养　青年应了解自己的兴趣、能力、人格特征，包括了解自己的长处和不足，正确的评价自我，确立适合自己的目标和追求，把主要精力放到自己最看重的事情上去，主动放弃难以达到或无法达到的目标。遇到挫折多看到其光明的一面，以积极态度看待生活中的变化，不为小事耿耿于怀，淡泊名利，提高对挫折的承受力。

2. 提高人际交往能力　青年步入社会后，面临的社会关系比学生时代更为复杂。要加强青年的心理教育，开展心理教育讲座，设立心理咨询室，及时帮助青年克服心理困难。青年人与人交往时，要对人真诚并尊重他人，主动表达善意、学会赞美他人等，以建立良好的人际关系。同时，要积极参与各种活动，广泛接触社会，在交往中了解别人，也让别人了解自己。处理矛盾时，多站在对方立场替对方考虑，多从对方角度来观察自己的行为是否合理，相互理解，相互体谅，以豁达大度的胸怀处理各种人际关系的矛盾。

3. 端正婚恋观　青年期步入恋爱、结婚的阶段，性心理问题较多，应给予青年人正确的指导，让青年人对性有正确的认识与态度，通过增进男女间的正常交往，树立正确的婚恋观。择偶时应把学识、能力、修养、性格、为人等不易改变的因素放在首位考虑。婚后注意发掘对方的优点，相互尊重，互相体谅，共同承担家庭责任，不断学习解决家庭问题、维护幸福婚姻的策略。

4. 培养良好的择业心理　青年期是个体从学校走向社会，开始职业生涯的重要阶段。明确的生涯规划，良好的择业心理，是个体实现自身价值的重要因素。选择职业时要考虑自己的人格特点、职业兴趣，明确自己的潜力和优势，不要单纯的考虑经济收入，根据自己的兴趣、能力、社会需求寻找能够做又能够做得好的职业。

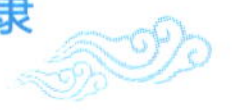

五、中年期心理特点与心理保健

中年期是指35～55岁或60岁这段时期。其中，中年后期，即进入老年期前的一段过渡时期又称为更年期。

（一）中年期的心理特点

1. 心理发展日趋成熟稳定　中年人要经历“三十而立，四十不惑，五十知天命”这一过程的艰苦磨炼，知识不断积累，经验逐渐沉淀，心理发展日趋成熟平稳，并且能较好地控制自己的情感，具有保持个人精神状态平衡的能力和保持群体意义上的平衡能力，如群体关系融洽、团结互助、友爱和睦、同心同德等。处理生活、工作中遇到的各种问题时，中年人能保持自己的性格特征，不像青年期那样易受外界的干扰。

2. 心理活动能力不断提高　人到中年，生理功能逐渐衰退，而心理活动能力却继续发展和成熟，具有较强的独立解决问题的能力，精力充沛，情感丰富，思维敏捷，富有创造力，注意力集中，记忆力较强，能把握和控制情绪，能较好地适应和把握环境等方面。

3. 心理冲突日趋明显　中年人需要面对因身体功能减退而产生的心理不适，高度社会责任感与身心力不足的无奈，健康与疾病的困扰，因社会地位的演变及家庭角色的转换所产生的不适应，渴望事业有成与家庭拖累，随波逐流的大环境与渴望保持独立个性等诸多矛盾。中年人如果不能正确处理这些矛盾，便会导致种种心理冲突及困扰的频繁发生，产生如焦虑、失望、烦躁、忧郁、压抑等不良情绪，继而严重影响身心健康。

4. 心理疲劳感加剧　中年人的心理疲劳是指社会、家庭、工作、生活、人际关系的多重压力所造成的长期的精神负重，使得中年人总处于一种焦虑、烦躁、恐惧、抑郁的压力之中，心理陷入“心力衰竭”的状态。心理疲劳程度严重的人情绪总处于精神过度紧张、压抑感很强，总感到自己活得很累，很苦，经常不自觉地去想生活中的阴暗面，如死亡、事故和疾病等。

5. 更年期心理的特殊表现　更年期是从中年向老年过渡的阶段。处于更年期的中年人有其特定的生理特征从而导致特定的心理反应，如注意力不集中、记忆力下降、精神紧张、焦虑、烦躁、情绪低沉、处处表现出紧迫感，身体稍有不适，便四处求医，对工作或家中的事情特别操心，事无巨细都要一一过问。

（二）中年期的心理保健

1. 建立完善的保健制度　全社会应给予中年人群高度的重视和关心，建立完善的保健制度，定期监测，加强中年期心理健康教育。对于更年期的人群，更应该学习有关知识，了解更年期生理、心理变化规律，加强心理健康维护的教育指导。

2. 保持豁达乐观的心态　豁达大度的胸怀是保持心理平衡的前提，也是战胜困难的重要因素。能够正确面对生活中的变化，正确看待成功与失败，淡泊名利，保持一颗平常心，提高对挫折的忍受能力。

3. 注重心理调适　中年人应对自己的生理和心理特点有所了解，正确认识体力与智力之间的关系，注意劳逸结合，切忌长期超负荷的工作，凡事量力而行，根据个人情况及时调整生活目标和期望值。增加生活情趣，经常参加户外活动，适当倾诉不

笔记

愉快的情绪，敞开封闭的心扉，将压抑在心头的愤懑、痛苦乃至委屈痛快地倾吐出来，获得别人的理解和支持，消除心头的阴影，重新获得心理上的平衡。

4. 保持和谐的人际关系　中年人要注意协调和处理好各种人际关系。夫妻关系和谐是家庭关系中的基本因素，夫妻之间建立互谅、互让、互相信任、互相支持的关系。在遇到压力和困难时，要积极争取朋友、同事、家人的帮助和支持。要尽量互相谅解，减少摩擦和冲突；注意转换自己的思维角度，辩证地观察事物，评价矛盾，解决矛盾，给自己营造良好、轻松的人际氛围。

六、老年期心理特点与心理保健

一般从60岁或65岁开始进入老年期。进入老年期的个体，大多属于离退休老人，由于角色的转变或生活环境的改变，使其在躯体和心理上都出现新的变化。

（一）老年期的心理特点

1. 记忆力下降　老年人近期记忆保持效果差，近事易遗忘，但远期记忆保持效果好，对往事的回忆准确而生动。机械记忆能力下降，速记、强记困难，但有意记忆是主导，理解性、逻辑性记忆常不逊色。

2. 智力变化　老年人的晶体智力易保持，而流体智力下降明显。思维灵活性较差，趋向保守，但综合分析能力和判断能力变化较小，不少人凭借丰富的阅历和经验，仍具有深刻的见解。

3. 情绪改变　老年人情绪趋向不稳定，常表现为易兴奋、易激惹、爱唠叨、常与人争论、情绪激动后的恢复需要较长的时间，经常产生抑郁、焦虑、孤独感、自闭和对死亡的恐惧等心理。对外界的人和事漠不关心，不易被环境激发热情，还经常出现消极言行。

4. 性格改变　老年人生活习惯刻板拘谨，难以接受新鲜事物，保守、固执，对外界不信任、疑心重重、思想偏激。有些老年人由于自我中心，常常影响人际关系。进入老年，两性出现同化趋势，男性爱唠叨，变得女性化；女性更爱唠叨，变得更加女性化。

（二）老年期的心理保健

1. 帮助老年人正确面对老年期　帮助老年人认识老年机体器官功能老化和由此引起的各种躯体不适是正常现象，不必为此而过多地忧虑、担心。帮助老年人树立自信、自强、自立观念，在心理上摆脱“老年意识”，保持“永远年轻”的心态，调动其生理和心理功能的最大潜力，消除其不良心理、社会因素，顺利度过老年期。

2. 用积极的生活态度延缓衰老　现代科学证明，积极的生活方式可以延缓大脑退化，保持生命活力。老年人应学会量力而行的工作、学习与活动，帮助老年人老有所为，老有所用，体现自己对社会、家庭的价值。要活到老、学到老，学习新知识，可刺激大脑活动，既可丰富自己的知识，又能促进个体的心理适应社会发展，在精神上有所寄托，扫除失落感和空虚感。可根据身体情况，参与自己喜爱并适宜的活动。养成良好的生活习惯，合理安排生活，起居有序，活动有节，对老年心理健康十分有益。

3. 指导老年人调控不良情绪　让老年人明白保持愉快、积极、乐观情绪的重要性，而避免消极的不良情绪。如出现不良情绪时，可以诉说、深呼吸、听音乐等，缓解、

笔记

消除不良情绪。

4. 培养兴趣爱好 老年人适应退休生活的最好办法，是发展和培养对生活的新兴趣、新爱好。把精力用在自己所喜爱的活动上，有事可做，生活才有意义，精神才有寄托。此外，还要走出家门，参与社会交往，加入集体活动，多与人接触，获得信息来源，有利于维护心理健康。

5. 提供家庭与社会支持 家庭和睦对老人心理健康至关重要。对待家庭问题，老年人应保持豁达的态度。子女要在生活和思想上多给老人亲情关怀，鼓励和支持丧偶老人再婚。社区、单位应经常主动关心离退休老人，定期举办有益身心的活动，促进老人的人际交往，帮助老人保持与社会沟通。社会要做好老年保健福利事业，使老年人老有所养、老有所医。

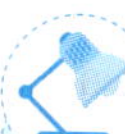

案例分析

李先生，67岁，丧偶，退休在家。退休前为某单位领导，退休后不用按时上下班，也没有人再向他汇报工作，每天只是刻板的吃饭、看电视。李先生逐渐变得郁郁寡欢，一见到人总是大谈他过去如何辉煌。后来人们便不爱听了，他便更显得失落、情绪低沉。慢慢地，饭也吃得少了，并经常失眠。去年他感到身体特别不适，便到医院去检查，结果被查出有高血压、冠心病。恰好在检查时听别人议论说某某得冠心病突然死去了，回家后便陷入对死亡的恐惧之中。脑子总不自觉地想到死人，觉得自己不知哪一天会突然死去，于是更闷闷不乐、焦虑不安，甚至莫名其妙地悲伤哭泣起来。

问题：

1. 李先生面临了什么样的问题？有哪些表现？
2. 你考虑如何对他进行帮助和指导？

第三节 不同群体的心理健康

群体是由若干相互联系并相互影响的个体所组成，这些个体在群体中均承担一定的角色和任务，有着共同的目标、共同的情感、共同的价值规范，对每一个体的心理状况产生直接的影响。了解和分析不同群体的心理特点可为群体心理健康的维护提供相应的措施依据。

一、家庭心理保健

家庭心理健康指家庭作为一个整体，能正常发挥其各种功能，使家庭成员心理平衡、愉快，能扮演好各种社会角色。

（一）家庭对其成员心理维护的功能

1. 满足家庭成员归属与安全的需要 家庭成员之间要建立起共同认识感，能感到一家人亲近相属，有安全感。

2. 提供家庭成员社会支持 家庭成员有高兴的事能一起庆祝，有伤心的事能一起应对，获得心理上感到亲人相属的稳定感。家人能彼此相互关心，凭“自己人”或“一家人”的关系与立场，供给外人所不能或不易供给的建议和帮助。

笔记

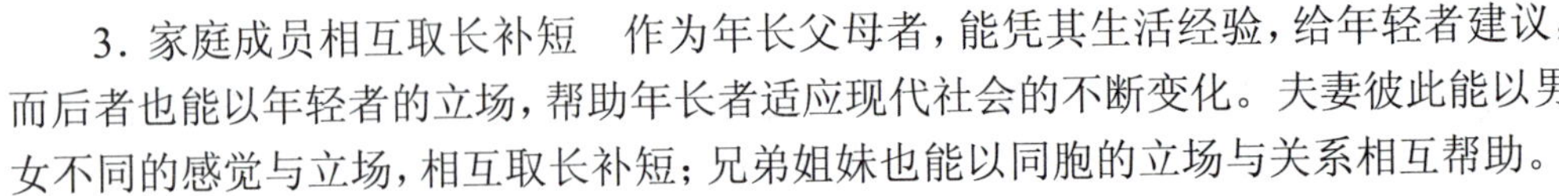

3. 家庭成员相互取长补短　作为年长父母者，能凭其生活经验，给年轻者建议，而后者也能以年轻者的立场，帮助年长者适应现代社会的不断变化。夫妻彼此能以男女不同的感觉与立场，相互取长补短；兄弟姐妹也能以同胞的立场与关系相互帮助。

（二）和谐家庭关系 营造健康氛围

1. 夫妻关系的维护　夫妻关系是家庭的核心，夫妻关系稳定是夫妇心理健康、成功养育孩子的保障，是儿童成长与发展的基础。在家庭生活中，夫妻双方应该做到：

（1）适度的婚姻期盼：长久而又幸福婚姻的秘密在于不要期望太多。夫妻双方要客观地设定自己对婚姻的期望值，相互间要保持有效的沟通、信任、理解和包容，理性地认识感情和婚姻的平实，在遇到问题时就不会有太多的挫败感，而是能更妥善地解决问题。

（2）正确对待双方的差异：恋爱中的彼此都把对方加以神秘和美化，而结婚后，双方个性伸张，差异就充分暴露。夫妻双方要互相支持、关心、谅解、忍让，同时也要积极克服自己的缺点，这样才能使爱情永葆青春活力，家庭关系和睦。

（3）平等与民主：夫妻之间要互相忠实、互相尊重，反对性别歧视、禁止家庭暴力或成员之间的虐待和遗弃。夫妻双方的权利与义务的分工应平等与民主，双方共同承担家务劳动、共同商定经济开支。

（4）正确处理夫妻冲突：夫妻冲突是往往是缺乏适当的交流与沟通造成的。有效的交流不仅可以增进夫妻感情，让许多矛盾解决在萌芽状态，还可以了解对方对不同意见和行为的容忍限度，使各自在不同的方面有所改进，逐渐建立起共同的行为方式。

2. 亲子关系的维护　亲子关系是指父母和子女之间发生的相互关系，是家庭心理健康的重要方面。个人在家庭生活中所获得的经验及所受的教育对个体人格的发展最具影响力。在营造和谐的亲子关系中，父母应注重：

（1）营造温暖和谐的家庭气氛：温暖和谐的家庭氛围能促进孩子心理的健康成长。如果在温暖轻松的家庭气氛中成长，就容易形成乐观平和的心境，能与他人友善而积极地相处；反之，在紧张、不和谐的家庭气氛中，则表现出没有安全感、缺乏信任感，容易产生敌对心理，导致孩子在以后的人际交往中，容易形成多疑、猜忌的性格，很难与他人和睦相处。

（2）注重言传身教：父母不仅是影响孩子成长的外在环境因素，更是孩子成长的实际参与者。心理学家通过对父母“言传”与“身教”两者影响力的比较，发现影响孩子的不仅仅是父母直接对孩子的谆谆教导，更重要的是父母的一言一行和自然流露的人生观和价值取向。所以，在家庭教育过程中，父母要加强自身修养，言传身教，为孩子做好榜样。

（3）理解孩子的需要和追求：亲子关系的和谐，离不开亲子之间的良好沟通，以及对孩子心理需求的关注。通常在家庭中，父母对孩子的生理需求较为敏感与关注，往往忽视了他们的心理需求。父母要理解孩子的需要和追求，尊重孩子的独立意向。

（4）注重教育的科学性：父母是孩子的第一任教师，需要具备一些准确规范的科学文化知识，了解孩子成长过程中的生理、心理方面的特点，制定有针对性的教育措施，促进孩子健全人格的发展。同时，父母还应是孩子的良师益友，采取合理的教育方式，切忌体罚及暴力行为。

笔记

二、学校心理保健

在个体的心理发展中，学校教育是人生极为重要的一个阶段。学校是个体形成健康心理，培养其健全人格的主要场所。

（一）学校群体的心理功能

1. 教育功能 学校群体是特殊的教育群体，与社会其他群体最显著的区别在于具有教育的特定功能。在文明社会里，新生的一代要完成独立走向社会的准备过程，要形成适应现代社会要求的健全人格，主要依靠学校而不是社会的其他机构和部门，学校作为一种教育群体，所具有的培养和塑造下一代的教育功能。在学校这一特定的群体中，青少年获得了正规、系统的教育，身心的整体素质得以充分发展和提高。

2. 归属功能 学校群体能给个体情感上的依靠，使群体内各个成员在发生相互作用时，行为上表现为协调一致，彼此体会到大家同属某一群体，产生“我们是同班的”、“同校的”、“同一足球队的”等类似情感体验。归属感在一般情况下，不一定表现得很强烈，只有当群体受到表扬与奖励、惩罚与攻击时，归属感才会增强。通常一个人同时隶属于许多不同的群体，如一个学生可能同时属于班集体、少先队、足球队、兴趣小组等，虽然他接受这些群体的影响会产生一定的归属感，但对自己某一个最主要的群体的归属感最为强烈。

3. 认同功能 学校群体能对个体的认知提供知识和信息，使各个成员对一些重大事件与原则问题同学校群体保持共同的认识和评价。群体之所以有认同功能，通常是由于群体自身具有一定的权威性、影响力和吸引力。个体对群体的认同，是其自愿接受群体影响并与之融为一体的心理基础，也是使学校这一群体保持内在整体性的心理基础。群体的认同感还会相互影响，这种影响是潜移默化的，尤其当个人对外界情况不明、情绪焦虑不安、判断能力不足时，更容易接受其他成员的影响。

4. 支持功能 当个体的思想、观点、情感、行为方式符合群体的规范、期望和利益时，群体就会给予他赞许和鼓励，以支持其行为，从而使他的行为得到进一步强化，使个体的信心增强，行为持续进行，推动其前进。没有一个学生不希望从学校群体中获得肯定、鼓励和支持，而学习困难的学生更渴望从学校、班级和同学中获得理解和支持，以摆脱困境。

（二）教师心理保健

教师是教育过程的决定者，其言行直接影响学生人格的形成和发展。因此，教师的心理健康是学校心理健康的重要内容，也是开展学校心理健康的基础和条件。

1. 关注教师心理健康，营造良好的环境 教育行政部门和学校领导应充分认识到教师心理健康的重要意义，并采取有效的措施。让教师体验到被尊重、被关爱，工作有价值，建立起职业自豪感。学校领导要发扬民主，为教师创设宽松、和谐的工作环境；深入了解教师的实际需要，建立客观公正、正面激励的教师评价制度以满足成就动机；提高教师的心理满意程度，使他们始终保持心理平衡。

2. 正确认识自我，保持乐观心态 只有树立正确而稳定的自我概念，才能正确认识自己，客观评价自己，合理要求自己，才能正确地对待他人对自己的评价，做自己应该做的事，了解并愉悦地接受自己的优点和缺点，不给自己设定高不可攀的目

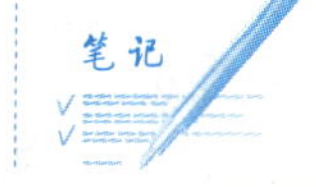

标。同时，由己及人，也就能够客观地评价别人，接纳并理解别人的错误和缺点，对世事中的不平、不满、不尽善尽美之处能处之泰然，保持乐观心态。

3. 增强心理保健意识，掌握心理调适方法　教师要学会对自己的心理进行调节，缓解和减轻心理压力，维护自身心理健康。采取积极的压力认知模式，分析问题、思考解决问题的方法，也可以寻求社会支持，使自己恢复信心、摆脱困境。学会放松情绪，减轻压力。

4. 学会沟通，建立良好的人际关系　教师要学会与人交际、善于与人交际，将自己和谐地融入到各种人际关系中，保证健康的心理，更好地教书育人。其中，教师与学生的关系尤为重要。而要建立良好的师生关系，最重要的是要成为与学生沟通的“高手”，知晓学生的“内心世界”，调整与学生交往的态度，这是师生间沟通成败的关键。

（三）学生心理保健

1. 优化校园文化氛围　良好的校风、学风会潜移默化地优化学生的心理品质，如团结友爱的校风是学生形成群体凝聚力、集体荣誉感的土壤，有利于人与人之间保持和谐的人际关系，促进学生之间的相互沟通、相互帮助。处在积极向上、宽松友好的班风中，会使人感到心情舒畅、精神振奋；相反，就会使人感到寂寞孤独、紧张压抑，从而对学习和生活产生不良影响。

2. 优化教学方法　教师在教学过程中要全方位、多途径地优化教学方法，为学生创造富有变化、能激发新奇感的学习环境，注重学生思维训练，培养思维的流畅性、独特性、变通性和深刻性品质。

3. 提倡用脑卫生　学习活动需要有张有弛，要合理安排作息时间，保持良好情绪状态，创造良好学习环境，供给大脑足够的营养。

4. 矫正不良行为和消极思想　学校和教师要及时发现有不良行为和心理问题的学生，对不良行为者要了解其动机，采用说理教育、树立榜样等方法，提高其辨别是非的能力及与不良行为作斗争的意志力，巩固新的行为习惯；还应考虑学生的个体差异，采取灵活多样的矫正措施。

知识链接

罗森塔尔效应的启示

心理学家罗森塔尔（R.Rosenthal）曾做过一个非常著名的研究。在实验中，他对1～6年级学生进行智力测验，然后从中随机选取20%的学生，告诉这些学生的教师，他们有非常大的发展潜力，将来可能表现出不同寻常的智力水平。8个月后，对所有的学生再实施智力测验，结果发现，“有发展前途的学生”都表现了出乎意料的进步。尽管罗森塔尔的研究受到很多的批评，但许多相关的研究都证实，教师的期望对学生有广泛的影响。

有关研究又进一步发现，当教师对学生有高期望时，会对学生表现得更和蔼，经常微笑、点头、注视学生，与学生的谈话更多、提问更多，对学生给予更多关注，并经常赞扬学生。教师实际上传递这样一种思想，即对高期望学生的失败是由于缺乏努力，而对低期望学生的失败是由于缺乏能力。

笔记

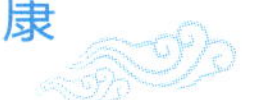

三、职场心理保健

职业是人们维持生计、承担社会分工角色、发挥个性才能的一种连续进行的社会活动，人们在从业过程中会受到职业对其心理的影响。

（一）职业行为的心理功能

1. 职业产生情感体验　职业是工作，是人的智慧、体能劳动的综合付出，是利用专门的知识和技能，创造物质财富、精神财富，获得合理报酬，满足物质生活、精神生活的工作。从事职业活动，除了智慧、体能的付出，也是一项心理活动的过程。在这一心理活动过程中，给人带来了强烈的情感体验，是一个人在按照一定的审美标准评价自己的工作作品的情感体验，也是在用一种道德标准衡量自己的思想、观念、行为的主观体验，更是在智力活动过程中所产生的成就感的体验。这种情感体验只有在职业活动中获得。

2. 职业能激发创造力　创造力是一种不可忽视的思维能力。一个好的创意，需要综合运用逻辑思维、形象思维、发散思维、系统思维和直觉灵感等多种认知方式。虽然看起来不容易，但是好的创意会给个人发展带来新的契机，给人以生命和生趣。人们渴望在工作中体验自己的综合能力，而工作亦能让人们灵思泉涌、保持旺盛的创造力。

3. 职业是实现人生价值的平台　每个人都是愿意将梦想变成美好的现实，这便是自我实现的需求，能够促使个体自身潜能不断的发挥，从而实现其的梦想。而实现这一梦想，职业是最好的平台。一个人知识、能力、经验以及人格魅力的展示，只有在职业活动中才能得到淋漓尽致的发挥。

（二）职业心理保健

1. 完善职工保健监测体系　医疗卫生服务部门、单位及心理咨询机构联合起来，建立职工健康的管理监控体系，制订相应的保健措施，开展职工辅助计划，为职工设置一套系统的、长期的福利与支持项目，内容包括：压力评估、组织改变、宣传推广、教育培训、压力咨询等。普及心理疾病预防知识，提高职工心理保健意识和技巧。

2. 优化职工工作环境　尽力改善劳动环境和优化劳动组织，减轻劳动强度，强调劳动卫生，提倡劳逸结合。多交往、多谈心是心理保健的一个积极行动。单位要积极创造条件，经常开展职工座谈、接待、茶话会等活动，让职工畅所欲言，及时了解其内心需要，及时进行协调沟通，解决他们的心理压力与困惑。

3. 促进职工人际关系和谐　丰富职工业余生活方式，组织职工开展各种文娱、体育等活动，如：下棋、打牌、唱歌、跳舞、打球等，在活动中增进职工间的交流，创造和谐的同事关系。

4. 培养职工自我调节能力　在市场经济条件下，优胜劣汰是社会发展的必然趋势。要在竞争中努力提高自身综合素质，不断适应改革与发展的新事物、新理念、新环境。同时，也要重视自我心理调适和保健，培养乐观的心态，减轻压力和焦虑感。

笔记

学习小结

1. 学习内容

心理健康
影响因素
·生物因素
·心理因素
·社会因素
判断原则
·整体性原则
·客观性原则
·社会性原则
·发展性原则
·预防性原则
标准
·正常的智力水平
·健康的情绪特征
·健全的意志
·完善的人格
·和谐的人际关系
维护策略
·树立正确的人生观和价值观
·提高自我评价能力
·调整自我认知方式
·丰富业余兴趣和爱好
·提升人际交往能力
·维持健康的情绪
指具有正常的认识能力，适宜的情绪体验，健全的人格，正确的自我意识及和谐的人际关系，是个体心理在自身及环境条件许可范围内所能达到的最佳功能状态
不同年龄阶段心理健康
年龄分段
心理特点
心理保健
胎儿期
生理发展为基础
保持乐观稳定情绪、科学合理胎教
婴幼儿期
婴儿依恋行为；幼儿语言、智力发展
满足生理需要、加强母婴联结、重视个性培养
学龄前期
心理发展的飞跃时期
培养自我管理能力、促进良好人格形成与发展
学龄期
智力发展迅速 性格可塑性大
帮助其适应学校生活、培养良好的学习习惯
青少年期
自我意识迅速发展 情绪情感波动明显 性意识萌发
维护自我意识发展、及时疏导负面情绪、平等交流、引导性意识健康发展
青年期
自我意识增强、人格趋于稳定、确立人生观和价值观
加强自我心理修养、提高人际交往能力、端正婚恋观、培养良好的择业心理
中年期
心理发展成熟稳定、更年期心理表现
保持豁达乐观的心态、注重心理调适、和谐人际关系
老年期
记忆力下降，智力、情绪、性格改变
积极生活态度、调控不良情绪、培养兴趣爱好、提供家庭与社会支持
不同群体心理健康
心理功能
家庭
心理功能
满足成员需要 提供成员支持 成员取长补短
夫妻关系维护
适度的婚姻期盼、正确对待双方差异、平等与民主、正确处理夫妻冲突
亲子关系维护
营造温暖和谐的家庭气氛、注重言传身教、理解孩子的需要和追求、注重教育的科学性
学校
心理功能
教育、归属、认同、支持
教师心理保健
正确认识自我、增强心理保健意识、学会沟通
学生心理保健
优化校园文化氛围和教学方法、提倡用脑卫生、矫正不良行为和消极思想
职业
心理功能
完善保健监测体系、优化工作环境、促进人际和谐、培养自我调节能力
心理保健
产生情感体验、激发创造力、实现人生价值的平台

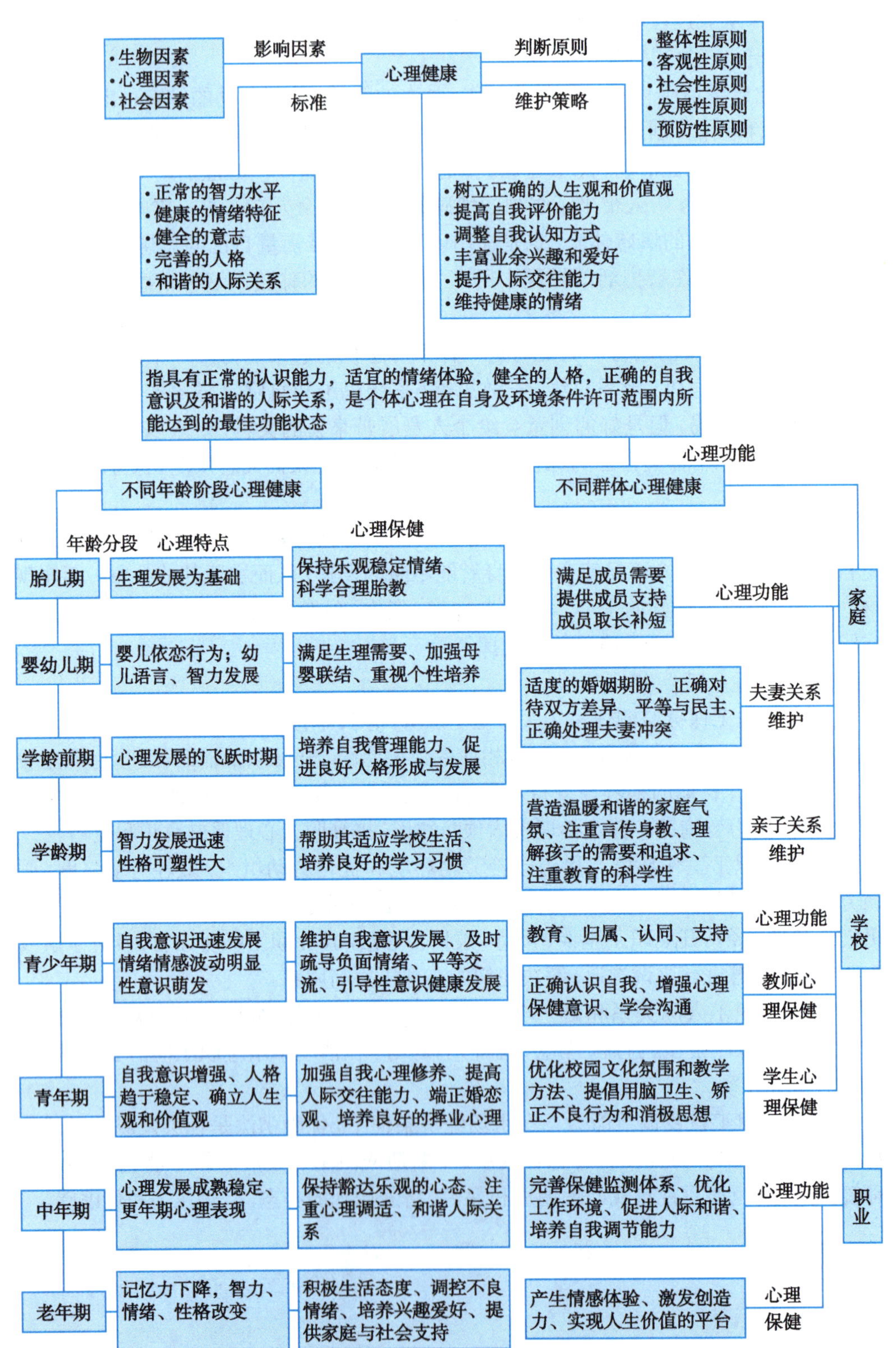

2. 学习方法

从心理学角度理解心理健康的概念及标准，为心理健康的维护策略提供依据，并在此基础上，扩展到不同年龄阶段及不同职业群体的心理保健。

（李丽萍 陶 莹）

复习思考题

1. 谈谈你对心理健康标准的看法。
2. 谈谈你对大学生心理发展特点的认识。
3. 哪些因素会影响青少年的健康成长？
4. 回顾自己过去整个的学习和生活过程，谈谈心理健康与幸福人生的关系，以及如何促进自身心理健康的发展？

笔记

第五章

护士角色人格的形成与发展

学习目的

通过学习护士角色人格的概念及相关知识，帮助学生认识到形成良好的职业角色人格的关键所在，为构建良好的护士职业人格、顺利开展临床心理护理提供理论基础。

学习要点

护士角色人格定义及护士角色人格要素特质特征，护士角色人格培养内容与培养途径，护士身心健康自我维护的策略。

人类健康需求的快速发展，对护士职业提出了越来越高的要求，社会对“好护士”的评价不再局限于护士的专业知识和技能，而更看重其是否具备良好的职业心理素质，这不仅是护理心理学学科理论的重要组成部分，也是护理专业人才的培养目标，更关系到护士的身心健康维护以及良好护患关系的建立。正确认识护士职业人格的形成过程以及影响因素，明确护士职业心理素质培养要求与途径，积极维护护士职业心理健康，不仅关系到护理心理学的学科发展，也是满足社会发展对护理学科需求的专业责任。

第一节 概 述

护士角色人格是护理心理学的特定概念，是个性心理学中“人格”、社会心理学中“角色人格”等概念的拓展。界定“护士角色人格”概念，剖析护士角色人格转换过程，不仅有助于护理专业人才培养，也为护士角色人格培养提供科学的教育依据。

一、角色人格与护士角色人格

（一）角色与角色人格

1．角色（role） “角色”一词原本是戏剧舞台中的用语，指演员在戏剧舞台上按照剧本的规定所扮演的某一特定人物。莎士比亚在《皆大欢喜》中提到：“全世界是一个舞台，所有的男男女女不过是一些演员……一个人一生中扮演着好几个角色。”由此可知，舞台上的戏剧作品是人类现实社会的缩影。美国社会学家米德（R.H.Mead）和人类学家林顿（R.Linton）较早地把“角色”概念正式引入到社会心理学的领域，逐渐形成社会角色的理论。社会角色(social role)代表个体在社会团体中的一种身份或位置，如“教师”、“律师”、“医生”等均属于某种职业，也可视为一种社会角色。社会的职业多种多样，个体在某一时期内可能同时扮演多个角色，每个角色都有其特定内涵，个体的行为模式也受制其角色特征。

2. 角色人格(role personality)　指具有某种社会特定地位的人们，共同具备并能形成相似角色行为的心理特征总和，即指人在某种特定、重复的社会经历中，形成较固定、具有共同性的人格特征，某职业角色特征决定了从业者应具备该职业特定的人格倾向和行为模式。个体自然人格虽千差万别，但可因扮演了同一角色或从事相同的职业而形成某职业共有的角色人格。如提到艺术家，人们会想到“浪漫”；提到商人，人们会想到“精明”等。角色人格形成是一个逐步内化的过程，是个体社会化的继续和完善。角色人格一旦形成，就可被用以衡量“扮演”某角色的个体行为标准。日常生活中，人们常可根据某人的言谈举止，判断其所从事的职业，如“文质彬彬”、“侃侃而谈”、“妙语连珠”等特征易与教师职业相联系。良好的角色人格一经形成，往往有助个体确立正确的职业观，形成自觉的职业行为。

(二)护士角色人格

1. 定义　护士角色人格(role personality of nurse)又称为护士职业心理素质，特指从事护士职业的群体，共同具备并能形成相似的角色适应性行为的心理特征总和。定义中的“适应性”要求护士个体人格必须与角色人格相匹配，即从事护士职业者必须具有适应护士职业的行为特征。

2. 内涵　护士角色人格的内涵主要包括以下几个方面：

(1) 护士角色人格区别于职业心理品质：护士角色人格即“护士职业心理素质”不同于“护士职业心理品质”。前者如“具备同情心和耐心”，是一个心理学概念；后者较多涉及“无私奉献、崇高、坦诚、人道”等道德判断术语，属于道德范畴概念。如“教师特质”(善于表达、富感染力等)则属于职业角色人格，而“师德”(爱岗敬业、乐于奉献等)属于职业心理品质。

(2) 护士角色人格具有职业特异性：某个职业的不同从业个体，可在工作经历中逐渐形成相似的行为模式，即具备相似的角色人格，且可能是其他职业的从业个体不具备的。如适合军人职业的人格特点为“忠诚”、“勇敢”、“耐挫”等，而教师职业则需“擅长表达”、“富有激情和感染力”等。不同个体从事护士职业前，可能存在性别、年龄、受教育程度、家庭背景及生活经历等诸多差异，一旦从事护士职业，个体与工作环境的相互作用过程中，会逐渐形成相似的、护士职业所特有的人格，如“耐心、爱心、同情心和责任心”等。

(3) 护士角色人格在职业经历中得以强化：个体在职业过程中，职业角色人格得以体验并不断强化、发展和完善，逐渐表现出个体对该职业角色的适应性。如一名实习护生面对急诊病例，一开始因高度紧张而技术操作走样，而经过临床见习、生产实习、岗前培训、专科培训等环节，职业经历日益丰富，她的职业人格亦随之逐渐走向成熟，从而得心应手处置突发事件。护士的社会适应性并不只是对环境的适应，还包括对各种从未体验的角色适应，如有的护士就业前有娇生惯养的体验，而进入职场后，必须体验患者角色的病痛，于是慢慢学会做一个患儿的好阿姨、一个痛不欲生者的劝慰人。

笔记

(4) 护士角色人格与个体人格相辅相成：职业人格的构建基于个体自然人格的基本框架，如良好的情绪稳定性是护士角色人格不可或缺的核心成分，若某个体的自然人格中缺少这种特质，便很难成为合格的护士；而个体如果已具备其"核心成分"，这样会帮助其适应职业角色要求，并在职业过程中不断地得到提升和优化。如充满稚气的护士，经历人多芜杂的职业环境后，其与人相处的能力会显现优势，有助于其处理各种复杂的社会人际冲突且终身受益。总之，个体人格与职业角色人格相辅相成，个体人格是职业角色人格的基础，职业角色人格是个体人格的完善。

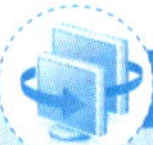

知识拓展

霍兰德职业兴趣理论

美国著名学者霍兰德(J.L.Holland)在长期职业指导和咨询实践的基础上，首次提出职业兴趣理论，认为最理想的职业选择是使人格类型与职业类型相互协调和匹配。霍兰德提出社会中主要存在六种人格类型：现实型、研究型、艺术型、社会型、企业型和常规型。这六种人格类型又分别对应六种环境模式：现实型的职业如机械、农林、机电、维修等；研究型的职业如数学、物理、化学、生物、天文等；艺术型的职业如绘画、音乐、写作、表演等；社会型的职业如心理咨询、教育、法律、宗教和社会服务等；企业型的职业如工商与行政管理、市场营销、保险业等；常规型的职业如秘书、档案、会计、出纳、总务、数据录入等(图 5-1)。

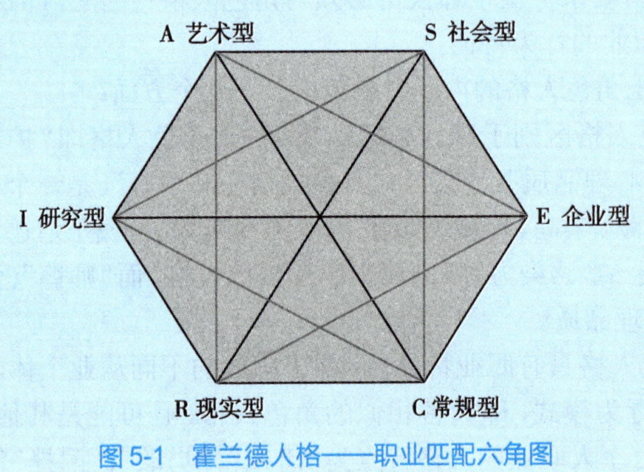

图 5-1　霍兰德人格——职业匹配六角图

二、护士角色人格的形象发展

人格的概念比较抽象，然而一旦与个体的外在行为相联系，便栩栩如生。如人们可依据某人的惯常行为而对其做出人格特征判断，得出诸如"活泼"、"热情"、"敏感"、"刻板"、"自卑"、"冷淡"等特征。综合个体的诸多人格特质，便可形成其整体人格形象，职业角色人格形象就是这样形成的。"学者风范"、"艺术家气质"、"军人作风"等，都是对职业角色人格形象的表述。护士角色人格的形象随着时代发展、社会进步及护士职业范围的扩大而演变，主要经历了以下阶段：

(一) 护士角色人格的历史形象

护士最初的称谓是"看护"，出现于 4 世纪第一所"大教会病院"，看护、照料患者的人逐渐形成"护士"这个新的职业群体。此后漫长的十多个世纪，护士主要经历了

笔记

三种典型的历史形象。

1. 母亲形象　“nurse”源于希腊文“Natricius”，即含有“体贴、保护、照顾”的意思，“nurse”亦可译为“乳母”。战争和瘟疫导致大批伤病员迫切需要关怀和照顾，此期的护士主要是对伤病者生活的照顾和料理，因而在民间具有了“母亲”的形象。

2. 宗教形象　中世纪的欧洲受宗教影响，把照顾伤残患者与拯救人的灵魂视为同等重要。受教会的影响，被长期战争和可怕瘟疫折磨的人们便以一种新的信仰欢迎基督教，认为基督是灵魂和肉体的救世主。当时，教会的神父以热情和怜悯献身于患者的护理，众多修女和基督徒直接担负起照料患者的工作。教会倡导“护士应奉行独身，久居修道院，超尘脱俗，严守纪律”，使护士以“宗教的化身”面向公众，并被赋予了“虔诚怜悯”、“主动热情”的浓厚宗教主义色彩。

3. 仆人形象　此形象主要发生于16～19世纪，是护士形象最黯淡的时期。当时的宗教把“病魔”视为“对罪恶的惩罚”，把得病的人看作是“罪有应得”，连同对患者的照料、救护也是“非仁慈、卑贱的”行为。从事护士职业者大多家境贫寒，有的甚至为生存无法顾及名声（有些诊所低薪雇佣妓女、酒鬼），其社会、经济地位极其低下，被视为“奴仆”形象。

（二）护士角色人格的现代形象

自19世纪60年代南丁格尔创办世界上第一所护士学校，护士职业逐渐被公众认可，有了明确的职业发展目标；护士角色人格的形象日渐鲜明，经历了三个发展阶段。

1. 南丁格尔塑造的早期形象　南丁格尔积极倡导：“从事护理工作，要有高尚的品格、相当的专业文化知识、专门的操作技能”等，她所塑造的护士角色人格形象具有以下五个特征：

（1）品格高尚的人：具有高尚的品格是从事护理工作的前提条件。南丁格尔指出：“从事护士职业的女性必须正直、诚实、庄重，没有这三条，就将一事无成。”她的誓约中也提到：“愿吾一生纯洁忠诚服务，勿为有损无益之事，勿取服或故用有害之药。”

（2）满足患者需求的人：患者在特殊的身体条件下，会有诸多的需求，而护理工作本质上就是要满足患者各种各样的需求。如南丁格尔要求护士在工作中要保持病房的安静，甚至提出要消除护士工作时衣着的声响，强调护士“千万不要有意或无意地惊醒患者，这是护理质量好坏的先决条件。”

（3）具备心理学知识的人：南丁格尔认为护士必须重视患者的心理状态，把患者视为整体的人，护士需知道应通过态度和行为表达对患者的关心与支持。南丁格尔提出：“护理应为患者创立良好环境，若让患者躺在床上、两眼直盯天花板，对康复不利；而变化、颜色、鲜花、小动物等，都是很好的治疗形式，因为这些能转移患者对病情的注意力。”

（4）属于专门学科的人才：护理专业应有自身特点，护理工作的本质是为患者服务。南丁格尔特别指出，“护理学是内、外科和公共卫生学技术的奴仆，但绝对不是有技术的内、外科医生和卫生官员的奴仆”。两个概念有严格的界限，不能混为一谈。

（5）人类健康的使者：护士把爱心、知识和技能转化为对服务对象的关爱和照护，献身人类健康。南丁格尔指出：“护士的服务对象，不仅局限于医院里的患者，要更多地面向整个人类社会，通过社区组织预防医学工作，展开公共卫生护理。”

2. 继承南丁格尔的扩展形象　19世纪末至20世纪40年代，两次世界大战造成

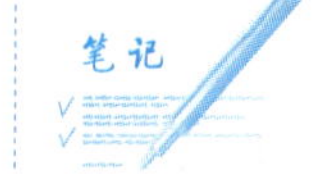

了大批伤病员，数以万计的人挣扎于死亡的边缘。此时社会的特殊需求，将护理工作推至救死扶伤的第一线，造就了大批经验丰富的护士。自此，护理职业重新焕发出生机，并进一步促成了具有现代特色的护理研究及活动领域。护士职业形象进一步获得社会的承认和赞扬，在继承南丁格尔早期形象的同时，又扩展了两种新的职业形象。

（1）技艺形象：医学的高速发展，为护理领域提供了大量的先进技术。护理学科的理论在实践中逐渐系统化、成熟化，并形成了专门的学科技术，如消毒灭菌、无菌操作和生命体征的测量等，护士专业的“技艺形象”应运而生。

（2）助手形象：为满足社会的发展，护理的内容不再单纯以照料患者的生活为主，而转向了以“科学技术手段服务为主”，引领护士新增了“擅长配合医疗工作”的职业角色形象。

3. 近半个多世纪的现代形象　半个多世纪以来，高等护理教育首先在发达国家普及，并迅速在世界各国推广，护理教育出现全球化的趋势，其培养目标和培养层次也逐渐清晰、明确，新形势下的护士知识掌握更加宽泛，社会职能也更加广泛，从而形成更加鲜明的职业形象。

（1）适应发展的专家型人才：现代职业护士既能适应社会的发展，又能适应医学模式的转变，在积极变革旧式护理体制的基础上，勇于创建护理学科新理论；同时伴随现代医学的快速进步，医学领域出现了更加精细的分工，护士在掌握医学知识的基础上，更加凸显其专业技能，成为护理学科的专家人才。

（2）结构合理的知识型人才：现代医学模式指导下的高等护理教育逐渐着力于培养“全能”的护理人才，在培养层次方面，也健全了从专科到博士的多层次系列化护理教育。1983 年天津医科大学率先在国内恢复五年制高等护理教育，2003 年又建立了国内第一个护理学博士学位授予点，新形势下的高等护理教育使护士的职业角色形象呈现了质的飞跃。护士从以往单一的专业技能型人才，发展成复合的专业知识型人才，整体素质得到了显著的提升。

（3）开拓创新的研究型人才：不断优化的知识结构加上不断提升的培养目标，极大拓展了护士的视野，在掌握专业理论知识、熟练运用专业技术的基础上，开始逐渐探索学科发展的前沿问题，在工作中尝试创新并研制、推广先进技术，以指导和改进护理工作，并不断取得突破性进展，在维护人类身心健康的领域里尽情地施展才华，从而进一步丰富护理学科的内涵建设。

（4）社会保健的管理型人才：护士是健康的使者，现代护理工作已逐渐走出医院，面向社区及全人类。随着我国人口老龄化加速、居家慢性病罹患人群日趋增加，社会保健已成为护士的职能之一，加上高等教育培养下的护士具备了一定程度的管理能力，所以现代护士是集临床护理管理、家庭护理、社区卫生保健及护理管理、社会公益事业管理等为一体的综合职业角色。

（三）护士角色人格的未来形象

21 世纪世界卫生组织的全球性策略目标是“人人享有卫生保健”，这要求护士不仅要帮助患者恢复健康，而且要使健康人保持健康。护理教育层次的提高和培养目标的发展，也促使护士角色人格的未来形象有了新的定位，主要有以下 7 个表现形式：

1. 专家、学者型人才　护士应该具有深厚专业理论实践知识和人文学科知识，掌

笔记

握本专业学科发展的动态，能站在学科发展的前沿，能在专业的理论实验研究上独当一面，独立解决学科发展的一些重要课题。

2. 科普教育工作者　护士应拓展其职业角色活动范畴，最大程度地发挥其专业知识的社会服务功能。护士能向公众开展健康教育，广泛普及有关个体和群体的身心健康知识，以全面提高民众健康水平。

3. 应用型心理学家　护士应运用心理学理论知识指导临床护理实践，能对不同文化背景、年龄阶段及处于不同疾病发展阶段的人，开展心理健康咨询、心理问题的研究。

4. 健康环境设计师　护士应具有一定人文社会知识和跨专业的综合知识，并能系统应用上述知识，设计和营造有利于人们身心健康的环境和氛围。

5. 人际关系艺术家　护士应具有较高人际沟通技巧，能够协调本人、患者与他人的人际氛围，灵活处理纷繁复杂的人际关系，并能主导护患关系，使患者最大限度受益。

6. 专业型技术能手　护士应具有基础护理和专科护理技术，不单纯局限于操作步骤和流程的熟练有序，而且能知晓运用于人体的操作技术的原理，并能遵循技术操作的原则，随着护理实践的发展对其规范及用具进行持续性改进，能对患者的质疑给予合理、科学的解释。

7. 默契合作的医疗伙伴　护士与医生是合作伙伴，犹如飞机的两个机翼，护士与医生互为助手，缺一不可。当面对共同的服务对象时，护士应与医生默契合作，共同完成治疗和护理工作，促进服务对象的康复。

三、护士角色人格的要素特质

特质论认为，“特质是构成人格的基本单位，决定着个体的行为。”借鉴特质论相关学说，护士角色人格的“核心成分”，是个体胜任护士职业所必备的人格特质。界定护士角色人格要素特质的概念，为护士职业人格培养提供理论依据。

（一）护士角色人格要素特质的定义

护士角色人格的要素特质归根结底仍属于“人格”的范畴，是从事护士职业必备的人格特质，其定义为：护士角色人格要素特质指在护士角色人格的形成和发展过程中不可缺少、起决定性作用、随时可能影响职业角色行为模式的人格特质。

护士角色人格的要素特质，与奥尔波特“特质分层理论”中的首要特质和主要特质相对应，如特质具有可测性、一贯性、动力性、相对独立性、独特性、普遍性，以及特质与道德不能混为一谈等特征。它是护士职业角色行为的决定性因素，是护士角色人格的基石。

（二）护士角色人格要素特质的主要内容

1. 忠于职守与高度负责　护理工作关乎人的生命，该职业特异性要求护士无论何时何地，都必须忠于职业守则，忠诚的执行各项规程，严守职业法规，维护职业准则。如独立工作时，必须自觉执行“三查七对”，不容有半点敷衍，将“慎独”精神认真贯彻于临床各项护理操作中。护理工作的神圣职责是“治病救人”，因而对患者要有高度的责任心，不允许护士对任何信息有丝毫的迟钝或疏忽，对患者的各种刺激要保持持续的“高敏状态”，能及时、准确地判断并迅速、果断地采取措施。

笔记

2. 富有爱心与同情心　护士对患者应有一颗关爱之心，不应以患者的职业、地位等作为护理行为的依据，对任何患者都要一视同仁。护士的情感绝不是一种狭隘的情感，而是一种理性的、具有深刻社会意义的情感活动。如面对临终的患者，不能因患者治愈无望而漠视患者的需要，应尽量满足患者的各种身心需求，使其能平静、安详、舒适地走到生命的终点。新护士初次见到患者的痛苦呻吟或面对生死离别的场面，大多会充满同情和关注，但久而久之则逐渐适应，因司空见惯而变得麻木不仁，但特殊的职业使命不允许护士对此情境视而不见，以免造成延误诊治、危及患者生命等严重后果。

3. 良好的情绪调节与自控能力　护士具备积极的情绪特征，对患者及其家属都具有直接的感染作用。由于特殊的工作环境、工作性质的影响，极易使护士产生不良的情绪反应，这是在所难免的，然而“要尊重患者，为患者服务”的工作准则要求护士在患者面前始终要呈现良好的情绪状态，为患者营造积极的情绪氛围，这就要求护士具备较好的情绪调节与自控能力，做到纠缠不怒、悲喜有节、急事不慌，从而为患者营造积极的情绪氛围。《现代护理学》记载着“每个护士都应牢牢记取的惨痛教训”：“一位年轻的心肌炎女患者，在即将病愈出院的一次服药中，骤听护士惊呼其所属床号的药发错了，随即倒地抽搐，继而发生心室颤动，终因救治无效而死亡。”事后，院方确认该患者猝死的直接原因是“心因性恐惧”。该护士在情绪调控方面存在明显的缺陷，不仅自身出现了职业角色的不适应行为，更是直接导致了患者的死亡。

4. 较出色的人际交往能力　人际交往和沟通能力是护士胜任职业角色的主要因素，护士在临床工作中需处理各种复杂的人际关系，如护患关系、医护关系等。与患者和家属接触最多最密切的是护士，面对不同性别、年龄、教育层次、社会背景的个体，需要护士具备良好的语言表达方式和沟通技巧，否则很难化解护患冲突乃至护患纠纷。因此，护士必须具有较强的人际交往和沟通能力，才能以“不变应万变”，协调好各方面之间的关系，能够因势利导地将患者引入有利其康复的良好人际氛围中。

5. 较健全的社会适应能力　此处适应包含两个方面，即不同工作环境之间与不同角色之间的适应。护士在临床可能会工作于不同的科室，不同科室在工作特点、环境及氛围方面会有诸多不同，如相比较一般科室来讲，急诊室节奏紧张些，而 ICU 任务繁重些，不管分配到哪个科室工作，护士都应尽快适应，全身投入工作中，不管是常规护理还是抢救患者都能做到沉着冷静、应对自如。另外，从不同角色之间的适应来讲，护士在就业前，扮演的都是子女的角色，一旦成为护士，就需尽快适应职业角色，学会体恤各类患者的病痛，如面对患儿，要扮演好爱幼的长辈，而面对老人，则要做好敬老的晚辈等。

6. 较适宜的气质与性格类型　护士个体是否具有较适宜的气质和性格类型，直接关系到能否胜任护理工作。非常典型或极端的气质及性格类型，都不利于形成较理想的护士角色人格，如易怒、急躁、悲观、刻板、过分腼腆等；而开朗稳重、自尊大方、自爱自强的个体则能较好地适应护理工作。一般认为，多血质、黏液质及各种混合型、一般型气质，稳定外向或内向型的性格类型等，具有谨慎、深思、平静、节制、可信赖、活泼、随和、健谈、开朗、善交际、易共鸣等特征，与护士角色人格要素特质较吻合。

笔记

第二节　护士角色人格的构建过程

在职业角色人格的形成与发展中，发挥个体主观能动性是促使个体职业角色人格形成的内在因素；同时，提供必要的职业心理培养实践是促进个体职业角色发展的外部条件。为了加速合格护士的成长进程，教育者可根据人格的结构特征和护士职业的特点，开展护生的职业角色人格的培养。

一、护士角色人格的培养内容

（一）认知过程

1. 观察敏锐　敏锐的观察力是护士掌握患者生理和心理变化的重要条件。临床很多疾病的发生、发展是复杂多变的，在不同患者身上也表现不一，护士的观察力是发现问题的关键所在。敏锐即灵活与迅速，护士的观察不仅是重点危重患者，应该覆盖所有患者，确保及时与有效的救治。

2. 记忆准确　护士需要熟悉每位患者的治疗方案和护理措施，准确记住常用药物的名称、剂量、给药途径、不良反应以及患者的姓名、床号、病情、护理操作规程等。如果没有良好的记忆能力，很难安全完成临床日常护理工作。

3. 注意良好　注意是护士应具备的基本心理能力。注意的广阔性，要求护士做到“眼观六路，耳听八方”；注意的集中性，要求护士能聚精会神的完成各项护理操作，而不被其他无关信息所干扰；注意的稳定性，要求护士能沉着稳重的长时间为患者做好某项护理；注意的分配，要求护士在完成具体操作时能边处置、边谈话、边观察、边思考，对患者做好整体的护理；注意的转移性，要求护士在做好每一项工作的基础上，做到工作与工作之间分清楚、互不干扰，有些护士一次输液不成功，就会接二连三出现穿刺失败，原因就是不具备灵活的转移能力。

4. 思维缜密　临床护理工作中需要护士独立思维的能力。独立的思维能力不是以自我为中心的妄自推断，而是在以分析判断医疗处置的合理性前提下，考虑到病患的实际情况，在病情动态的变化之中，用评判性的思维方式去看待具体问题，独立分析，然后提出个人的观点。如此，才能掌握护理工作的主动权，最大程度发挥护士在临床工作中的专业作用。

5. 认识自我　护士职业认同是护理实践和角色形成的基础，护士首先应有积极的自我形象，在其自尊基础上，才可赢得公众的尊重。在护理工作中，经常内省，发现自己的内在价值有助于产生职业获益感；反之，当护士发现其理想角色与现实之间有距离时，会将自我概念与工作角色分开。此时一旦经历挫折和失望，可致其离开工作岗位或产生消极的职业认知状态。

（二）情绪和情感过程

1. 情绪稳定冷静　保持情绪稳定，遇事沉着冷静、纠缠不怒，不把个人生活和工作中的不愉快发泄到周围人身上，是护士职业角色对情绪的要求。情绪稳定并不是对身患病痛折磨的人无动于衷，它意味着遇事审慎分析，保持理智情感，以便更有效地解决患者的问题。

2. 心境积极乐观　心境作为微弱而持久的情绪状态，对人的生活、工作、健康均

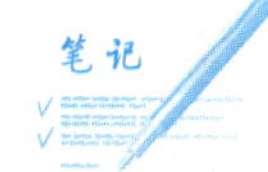

有很大影响。具有积极向上乐观的心境的护士，才能在琐碎紧张的护理工作中保持情绪饱满、注意广泛、观察敏锐，进而使工作有序，提高效率、减少失误，相反情绪低落则易致护理差错或事故。

3. 博爱精神　爱护患者和乐于奉献是护士应具备的重要道德素质，为维护患者利益，护士须有博爱的胸怀，待患者如亲人，与患者换位思考，同情患者，这些情感活动不再囿于狭隘的个人情感，而具有深刻的社会意义。同时，护士还应该对自身持肯定、认可的态度，只有护士在情感上接受并喜爱护士职业，才会在工作中积极表现。

（三）意志和行为过程

1. 良好行为举止　护士端庄稳重的仪容、和蔼可亲的态度，高雅大方训练有素的举止，不仅构成护士的外表美，而且在一定程度上反映其内心世界与情趣。

2. 社会适应健全　护士职业要求护士无论置身于纷繁或孤寂的环境，都能良好适应。此外，因护士面对的服务对象是处于生、老、病、死不同阶段及不同年龄段的人，在与其进行人际交往时必然需要变化不同的自身角色，以表现出适宜的职业角色行为。

3. 人际沟通出色　护士需要与各种服务对象，包括健康人及患有各种身心疾患的患者、患者家属、医疗保健机构的其他医务人员建立各种人际关系，以便降低职业风险，为患者提供良好的身心休养与康复环境，促进其恢复健康。信任感是建立良好人际关系的前提，护患关系的优劣很大程度上取决于护士的人际交往能力及其主导性。

4. 有效自我调控　良好自控能力是护士角色人格的要素特质，有效地进行自我行为的调节，健全自我意识，使角色行为符合护士群体规范要求，在行为上全力以赴，最大限度地发挥自己的能力和品行。

二、护士角色人格的培养途径

（一）职业心理素质的教育

职业心理素质的教育区别于其他教育的显著特点是其目的性、专业性更强，更加强调对未来从业者的职业情感的构建与发展。

1. 职业价值观教育　自1984年恢复高等护理教育以来，护理人才的专业技术、综合素质水平等都得到了显著的提高，然而当今社会对护士的传统观念和社会偏见依然存在，以至出现了“职业的高发展目标”与“社会的低期望值”之间的矛盾，加之市场经济等社会发展的复杂影响，对护士的职业心态产生消极影响。

价值观是人对客观事物的需求所表现出的评价，属于个性倾向性的范畴，也包含从业者的职业态度，树立正确的价值观可以很好地对从业者的职业行为做出指导。护生在校学习期间正是人生观、价值观确立的关键时期，因而学校应把职业态度与价值观的教育纳入护理专业教育的总体规划中，并作为重中之重来执行。学校的职业价值观教育可从三个方面来入手。

(1) 教书育人：教师在传授专业知识的同时，应把价值观的教育灵活的渗透到教学中，并作为一项必不可少的教学目的，帮助学生树立崇高的职业理想，提高自身道德素质修养，为职业生涯奠定良好的思想基础。

(2) 积极引导：要做到正面宣教与目标激励相结合，教师不应单纯重复浅显易懂的道理，这样极易使护生感到枯燥而厌倦，而应采用心理学中榜样示范或奖励、惩罚

笔记

的方式来激发其职业自豪感，而且也应不断探索灵活多样的教育方式。

（3）榜样作用：学校通过组织院校教学活动，请一些临床优秀护士为学生介绍护理工作的意义和个人的职业发展过程，为护生树立榜样，使护生能很好地重新认识护士职业，激励护生的学习动机，培养良好的职业奉献精神。

2. 培养目标的分层教育　目前国内护理教育有大专、本科、硕士、博士的多层次教育，护理人才的培养应该与教育层次相匹配，实施“分层教育与培养”，为不同层次特点的护生提出不同的目标和计划，以减少培养的盲目性。护理教育能否在不同层次护生间进行恰当定位，对其职业心理素质的形成具有决定性影响。如把本科生的职业发展目标置于中专生，则使其易对较高而难以实现的目标望而却步，阻碍职业角色人格的发展；但相反，把中专生的职业发展目标置于本科生，却会使其感到目标过低而缺乏形成职业角色人格的内在动力。

本科护生更容易产生较多的职业价值困惑感，承受的社会压力也较大，单纯的正面宣教反而容易误导护生去过多地关注社会上的负面评价，陷入消极的职业心态，因而，对本科以上层次护生的教育切入点，宜助其更多的认识到所处位置的优势，争取更大程度的自我实现。

3. 可操作性的模拟教育　发达国家的职业行为模拟教育开展的较早且普遍，护生在正式进入护理情境前，一般需反复经过规范的模拟化角色扮演训练，以矫正不良的行为习惯。此类职业行为培训已为我国借鉴，主要形式有以下几方面。

（1）职业仪容的强化训练：护士较好的仪容有利于自身时刻保持良好的精神状态，并可在患者面前树立良好的职业形象。职业仪容的强化训练主要包括得体装束、职业微笑等培训，重在护士的表情、妆容、穿着、形体等方面。

（2）言谈举止的规范训练：主要帮助护士熟练掌握与他人交往时的距离保持、礼貌姿态、谈话技巧等，懂得与不同患者相处的基本原则及交往技巧，帮助护士个体重点防范言谈举止的“职业禁忌”。

（3）情绪调控的技巧训练：运用心理学的知识培养学生保持良好的心境，学会正确的情绪表达方式，掌握适合自身的情绪调控技术，如放松训练、注意力转移、情绪宣泄等。

（4）模拟情境的适应性训练：可理解为一种角色扮演，关键在于设置一些可能造成护生职业困惑或心理受挫的模拟化情境，通过护生的渐入角色和指导者的指导及总结，帮助其增强职业信心，激发内在动力，并提高其对各种复杂多变的应激情境的应对能力，较好地把握未来职业生涯的处置方法。

4. 现实形象与理想目标的符合教育　学校往往倾向于职业教育的正面宣教，护生大多对职业理想充满憧憬，而对职业现状的不足缺乏了解，在进入临床后出现理想与现实的极大反差时，毫无心理准备，有明显的受挫感。因而教师应把理想与现实两种职业形象清晰地呈现在学生面前，因势利导，帮助护生分析出现职业形象反差的主导因素，思考如何以积极的心态接受并适应这种转变。另外，护生在临床见习、实习中耳闻目睹的职业现实形象，远比教师单纯的言语宣教效果更直接、更深刻，所以，优选临床实习基地并选择职业心理素质优良的临床带教老师是行之有效的方法，临床实习与理论教学可以做到彼此呼应，相互补充，护生在学习期间也能学会调节自我，做好充分的心理准备迎接正式的临床工作。

笔记

（二）职业心理素质的自我管理

职业心理素质的发展伴随从业个体职业生涯的全过程，相对于职业心理素质教育这一外在因素，从业者个体的内在因素对护士职业心理素质的影响更加深入和持久，其中很重要的一点就是做好自我管理。自我管理属于管理学的范畴，指个体主动调控和管理自我的心理活动和行为过程。自我管理不仅是一种管理行为的过程，更体现为一种能力，是个体对自身的生理、心理和行为各方面的一种自我认识、自我感受、自我监督、自我控制、自我完善等方面的能力。

个体的自我管理能力虽然受到自身及环境等因素的制约，但总体来看，是随个体年龄的增长、知识水平的增加、社会阅历的不断丰富而逐步提高的。护士的工作性质比较特殊，个体的自我管理能力在工作实践中的提升空间较大，因而掌握恰当的自我管理策略和方法，对其良好职业心理素质的培养起到至关重要的作用，主要涉及以下几个方面。

1．珍视人生机缘，做好时间管理　人生讲求机缘，个体在就业之路上与某个或某些职业的结合，不妨将其理解为一种人生机缘。珍视此人生机缘者，必将以满腔热情投入工作中，尽最大潜能发挥自己的能力、施展自身的才华，获得成功的几率增加，自尊心和自信心也将得到极大的满足；反之，对职业心生厌烦、心有抵触的个体，不懂得珍惜来之不易的工作，缺乏职业热情和工作动力，难以静心思考本职业的发展空间及个人的职业人生规划，必将在职业生涯中满盘皆输。

珍视人生机缘的体现之一就是珍惜时间。仔细推算，每个人真正从事职业的时间在其漫长人生中只占到十分之一左右。这个结果不禁让人惊叹，个体的就职时间实在是太短暂了，若想在如此短暂的时间里有所作为，就应好好珍惜与职业的缘分，把握好从业的时间。临床护理工作相对较辛苦，但同时也要把它看作是一种享受，摒弃不良偏见，端正工作态度，珍惜职业机缘，在为患者做好护理的同时，不断深化专业知识，在有限的时间里不断总结经验，提升自身综合素质，做到终身学习。

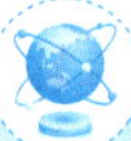

知识链接

你的就职时间？

以平均22岁就业，60岁退休，去除法定假日双休日计算

* 365－（52×2＋11）＝250（天）

* 250（天）×33/38（年）＝8250/9500（天）

* 8（小时）×8250/9500（天）＝66 000/76 000（小时）

* 66 000小时/24＝2750（天）　76 000小时/24＝3166.666≈3167（天）

* 2750/3167（天）÷365（天）＝？（年/岁）

累计就职时间：8.675 799 08年

2．设定人生计划，做好目标管理　目标管理是由“现代管理学之父”彼得·德鲁克提出的，是使职业人士变被动为主动的主要手段。通过目标管理，可以使个体有效的调控自我，激发内在动力，尽最大潜能把工作做好。哈佛大学的研究者对一群在智力、学历、环境等方面都差不多的被试者进行了长达25年的跟踪调查，结果发现人生目标清晰者都生活在社会的中上层，有些甚至已成为社会的精英人士，而目标缺乏

者，一般都生活在社会的最底层，25 年来大多生活不如意，常常失业，靠社会救济，并常常抱怨他人或社会。

确定目标知易行难，制定者必须结合自身实际，仔细揣摩、推敲，尽量将目标制定的具体、实实在在，才会有实现的可能。护士的教育层次不同，职业经历不同，相应的自我管理目标也应因人而异。一般来讲，可先确定总体目标，再把目标分成不同的短期目标，而每个目标都应有明确的时间表，这样才会尽量减少进度落后的现象。做好目标管理，一方面是护士取得工作进步的内在动力，另一方面也有利于护士个体逐渐培养脚踏实地的工作作风。

知识拓展

时间管理—确定优先项目

完成重要的生活目标往往需要很长的时间，但如果你能做好时间管理，会让你做事更有效率，也会给你减少一些压力，还能提供一个工作和娱乐的平衡点。

管理专家斯蒂芬•柯维创造了一个四象限的时间矩阵，如图 5-2 所示，并区分了计划的紧急性。“重要事情”指那些和你的生活理想和目标直接相关的事情；“紧急事情”是那些需要马上行动的事情。同时，柯维给出了如何运用这个时间矩阵的提示：在重要的却不紧急的事情变为紧急事情之前就完成它；不要让紧急事情控制你的生活，也不要逃避重要的工作，因为任务都是紧急的；早完成重要的事情，如果等到它们变为紧急事情，会给自己增加压力；给你的任务确定优先级别并顺序完成它们。

	紧急的	不紧急的
重要的	明天要交的英语论文 今天要交的数学作业 今天要把钱存到银行里	两周后的生物考试 这周末的学习小组 打电话回家
不重要的	打电话 打岔 琐碎的问题	看电视节目 看报纸 玩电子游戏

图 5-2　柯维的时间管理矩阵

3. 建立职业认同，信守职业承诺　职业认同（career identity）是人们对职业活动的性质、内容、社会价值和个人意义等熟悉和认可的程度，是个体做好本职工作、达成目标的心理基础，也是自我意识的逐渐发展的过程。职业承诺（career commitment）是基于对职业的情感反应而产生的个体与其职业间的心理联系，反映对职业认同和职业投入的态度。有研究显示，护士的职业承诺包括护士对职业的情感承诺、规范承诺、经济成本承诺、情感代价承诺和机会承诺五个方面，其中前两者属于主动承诺，后三者属于被动承诺。

护士个体应对职业有恰当的认知评价，理性的分析职业给自身、家人及朋友提供的医疗资源保障，客观的认识到职业带给自己较稳定的收入及适宜的人际交往氛围，从而主动应对职业压力。另外，只有充分了解自身对职业的期待、信守对职业的承诺，才能端正职业态度，减轻职业压力造成的负面影响，培养积极的内心体验，有助于职业心理素质的提升。

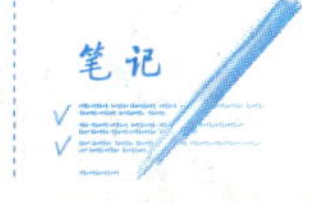

4．借助内外资源，做好压力管理　每个人几乎每天都生活在压力的刺激中，有人曾将压力形象地比喻为一把琴，如果琴弦绷得太松了就无法弹，绷得太紧了又会断，只有拉得不松不紧、恰到好处，才能奏出美妙的音乐。对护士来讲，压力可来自于多方面，如繁重的工作，紧张的生活节奏，复杂的人际关系等，这些压力如果不想办法解决，势必日趋沉重，出现疲劳、倦怠感，影响心理健康。

做好压力管理，有效缓解压力带来的不良影响，也有助于良好职业心态的形成，并不断优化职业心理素质。压力管理的方法有很多，首先应对压力有一个正确的认识，只有适度的压力才能挖掘潜能，提高工作效率，激发创造力；其次，学会换位思考，使自己保持豁达、宽容之心；另外，不要把工作当成生活的一切，不要给自己强加各种压力；最后，压力出现时，学会恰当的倾诉和宣泄，采取注意力转移的方法，运用各种压力管理的技巧，如冥想、放松、生物反馈等。

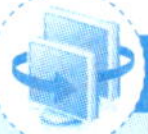

知识拓展

减少工作应激的个人策略

杰诺•威特（1979）列举了8个对付工作应激的常见方法：

1．保持良好的身体健康。

2．接受自己的力量、缺点、成功和失败。

3．拥有一个能够坦率交谈的好朋友。

4．用积极有建设性的行动来对待工作中应激的来源。

5．除与同事交流外，保持自己的社交活动。

6．从事工作以外的创造性活动。

7．从事有意义的工作。

8．用分析法对待个人应激问题。

第三节　护士身心健康的自我维护

护士身心健康是提供优质护理的前提。护士人群身心健康的维护是护理教育者和护理管理者应有的共识和解决的重要课题，需要护士个体积极参与其中，做好自我维护。本节主要从护士视角出发，阐述与职业因素相关的护士身心健康维护的共性问题。

一、护士职业心态的研究现状

随着社会的进步、护理学科的发展及优质服务的实施，人们对护士提出了更高的要求。护士职业的特殊性，如临床护理工作繁杂、工作负荷大等，往往导致个体承受很大职业压力，长期的压力转变为严重的职业性危害，既不利于护士身心健康，又构成工作的潜在危机。目前，国内外对护士职业心态的研究主要着眼于三个方面，即职业倦怠、症状自评、职业紧张。

（一）护士职业倦怠状况

倦怠（burnout）意为耗竭，“职业倦怠”一词最早源于20世纪70年代的西方国家，用于描述以人为服务对象的职业领域中的个体（如警察、教师、医生等）出现的一系

笔记

列负面的心理症状，如长期的情感消耗、身体疲劳、对服务对象的不人道态度和工作成就感降低等。美国1998—2008年使用职业倦怠问卷对全球8个国家646所医院54 738名护士进行国际调查研究证实，职业倦怠在护士人群高发，影响护士身心健康。

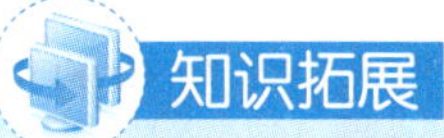

知识拓展

职业倦怠

目前该领域研究者认为，职业倦怠包括情绪耗竭、个人无效能感、人格解体三个方面。情绪耗竭指个人认为自己所有的情绪资源都已耗尽，对工作缺乏主动性、有失败感、紧张感，甚至害怕工作；个人无效能感指对自己持负面评价，认为自己不能胜任工作，缺乏工作成就感，工作效率低；人格解体指刻意与工作及其他工作人员保持一定距离，对工作不投入，对工作意义表示怀疑。

（二）护士症状自评状况

症状自评量表（SCL-90）常被用于调查研究对象的心理健康状况。国内有一些研究者用此量表在不同数量、不同年龄、不同工作环境中的护士进行调查分析，其结果虽不完全一致，但护士SCL-90量表总分及阳性项目得分高于社会常模，表明护士的心理健康状况低于一般人群。

（三）护士职业紧张状况

职业紧张由工作或工作相关因素引起，当工作要求超过个体应变能力时，个体特征与环境相互作用而发生紧张，若过重紧张持续存在则损害个体身心健康并显著降低工作效率。职业紧张是导致护士严重短缺的相关因素，其影响：①生理上主要影响自主神经、内分泌、免疫、肌肉骨骼系统，出现各种生理应激反应，如手足发冷、紧张性头痛、月经紊乱、皮肤过敏、腰酸背痛等；②心理上影响认知能力和情绪状态，前者表现为感知减退、思维判断能力下降等；后者表现为易激惹、自我价值感降低等负性情绪；③行为上出现异常，一则生活上可有吸烟、酗酒、贪食、厌食、人际交往困难等改变；二则工作上可有失误增多、效率下降、旷工、离职等情况。

二、影响护士身心健康的因素

（一）外在影响因素

1．工作本身带来的压力　临床护理工作时间相对较长，任务较繁重，尤其是急诊、ICU等科室，重症患者较多，工作量较大，容易产生疲惫感；另外，护士的工作之一是执行医嘱，直接与患者接触，必须承担相应的责任，感觉到的压力更大。

2．职业环境带来的压力　护士在每天的工作中，接触的是形形色色的人群，人际关系甚为复杂，难免出现人际冲突。另外，社会发展的需求对护士的要求越来越高，每天除了繁重的工作外，还要不断学习补充知识，提高教育层次水平，这样在体力劳动的基础上，又无形增加了大量的脑力劳动，导致护士出现体力不足、精神疲惫等现象。

3．社会环境带来的压力　当今社会对护士职业仍存在很大的偏见，护士的辛勤劳动往往很难得到社会人士的尊重和认可，经济收入方面与社会其他阶层相比又存在一定的差距，容易造成心理上的不平衡，难以保持积极的工作情绪。

笔记

（二）内在影响因素

1. 职业心态　一些护士经常抱怨“干临床太苦、上夜班太累”，有一些甚至提前了“不上夜班、脱离临床”的期望年龄，这些都是对护士职业的不良态度。国内外大量的研究表明，护士个体存在程度不同的身心健康不佳，主要源于自身职业心态的偏差，不具备良好的心态，很难全身心投入护理工作并将护理职业作为奋斗终生的事业，也无法以积极的心境面对并解决各种压力。

2. 职业价值　职业价值是对职业付出的回报价值，或者说是对职业付出的满足感。如果个体的人生基本价值取向能认同护士职业的社会价值，或有助于确立正确的护士职业价值观，个体在护士临床实践活动中，就能产生满足感，进而鼓励个体更努力地去主动适应护士职业角色人格发展所要求的内容；反之，若个体的职业选择是被动的，或者个人不认同护士职业的社会价值，那就无法获得内在的职业发展动力。

3. 认知评价　认知评价是多种应激理论模式共同强调的重要概念，是个体对所遇到的生活事件的性质、程度及危害性做出的估计。不同个体对同一压力事件做出的认知评价不同，产生的应激反应也不同。如面对急诊患者的冲动性言行，护士甲认为患者是存心找茬，便无法自制的与患者争吵，这样非但不利于问题解决，还会殃及护患双方的身心健康；而护士乙则站在患者的角度思考并将其视为紧急情况下患者或家属的一种较正常的反应，因而会以平常心来看待并有利于问题的解决。

4. 人际适应能力　社会上的个体不是孤立存在的，每个人都需要与他人交往，难免会出现人际冲突或矛盾，或多或少的影响到身心健康。尤其对护士职业来讲，人际关系极为复杂，只有人际适应良好的个体，才能保持和谐的人际关系，广交朋友，并帮助自己解决各种压力；而人际适应能力较差的个体，极易与他人产生冲突，遇到困难时也不得不独自应对，很容易积蓄压力，诱发严重的心理问题。

三、护士身心健康自我维护的策略

（一）纵横职业比较，优化职业心态

纵向职业比较是与国外同业人员之间的比较，横向职业比较是与其他类职业人员的比较。有些护士往往与美国等发达国家的同行进行比较，发现国外护士享受较高的福利待遇，因而对自身的境遇倍感不满。其实，国外护士的收入却显著低于该国医生、律师等其他高级白领人群，但她们的民众信任度却名列前茅。由此看来，单纯以收入作为职业境遇的衡量标准并不全面。充分认同护士职业，满怀热情的投入工作，真正做到为患者着想，这样才能赢得社会的尊重，提高职业地位。

职业的种类繁多，不同职业由于工作性质、环境等的不同，从业人员的收入、待遇等方面也会有诸多不同，而有些护士习惯与当今社会的优势职业人群作比较，心理落差较大。若护士个体能转换角度，将比较的对象指向在年龄、教育水平等方面类似的其他普通职业人群，便会产生一定的职业优越感。另外，职业风险、职业倦怠也绝非护士的专利，在那些社会优势人群中也普遍存在，甚至高于护士职业。

通过纵向、横向的职业比较，护士应该更加珍爱职业机缘，尽最大努力赢得社会对护士职业的尊重和认可，进而有利于维护其身心健康。

（二）维护职业自尊，积极认知评价

传统观念中“护士社会地位低”之说已经逐渐被现代文明所抛弃，护士个体如何

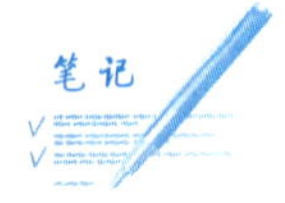

维护职业自尊，以真诚交流消除他人对护士职业的误解，是形成对护士“积极职业评价”的重点。近年来一项对于我国护士上万人次的现场调查显示，了解护士职业的亲友均不认同那些评价护士职业的负性偏见。护士对自己职业持积极乐观的认知，首先受益的是自己的身心健康，继而持积极职业心态的护士必将有益于患者和他人的身心健康，最后他人受益又会反过来提升护士的身心健康水平。

（三）开发自身潜能，适应人际关系

专业学习为个体潜能的开发夯实基础，职业生涯为个体潜能的开发提供更广阔空间。只有个体意识到自身潜能并在职业实践中积极自主开发，其潜能才能得到最大限度展现。主动适应人际关系有利于个体潜能的充分发展。护士可从以下四方面开发自身潜能，以避免人际适应不良所致的负面身心效应。

1. 解读职业获益，促进心理调适　《2007 年：中国社会形势分析与预测》指出，目前我国面临的最突出社会问题是“看病难、看病贵”，“就业率偏低、失业率偏高”。在此背景下，护士作为医疗群体的一部分，不妨解读一些护士的职业获益：现在护士就业前景广阔，从业者一般不会失业；当今全球护士普遍短缺，护士收入稳中有升。如我国某省 2009 年对多所高校毕业生的就业情况进行调查显示，专科护士的就业率超过 90%，而本科护士的就业率达到 100%，且多数都能在中等以上的城市就业，与其他专业的严峻就业形式相比，护士职业的优势显而易见。因此，护士在关注自身“社会地位低、工作压力大、收入较少”等问题同时，也关注上述职业获益，有助于促进自身心理调适。

2. 主动人际沟通，营造和谐氛围　人际沟通是一种信息的积极交流，在向他人传输信息时，需分析判定他人的动机、目的和态度等。如护士进行护理操作时，应以良好姿态面对患者，注意观察患者面部表情、行为举止等变化，主动与患者进行语言交流，让患者感受到护士的善解人意，利于形成融洽的护患关系。临床实践证明，部分护士虽技术操作有些欠缺，但因具备良好的人际沟通能力，亦深受患者及家属的爱戴，极大弥补了自身在技术层面的不足。人际沟通能力还可在一定的社会活动中提高，如护士定期参加医院科室举办的知识竞赛、演唱会等集体性娱乐活动，一方面有助于放松心情、缓解压力，另一方面有助于增进彼此感情，训练人际交往能力和语言沟通能力。

良好的人际氛围有助个体最大程度地发挥自身的潜能，提高工作效率，促进个人的身心健康。在医疗机构成员的内部，护士应积极主动与医生、护士、麻醉师、营养师等医疗卫生专业人员进行交流，以达到彼此信任、理解和支持，营造和谐共进的人际氛围；在医疗机构成员外部，护士还需与患者、家属等积极沟通，既帮助患者达到适宜身心状态，又有助于自身的身心健康。组织机构可定期组织集体活动，如出游、演唱会等，组织成员置身于轻松愉快气氛中，有助于释放压力。

3. 学习放松技巧，运用减压举措　保持积极乐观情绪和愉快开朗心境是全身心投入护理工作的前提条件。护士面临的压力诸多，若不能有效应对，就会产生焦虑、烦躁等不良情绪。缓解压力的方法很多，因人而异，其中最简单易行的方法是放松训练。通过放松训练，如自我暗示、自我催眠、静默术、瑜伽、渐进性松弛术、控制性呼吸训练等，使骨骼肌完全放松、自主神经和内分泌系统均处于低活动水平，可有效地对抗压力所引起的焦虑和紧张。此外，也可用听舒缓的音乐、绘画等方式转移注意力。有心理学家提出，“解除压力的最常用最有效的办法，就是离开现场小憩一会儿，做些较剧烈的身体运动，与朋友、同事交谈。”

笔记

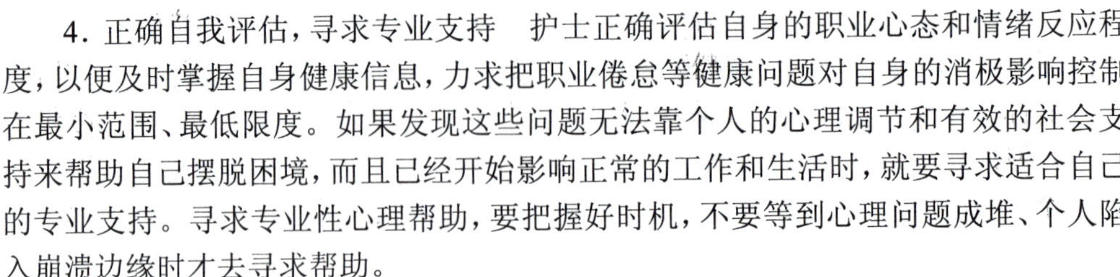

4. 正确自我评估，寻求专业支持　护士正确评估自身的职业心态和情绪反应程度，以便及时掌握自身健康信息，力求把职业倦怠等健康问题对自身的消极影响控制在最小范围、最低限度。如果发现这些问题无法靠个人的心理调节和有效的社会支持来帮助自己摆脱困境，而且已经开始影响正常的工作和生活时，就要寻求适合自己的专业支持。寻求专业性心理帮助，要把握好时机，不要等到心理问题成堆、个人陷入崩溃边缘时才去寻求帮助。

学习小结

1. 学习内容

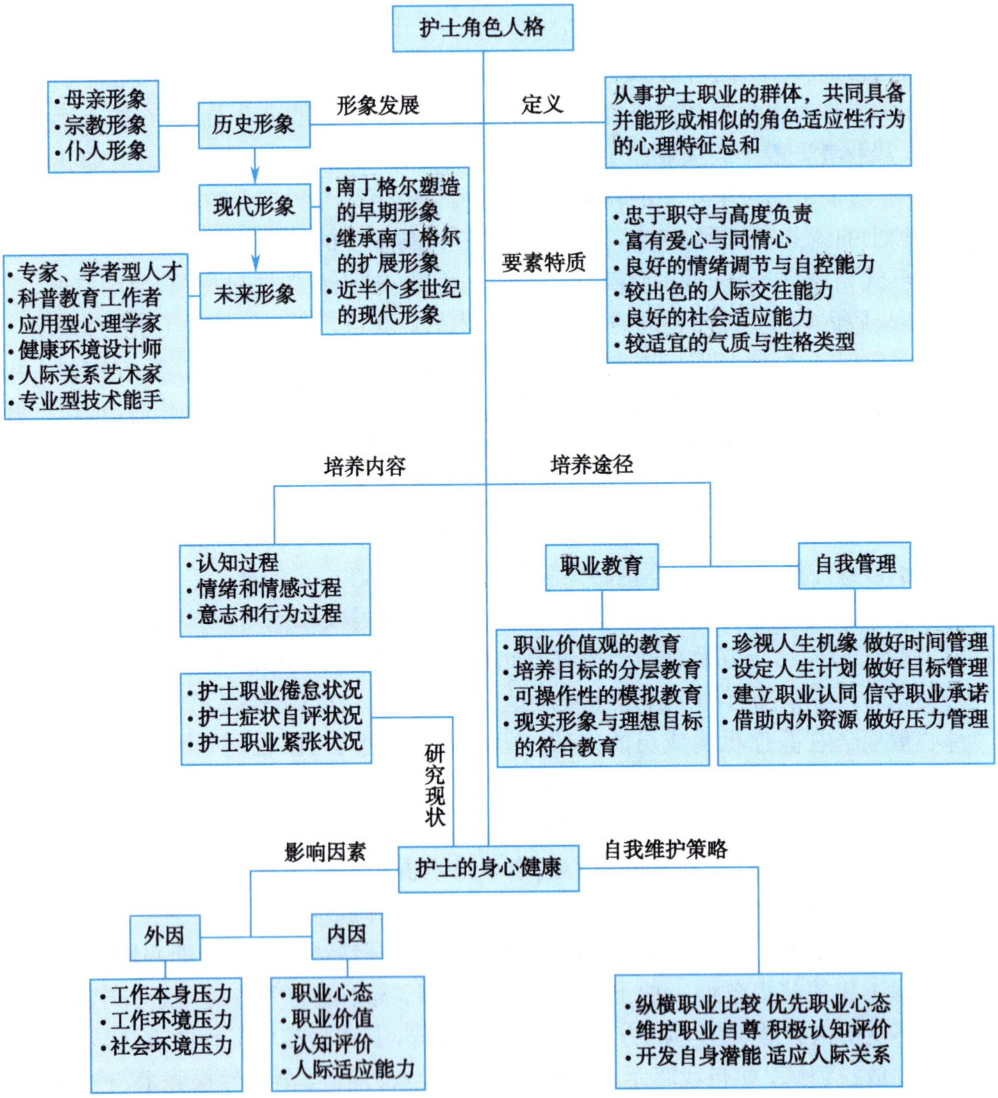

- 护士角色人格
  - 定义：从事护士职业的群体，共同具备并能形成相似的角色适应性行为的心理特征总和
  - 形象发展
    - 历史形象：•母亲形象 •宗教形象 •仆人形象
    - 现代形象：•南丁格尔塑造的早期形象 •继承南丁格尔的扩展形象 •近半个多世纪的现代形象
    - 未来形象：•专家、学者型人才 •科普教育工作者 •应用型心理学家 •健康环境设计师 •人际关系艺术家 •专业型技术能手
  - 要素特质：•忠于职守与高度负责 •富有爱心与同情心 •良好的情绪调节与自控能力 •较出色的人际交往能力 •良好的社会适应能力 •较适宜的气质与性格类型
  - 培养内容：•认知过程 •情绪和情感过程 •意志和行为过程
  - 培养途径
    - 职业教育：•职业价值观的教育 •培养目标的分层教育 •可操作性的模拟教育 •现实形象与理想目标的符合教育
    - 自我管理：•珍视人生机缘 做好时间管理 •设定人生计划 做好目标管理 •建立职业认同 信守职业承诺 •借助内外资源 做好压力管理
  - 护士的身心健康
    - 研究现状：•护士职业倦怠状况 •护士症状自评状况 •护士职业紧张状况
    - 影响因素
      - 外因：•工作本身压力 •工作环境压力 •社会环境压力
      - 内因：•职业心态 •职业价值 •认知评价 •人际适应能力
    - 自我维护策略：•纵横职业比较 优先职业心态 •维护职业自尊 积极认知评价 •开发自身潜能 适应人际关系

2. 学习方法

（1）识记角色人格、护士角色人格的概念，在此基础上理解护士角色人格的内涵及护士角色人格要素特质的特征。

笔记

(2) 了解护士角色人格的形象及历史演变，结合临床实际及国内卫生政策，有利于深刻理解护士职业心态影响因素；使健全护士角色人格的培养途径更加合理、有序且增强可操作性。

(3) 以社会学、心理学、护理学视角熟识各类研究方法，结合临床案例，学习维护护士身心健康的具体策略与方法。

(卜秀梅)

复习思考题

1. 如何理解护士角色人格与其个体人格的关系？
2. 你认为哪些因素会影响护士职业心态？
3. 举例说明护士角色人格培养的可操作性职业角色行为模拟训练内容。

第六章

应激与心身疾病

学习目的

通过学习应激及其相关知识，明确应激在心身疾病发生过程中的作用，为理解预防心身疾病的发生与发展奠定基础。

学习要点

应激的定义、应激源的种类、常用的心理防御机制、心身疾病的定义、常见心身疾病的人格特征。

应激广泛存在于人类赖以生存的自然环境和社会环境中。个体成长发展的过程中会不可避免的遇到各种类型的应激，并产生相应的反应。适度的应激可以提高人们的适应能力，促进身心健康；而强烈、持久的应激可导致机体内环境的紊乱，降低机体对致病因素的抵抗能力，心理健康受到威胁，甚至可出现各种心身疾病。现代护理观强调人、环境与健康的相互影响，护士可利用应激相关知识，观察和识别患者的心身状况，并积极采取护理措施减少或消除应激导致的不良影响，帮助其更好地适应环境。

第一节　应　　激

应激是一个比较复杂和不断发展的概念，在不同的学科领域中，随着时代发展学者们会做出各异的解释，如心理学家认为应激是导致焦虑的原因，生理学家用心跳加快来描述应激。近年来，对应激的认识已由最初集中于生理病理方面的探讨演变到关注参与应激的生理、心理和社会多因素相互作用关系上，人们对于应激的理解和研究越来越广泛并不断深入。

一、应激与应激源

（一）应激

1．定义　20 世纪 20 年代以来，伯纳德（C.Bernard）、坎农（W.B.Cannon）和塞里（H.Selye）等先后通过大量的实验研究初步揭示了机体在不良环境刺激下的生理反应，从而将应激纳入生物医学的研究范围内。伯纳德认为，维持生命的关键是保持内

笔记

部环境的稳定，对有机体完整性的各种挑战会诱发身体做出各种反应以抗衡其所造成的威胁，这一看法构成了现代应激概念的基础。

美国哈佛大学的生理学教授坎农继承了伯纳德的思想，提出"内稳态"的概念，认为如果机体不能应付外界刺激对身体内稳态的挑战，或者不能通过适当的反应加以抗衡以便重新恢复到正常的内部状态，那么就会造成组织损害或死亡。

2. 概念的历史演变　"应激之父"塞里在 1936 年首次使用"stress"这个概念，认为当个体处于紧张、疼痛、外伤等不同刺激之下，都会产生相似的反应，如血压升高、心跳加快、血糖升高等，他将这种非特异性的反应称为一般适应综合征（general adaptation syndrome，GAS）。他把应激分为警觉反应期、抵抗期和衰竭期三个阶段。当个体遭遇到体内或体外应激源时，就会产生警觉反应，由此而引起一系列防御反应，主要表现为心肌收缩加强，心跳加快，呼吸频率增加，为机体提供更多的氧气等，如果应激源解除，警戒反应就会消退；否则，就会进入应激的抵抗期，机体内会出现各种更加复杂的神经生理变化，来动员全身能量来抵抗应激源；如果应激源仍继续存在，机体就会进入衰竭期，此时能量已耗尽，机体表现为头痛、焦虑、全身不适、精神紧张持续加重，严重时甚至可能导致个体衰竭死亡。

20 世纪 60 年代，美国心理学家拉扎勒斯强调认知评价在应激反应中的中介作用，从而给应激的概念注入了新的心理内涵。

3. 心理应激（psychological stress）　是个体在察觉需求与满足需求和能力不平衡时，倾向于通过整体的生理和心理反应表现出来的适应过程。该定义强调了应激是一种机体面对环境威胁和挑战的适应和应对过程，其结果可以是不适应或适应；应激源可以是心理的、生物的、社会的或文化的；应激过程受机体多种内外因素的影响；认知评价在应激过程中起关键作用；应激反应可以是心理的、生理的或行为的。

（二）应激源

1. 定义　应激源（stressor）是指能够引起个体产生应激的各种因素，包括客观刺激和个体的主观评价。

2. 分类　应激源的分类学界尚未统一，常用分类如下：

（1）躯体性应激源：指直接作用于机体产生应激反应的刺激物，包括生物的、化学的和物理的刺激物。例如微生物、损伤、电击、高温、低温、辐射和噪音等。这类应激源通常先引起生理反应，当个体对生理反应进行认知评价时，意识到所造成的损伤或威胁后，才导致了应激反应。

（2）心理性应激源：指来自个体头脑中的一些紧张性信息，包括各种挫折与心理冲突、不祥预感、过高期望、工作压力以及人际冲突等。一般认为，与客观现实不相符的认知评价是导致心理应激的主要因素。

（3）社会性应激源：指个体在社会中遇到突发事件或强烈的生活状况改变，包括重大的经济和社会变革、战争、自然灾害、意外事件、家庭危机、失业等。

（4）文化性应激源：指个体因遭遇不同的语言、生活方式、风俗习惯和宗教信仰等引起应激的刺激或情境，如迁居或留学异国他乡，由于语言、生活习惯的不同而出现刺激反应。

社会性应激源在人类生活中最为普遍。1967 年美国华盛顿大学医学院的医学家霍尔姆斯（Holmes）和瑞赫（Rahe）通过对 5000 多人进行社会调查，编制了"社会再适

笔记

应评定量表”(Social Readjustment Rating Scale，SRRS)，对生活事件(life events)进行了量化(表6-1)，该量表共列出43种生活事件，每种生活事件标以不同的生活变化单位(life change units，LCU)，用以检测事件对个体的心理刺激强度。霍尔姆斯发现，LCU一年累计超过300，第二年有86%的人将会患病；若一年LCU为150～300，则有50%的人可能在第二年患病；若一年LCU小于150，第二年则可身体健康。

表6-1　社会再适应评定量表

生活事件	LCU	生活事件	LCU
1. 配偶的死亡	100	23. 儿女离家	29
2. 离婚	73	24. 姻亲纠纷	29
3. 夫妻分居	65	25. 杰出的个人成就	28
4. 坐牢	63	26. 妻子开始或停止工作	26
5. 家庭成员死亡	63	27. 上学或毕业	26
6. 个人受伤或患病	53	28. 生活条件的变化	25
7. 结婚	50	29. 个人习惯的改变	24
8. 被解雇	47	30. 与上司的矛盾	23
9. 复婚	45	31. 工作时数或条件变化	20
10. 退休	45	32. 搬迁	20
11. 家庭成员健康变化	44	33. 转学	20
12. 妊娠	40	34. 娱乐改变	19
13. 性的困难	39	35. 宗教活动变化	19
14. 家庭增加新成员	39	36. 社会活动变化	18
15. 业务上的再调整	39	37. 抵押或贷款少于万元	17
16. 经济状况的变化	38	38. 睡眠习惯上的变化	16
17. 好友死亡	37	39. 一起生活的家庭成员数目变化	15
18. 工作性质变化	36	40. 饮食习惯改变	15
19. 夫妻不睦	35	41. 休假	13
20. 抵押超万元	31	42. 圣诞节	12
21. 抵押品赎回权被取消	30	43. 轻微违法行为	11
22. 工作职责上的变化	29		

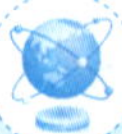

知识链接

日常生活困扰量表

日常生活中发生的琐事由于其累积效应也是造成许多人生活应激的主要原因。卡奈特等编制了一个《日常生活困扰量表》，该量表中列出了117种美国人生活中常见的会引起应激反应的琐事，其中最为常见的10种依次是：为体重操心、为家庭成员的健康操心、生活日用品提价、居所保养、要做的事太多、东西放错地方或丢东西、庭院或屋外保养、财产投资或交税、预防犯罪、为身体操心。

笔记

二、应激反应

应激反应（stress response）指个体由于遭遇应激源而出现各种生理和心理等方面的变化。个体在应激源的刺激作用下，会出现涉及多个层面的应激反应。通常，应激反应可以分为心理反应和生理反应。

（一）应激的心理反应

1. 认知反应　应激引起的认知反应包括积极和消极两方面。适当的应激水平可引起积极的认知反应，如警觉性提高、注意力更集中、思维更敏捷、观察更仔细、记忆效果更强等；但如果应激水平太高或处于应激状态的时间过长，就会引起消极的认知反应，包括警觉性降低、注意力更易分散、记忆范围缩小，组织能力和规划能力减退、客观公平的评判能力降低、错觉和思维混乱增加等。

2. 情绪反应　认知引起的情绪反应也包括积极和消极两方面。适当的应激水平会使个体保持适度的紧张和焦虑，从而有助于完成任务。当应激水平过高时，身体和心理的紧张程度也会随之增加，个体就会变得异常焦虑、抑郁和恐惧；个体变得多疑、过分敏感，甚至出现性格特征的改变，如由热心转变为冷漠，由民主转变为独裁，感情冲突的次数增多，自我评价降低，无能力、无价值感增强等。

3. 行为反应　高强度应激所导致的行为反应有很多不同的表现。如工作热情减少，迟到和旷工次数增加，工作出现问题时将责任归结于他人；对任何事情兴趣降低，甚至原来喜欢的兴趣爱好也感到索然无味；容易忽视一些新信息，难以注意细节问题；睡眠质量下降甚至出现失眠；吸烟、酗酒、滥用药物现象出现或增加；表现出离奇古怪的行为，如经常独自发呆或者自言自语等；严重者还会出现自杀倾向。

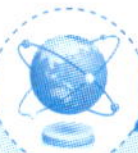

知识链接

习得性无助

想象一下，如果你突然发现自己无论如何也无法改变现状，你将感觉如何？你可能会感到失望和无助。那么接下来你会怎么做？还会去努力尝试吗？

在一项动物实验中，把狗放到笼子里，同时给狗以电击，狗无论做出任何自主反应都不能逃避电击。然后把狗放到另外一只笼子里，这只笼子中间有块隔板，只有一边有电击，意味着在正常情况下，这只狗为了逃避电击可以轻而易举的从一边跳到另一边。但结果发现，经历过电击实验的狗只是稍微挣扎了几下，然后趴在地上，被动的忍受电击，而不会尝试跳到另一边。心理学家马丁•塞利格曼将这种现象称为“习得性无助”。后来发现在人类身上也普遍存在这种现象，即当个体面对应激一旦意识到自己无论怎样努力，都无法改变结果时，就会变得悲观、失望和无助，哪怕外界环境改变了，也不会再做任何尝试。

（二）应激的生理反应

应激源刺激机体时，人的感觉器官会产生神经冲动，并通过感觉传导通路到达中枢神经系统的下丘脑、大脑皮质、边缘系统等部位，机体的神经系统、内分泌系统和免疫系统均产生相应的生理功能变化。

1. 心理 - 神经中介机制　主要通过交感神经 - 肾上腺髓质系统进行调节。外界刺激产生的神经冲动，经过中枢的加工、处理后下传，激活交感神经，进而兴奋肾上

笔记

腺髓质系统，释放大量的肾上腺素和去甲肾上腺素，导致心率加快、心肌收缩力增强、心输出量增加、血压升高，同时引起胃肠蠕动减慢、消化腺分泌减少、呼吸加快、出汗、代谢增强、肝糖原和脂类分解加速。当机体适应应激情境后，这些生理反应逐渐消失。

2. 心理-神经-内分泌中介机制　主要通过下丘脑-垂体-靶腺轴系统地进行调节。持久而强烈的刺激传入中枢神经系统，在激活交感神经-肾上腺髓质系统的基础上，进一步促进下丘脑合成促肾上腺皮质激素释放因子分泌，刺激垂体前叶释放促肾上腺皮质激素。糖皮质激素作用于机体则发挥抗炎、升高血糖，促进脂肪和蛋白质的分解、增强机体对内毒素抵抗力的作用；盐皮质激素分泌增多则引起水钠潴留，排钾增多。在应激反应中，胰腺和甲状腺等内分泌腺也起一定作用。

3. 心理-神经-免疫系统中介机制　心理应激可以影响免疫系统功能，包括大脑皮质、边缘系统、下丘脑及众多神经核团在内的中枢神经系统广泛参与了免疫功能的调节，如导致胸腺和淋巴组织退化或萎缩，抗体反应抑制，巨噬细胞活动能力下降，嗜酸性粒细胞减少和中性粒细胞向炎症部位移动受抑等。一般认为轻微的应激不影响免疫应答，中等强度的应激可增强免疫应答，强烈而持久的应激则显著抑制免疫应答。短暂且微弱的应激一般对机体免疫功能不构成损害，只有当应激过于强烈或虽不强烈但持续几周甚至几个月以上，才会减弱免疫系统的功能，使机体在各种疾病面前变得脆弱不堪。因此，长期处于应激状态下，可增加人的患病机会。

第二节　心理防御与应对

心理防御与应对是个体处于应激状态时所表现出的改变，心理防御机制主要是潜意识运用的心理保护机制，而应对则是个体在意识控制下的认知与行为措施，心理防御机制可以通过有意识的训练成为习惯性的应对行为。

一、心理防御机制

（一）概念

心理防御机制（mental defense mechanism）是一种自我防卫功能，属于精神分析学说的主要概念之一。1894 年，弗洛伊德在《防御性神经精神病》中第一次提出心理防御机制的概念，他认为心理防御机制是“个体在潜意识中，为减弱、回避或克服本我和自我的冲突带来的挫折、焦虑、紧张等而采取的一种防御手段，借以保护自己”。简言之，心理防御机制是指个体在应对挫折或压力及适应环境时无意识采用的心理策略。它是人们在潜意识中以某种心理活动方式调整自己与现实的关系，使之在心理上更加容易接受，不至于引起太大的痛苦和不安，以保护心理安宁的方法。

（二）主要的心理防御机制

通常，人们在面对挫折或压力时会不自觉地运用各种心理防御机制，如果运用得当，可在一定程度上缓解痛苦，帮助其渡过心理难关；如果过度运用则会表现出焦虑、抑郁等情绪反应。一般来说，心理防御机制包括潜抑、否认、投射、转移等各种形式，具体如下：

1. 潜抑（repression）　是一种最常用的心理防御机制，此机制是指个体将一些自

笔记

我所不能接受或具有威胁性、痛苦的经验及冲动，在不知不觉中从个体的意识中排除，抑制到潜意识里，但它们并没有消失，在某些场合下，这种潜意识会自动出现，如“触景生情”、梦境、笔误、口误等。潜抑对正常个体的人格发展是必要的，能够有效的缓解痛苦和压力，但是如果过度地依赖潜抑来处理压力，将来可能会出现神经症状，甚至导致其他心身疾病的出现，如溃疡、关节炎、支气管炎、癔症及阳痿等。

2. 否认(denial) 是一种比较原始而简单的防卫机制，其方法是对某些客观现实不承认，特别是对已发生过的不愉快、不幸的事加以否定，认为它根本就没发生过，以减轻心理上承受的压力和痛苦。这种现象在日常生活中处处可见，如亲人突然离世，家属却坚信他还存在，甚至保持其在世时一样的生活方式。此种心态又称“鸵鸟心态”，类似的说法有“掩耳盗铃”、“眼不见为净”。

3. 外投射(projection) 指个体在潜意识中，将内心某些不能被自己良心或社会规范所接受的态度、动机或欲望等转移到别人身上，以减轻或逃避内心的焦虑与痛苦。外投射是一种不成熟、幼稚的防御机制。人们常说的“以小人之心，度君子之腹”和“五十步笑百步”就是典型的外投射表现。外投射严重时，即发展为病态的精神病性妄想，如有被害妄想的患者总是认为别人要谋害他，以掩盖其自身仇恨施暴的冲动。

4. 反向作用(reaction) 当欲望和动机不为社会所接受，如果表现出来可能会导致不良后果或受到处罚，因此个体压抑自己的欲望或冲动，并使其表现出相反的行为，以掩盖其本意。如有人内心凶狠，但表面上表现得很和善、友爱。一位继母根本不喜欢丈夫前妻所生之子，但恐遭人非议，乃以过分溺爱、放纵的方式来表示自己很爱他。“此地无银三百两”的故事则是反向作用的典型例子。

5. 转移(displacement) 指个体由于受理智、社会规范或伦理道德的制约，将自己对某对象的欲望、情感或态度转移到另一替代者身上，以减轻自己心理上的焦虑。日常生活中迁怒于“替罪羊”的行为就属于转移机制，心理治疗中的正负移情作用也属于此。

6. 合理化(rationalization) 又称文饰作用，是人们日常生活中使用最多的防御机制。它是指个体无意识地采用貌似合理的解释来为其难以接受的情感、行为、动机进行辩护，以使其可以接受，摆脱焦虑或痛苦的心理和维持自尊。如丢钱包时，人们常说破财消灾。合理化常有两种表现：一是“酸葡萄心理”，即当所追求的东西因能力不够而无法获得时，就加以贬抑和打击。二是“甜柠檬心理”，即企图说服自己和别人，执著地认为自己所做成或拥有的是最佳的抉择。

7. 抵消(counteraction) 指以象征性的语言和行为，来抵消所发生的不愉快事件，从而减轻或弥补内心的愧疚与不安。生活中，人们运用抵消机制的例子屡见不鲜，如过年时打碎东西要说“岁岁平安”。

8. 退行(regression) 又称倒退，指个体在遭遇到挫折时，表现出其年龄所不应有的幼稚行为反应。如果人们常常“退化”，使用较原始而幼稚的方法来应付困难，利用自己的退化行为来争取别人的同情与照顾，避免面对现实的问题与痛苦，那么这种退化就不仅是一种现象，而是一种心理症状了。

9. 幻想(fantasy) 指一个人遇到困难时，利用幻想方式，使自己脱离现实，从幻想境界中获得内心满足，“白日梦”即为一种幻想。儿童心存幻想大多是正常现象，如一名体弱儿童受到年长孩子的欺负时，就幻想自己变成大力士，让所有人都害怕，但

笔记

若成年人常出现类似幻想，则多属病态。

10. 代偿（compensation）　又称“补偿”，指为了减轻生理或心理上的缺陷所引起的痛苦和自卑感，不自觉地努力发展自身其他方面的才能，选择其他能获得成功的活动来代替，借以弥补因自身原有缺陷而丧失的自尊与自信。代偿本身是一种较为成熟的防御机制，这一机制如果使用恰当，不仅可弥补缺陷，而且会转化出巨大的动力，但若过度补偿，则会导致病态。

11. 幽默（humor）　当个体处于不利或尴尬的境地时，以奇特、讽喻、含蓄等方式自我解嘲，从而摆脱困难或难堪的局面。这是一种积极的、成熟的防御机制，有益于身心健康。

12. 升华（sublimation）　指个体把社会不能接受而被压抑的动机或欲望转向较高尚的目标和方向加以表达，以保持其内心的平衡与宁静。如攻击欲望特别强烈的人，可以将此欲望加以升华，使自己成为一名出色的警察或拳击运动员。运用升华机制，一方面可以使个体的原始冲动得到化解，减轻烦躁和不安；另一方面还能使个体得到满足感和成就感。有心理学家这样说：“升华是人们适应环境最具有积极意义的建设性防御机制。

二、应对方式

（一）概念

应对方式（coping style）又称应对（coping）、应对策略（coping strategies），是个体面临应激情境时，为减轻事件对自身的影响而做出的认知性和行为性努力。在应激条件下，大多数人会依据所面对的问题或情境要求而采用多种不同的应对方式（图6-1）。

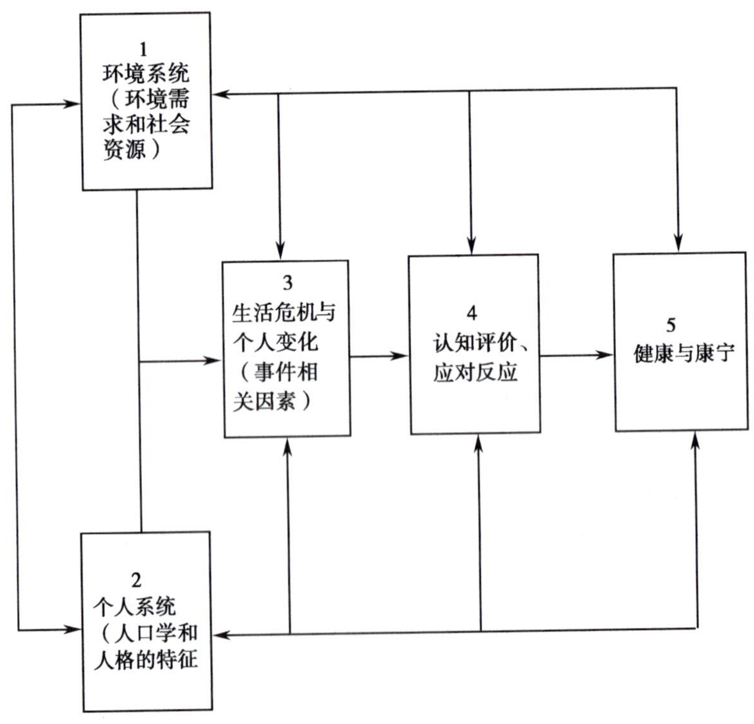

图6-1　应对的综合概念框架

目前，应对方式的分类尚不统一，拉扎勒斯和福克曼依据应对的侧重点不同，将应对分为注重问题的应对和注重情绪的应对，这一分类方法被人们广泛认可。注重问题的应对是指当事人将注意力集中到他所面临的问题或应激源上，考察分析、设法改变或解决应激的情境；注重情绪的应对则将应对的重点放到对应激的情绪反应上，当事人努力减轻焦虑等情绪反应，而不是直接处理造成此种情绪的应激源。

Moos 和 Schaefer（1993）根据应对方式的不同将其分为认知性、行为性两类，再结合应对的综合性概念框架，考虑应对取向性因素，基于前两种分类，再形成认知探索型、行为探索型、认知回避型，共四大类八个亚型（表 6-2）。

表 6-2　应对方式及其亚型

基本类型	亚型（询问方式举例）
认知探索型	（1）逻辑分析型（考虑过不同处理问题的方法吗？）
	（2）择代型（遇到和别人同样的问题，怎样比别人过得更好？）
行为探索型	（3）寻求指导和支持型（与朋友讨论过这个问题吗？）
	（4）采取行动型（制定计划并执行吗？）
认知回避型	（5）忘记事件型（试图忘却整个事件吗？）
	（6）转换目标型（想过另一个目标会有转机和希望吗？）
行为回避型	（7）寻求新欢型（参加过其他新的活动吗？）
	（8）情绪释放型（试过不停地喊叫直到筋疲力尽吗？）

（二）有效的应对方式

1. 改变认知　通常情况下，人的消极情绪往往来自于对事物的错误评价或者仅注重事物的消极方面，从而增加解决问题的困难。通过对事件的重新认识，或者换个角度看问题、多关注事件的积极方面，可改变最初的不良认知，从而帮助个体减弱消极情绪甚至转变为积极情绪。

2. 释放情感　应激过程中产生的不良情绪“宜疏不宜堵”，因此释放情感是处理情绪问题的一种有效方法，如倾诉、哭泣、吼叫、写日记、攻击等。倾诉是常见的释放情感方法，把不愉快的事和不良的情绪倾诉出来能有效减缓压力，如果能得到同情、安慰、支持则更有效。对不善于在他人面前表达情绪者可以采用写日记等方法达到释放情感的目的。

3. 行为调整　通常情况下，人的情绪状态在一定程度上会影响其行为；反过来，个体的行为改变也可以调整其情绪。

（1）分散注意力：即采用“转移”的应对方式，指导个体通过适当的活动、如锻炼、听音乐、旅游等，转移个人对应激源的注意，缓解应激反应。

（2）自我松弛训练：松弛训练源于一个基本假设，即一个人不能同时既放松又紧张。当个体处于应激状态时，交感神经系统兴奋，副交感神经系统则处于抑制状态，而通过松弛训练，可使副交感神经兴奋，达到心率减慢、肌肉松弛、改善不良情绪、缓解应激状态的目的。常用的放松训练方法，如自我暗示、自我催眠、静默术、瑜伽、渐进性放松术、冥想等。其中冥想是抵抗压力、排除烦恼，让身心放松最有效的心理学技能之一。冥想的方法：如将注意力集中在鼻孔上，感觉吸入时的凉爽气息和呼出时的热烘气息；或集中在腹部的轻微起伏上。

笔记

（3）体育锻炼：体育锻炼是缓解压力，减轻焦虑的简单而有效方法。剧烈的身体运动能产生积极的情绪变化，减少焦虑和肌肉紧张的状态。有规律的剧烈运动常伴有随后的松弛状态，这种“反跳式”松弛可以持续几个小时，在此期间可以阻断任何应激情景引起的反应。通过体育锻炼，个体能够控制自身的生理活动，促进掌握克服应激反应的感觉。同时，体育锻炼有助于释放积累的能量，使注意力转向其他事情而忘掉使身体堆积的压抑。

4. 提高能力　许多应激的产生是由于人们缺乏解决问题的能力，因此学习解决问题的方法是最直接的问题应对策略。如实习护生应对输液失败最有效的策略是掌握输液的技巧，学会处理各种输液中可能遇到难题，有助于树立临床护理工作的信心。此外，日常生活中的许多应激源是由人际关系不协调引起的，故加强个体社会交往技能的训练，可减少来自人际交往方面的应激源，从而减轻由此引起的心理压力。

5. 寻求支持　个体如果拥有一个强大的来自朋友、家庭和同事的社会支持系统，就可以承受强烈的刺激；即使产生了应激反应，强大的社会支持系统仍然可以帮助个体降低应激反应带来的消极影响。例如在临床工作中加强患者的家属、朋友、同事、领导以及医务人员对患者的支持程度，可以减轻患者的焦虑、抑郁等不良情绪，使其树立战胜疾病的信心，促进其康复。

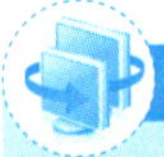

知识拓展

职场中的心理援助——EAP

EAP（employee assistance program），译为“员工援助计划”，起源于20世纪20～30年代，于80年代由美国引入欧洲及其他地区并迅速发展。目前，世界500强企业中，有80%以上建立了EAP，我国近年才开始兴起。

该计划是为工作场所中个人、企业提供咨询的服务项目。服务项目涉及个人生活、工作问题和企业发展。具体项目需要根据个人和企业的情况、要求进行定制，包括为员工提供保密个人评估、心理咨询和治疗服务等。EAP是企业为员工提供的系统、长期的援助项目。其主要提供服务人员包括：心理咨询专家、管理专家、律师以及家政服务人员等。

EAP的应用范围越来越广，不仅包括各类企业，还包括政府部门和军队。目前医疗行业也正逐步开展应用，帮助医务人员保持良好的身心健康、快乐工作和幸福生活。

第三节　心身疾病

近半个多世纪以来，心身疾病对人类健康构成了严重的威胁，是造成疾病死亡率升高的主要原因，日益受到社会各界的重视。心理社会因素与生物学因素共同影响着疾病的发生和演变，因此，在心身疾病的诊断与治疗过程中，必须全面考虑这些因素的影响，从而提出相应的心理干预措施。

一、概述

（一）心身疾病的概念

心身疾病（psychosomatic disease），亦称心理生理疾病（psychophysiological disease），

笔记

是一些与心理社会因素密切相关的躯体疾病的总称。目前，关于心身疾病的定义有狭义和广义两种。狭义的心身疾病是指心理社会因素在发病、发展过程中起重要作用的躯体器质性疾病，例如消化性溃疡、原发性高血压等。心理社会因素在发病、发展过程中起重要作用的躯体功能性障碍，被称为心身障碍(psychosomatic disorders)，例如偏头痛、神经性呕吐等。广义的心身疾病则包括了狭义的心身疾病和心身障碍。

（二）心身疾病的流行病学特征

由于不同国家对心身疾病界定的范围不同，因此流行病学调查结果也有所差异。以门诊与住院人群为调查对象，国外研究结果显示其中10%～60%为心身疾病，而国内数据显示约为30%。一般来说，心身疾病的流行病学特征具有以下几个方面：

1. 性别　女性心身疾病患病率略高于男性(约为3∶2)，但冠心病、消化性溃疡、支气管哮喘等个别病种的患病率则男性高于女性。

2. 年龄　从青年期到中年期，其心身疾病患病率呈上升趋势，更年期或老年前期达到高峰，而65岁以上及15岁以下的人群的患病率较低。

3. 职业　通常脑力劳动者心身疾病患病率高于体力劳动者。

4. 性格　某些心身疾病与特定的性格类型有关，如A型性格者易患冠心病，C型性格者易患癌症。

5. 社会文化环境　不同的社会文化环境，心身疾病的患病率也不同。以冠心病为例，患病率最高的国家为美国，其次为芬兰、希腊及日本，最低者为尼日利亚。

（三）心身疾病的分类

Alexander最早提出了七种经典的心身疾病：溃疡病、溃疡性结肠炎、甲状腺功能亢进、局限性肠炎、类风湿关节炎、原发性高血压及支气管哮喘。此后，各国对心身疾病的分类方法各不相同，无统一标准。一般习惯按照各系统和临床各科进行分类，以便及时诊治。

1. 消化系统　胃或十二指肠溃疡、神经性厌食症、神经性呕吐、溃疡性结肠炎、神经性呕吐、胆道功能障碍和慢性胰腺炎等。

2. 心血管系统　心律失常、冠心病、原发性高血压、心肌梗死等。

3. 呼吸系统　支气管哮喘、神经性咳嗽、过度换气综合征等。

4. 皮肤　神经性皮炎、瘙痒症、牛皮癣、慢性荨麻疹、湿疹、银屑病等。

5. 内分泌系统　甲状腺功能亢进、肥胖症、糖尿病、更年期综合征等。

6. 神经系统　睡眠障碍、紧张性头痛、偏头痛、自主神经功能紊乱、多发性硬化症等。

7. 泌尿生殖系统　月经紊乱、经前期综合征、功能失调性子宫出血、性功能障碍、激惹性膀胱、遗尿症等。

8. 骨骼肌肉系统　腰背痛、书写痉挛、肌痛等。

9. 其他　癌症、咽部异物感、美尼尔综合征、原发性青光眼、口腔炎等。

二、心身疾病的发病机制

1. 心理动力学理论　心理动力学理论源于精神分析学说，代表人物是美国学者亚历山大(F.Alexander)。亚历山大提出了“冲突特异理论”，强调心理冲突在心身疾病中的作用。该学说认为，幼年时出现的心理冲突常常被压抑到潜意识中，当长大后

笔记

的个体遇到相似的情境激发时，便会重新出现。如果复现的心理冲突不能恰当的疏泄，就会通过过度活动的自主神经系统加以发放，容易引起自主神经系统的功能障碍以及所支配器官的损伤。因此，亚历山大认为只要根据个体心理冲突的性质，就可以预言他将会患何种心身疾病。

2. 心理生理学理论 该理论以坎农的情绪生理学说、塞里的应激学说以及巴甫洛夫等人的"皮层 - 内脏"学说为基础，而后通过诸多学者的长期研究发展起来的。从心理生理学的角度看，各种不同的应激源须通过心理生理反应作用于脆弱易感的身体器官方可最终导致疾病。此外，该理论也重视心理社会因素在不同遗传素质个体身上致病的差异。有学者研究发现，高胃蛋白酶原血症的个体在相似的情境下更易出现消化性溃疡，从而确认个体素质的易感性在心身疾病发生中的重要作用。

3. 学习理论 学习理论是行为主义理论的基础。该理论认为，某些个体罹患心身疾病系通过学习获得的，包括经典条件反射、操作性条件反射和观察学习。传统的学习理论强调心身疾病是通过条件反射形成的，如对花粉过敏的哮喘患者，在仅仅想到"花或花粉"等词语时即可出现胸闷、喘息的表现。另外，操作性条件反射理论也可以解释人类的许多疾病行为，如厌食、贪食、过度换气综合征等。社会学习理论认为在一定的社会情境中，人们仅通过观察或模仿他人的行为就可迅速地进行学习，并获得新行为，如儿童的某些习惯可能是对大人习惯的模仿，即通过观察学习而获得。现代研究认为，许多常见、多发的心身疾病都和不良的行为习惯有关，因此，通过学习建立健康的行为习惯则可有效的预防心身疾病。由此可见，行为主义的学习理论不仅为心身疾病的产生做了理论上的阐释，而且为心身疾病的治疗开创了崭新的途径。

三、心身疾病的诊断与防治原则

（一）心身疾病的诊断

1. 诊断要点 目前认为，对心身疾病的诊断应从生理、心理及社会因素进行多方面、多层次、多维度的分析。此外，心身疾病作为整体概念，各疾病之间也有些共同的诊断要点，而心身疾病的阳性指征为正确诊断提供了依据。常见的心身疾病阳性指征如下：

(1) 存在明确的心理社会刺激因素。

(2) 个体患病与其心理应激发生有密切时间关系。

(3) 病情波动与心理应激程度及个体情绪体验有关。

(4) 个体有特定的性格特征或心理缺陷。

(5) 个体可能有童年的特殊心理体验。

2. 诊断程序

(1) 病史评估：除采取与临床各科病史采集等相同方式，还应注意收集患者心理、社会的相关资料，如个体的心理发展、个性或行为特点、社会生活、人际关系、家庭支持等，初步分析其中与心身疾病发生、发展关联的因素。

(2) 身体评估：除基本的物理检查，还应注意患者在诊查过程中的心理行为反

笔记

应，如是否过分敏感、拘谨等。有时可从患者接受检查的特殊反应中析出其心理素质特点。

（3）心理评估：对初步疑似心身疾病者，结合其病史资料，采用访谈、行为观察、心理测评及必要的心理生物学方法，对其进行较为系统、全面的检查，以确定心理社会因素的性质和内容，以及其在疾病发生、发展和转归中的作用。

（4）综合分析：依据上述各程序的评估结果，结合心身疾病阳性体征，判断其是否为心身疾病，为何种心身疾病，哪些心理社会因素起重要作用，可能的作用机制等。

（二）心身疾病的预防原则

1. 心身疾病的个体预防

（1）培养健全的个性：心理学家认为，个性是在遗传与环境的交互作用下逐渐形成并发展的。遗传主要是指那些与生俱来的解剖生理特点，如神经系统、感觉器官和运动器官的特性。后天环境主要通过家庭、学校、社会对个性产生影响。因此，培养健全的个性要特别注意早年的生活影响。

（2）保持良好的情绪：研究表明，乐观、开朗、愉快的情绪能够激发免疫功能，增强机体对疾病的抵抗力。而悲观、消极的情绪不仅可以致病，还可以促进疾病发展，或者加速其恶化。

（3）建立和谐的人际关系：良好的人际关系有助于获得安全感和归属感，给人带来心情愉悦和精神满足，促进个体的身心健康；而不协调的人际关系使人感到紧张和压抑，可产生孤独、愤怒、敌视等不良情绪，易导致心身疾病。

2. 心身疾病的群体预防

（1）家庭：和睦、民主、健康的早年家庭氛围和家庭教养方式对培养个体良好的情感、性格至关重要，父母应该为子女在成长的过程中营造一个温暖、和谐、民主的家庭气氛。

（2）学校：学校教育是一种有目的、有计划的培养人的活动。英国思想家欧文说："教育人就是要形成人的个性。"儿童接受学校教育的时期是个性形成的关键时期。学校教育对儿童个性形成与发展起着主导作用，他们在学校中不仅掌握一定的科学文化知识，也接受一定的意识形态和掌握一定的道德标准，学会为人处事的方式，并形成自己的个性。

（3）社会：全社会都应关注心身疾病的预防，积极开展广泛的心理健康教育，建立心理健康保健网络，在学校、企业等增设心理健康专业机构等，创造良好的学习环境和工作环境，形成健康的社会风气。

（三）心身疾病的治疗

心身疾病的基本治疗原则为分清标本缓急，实施心身并治。一要采用生物医学技术处理患者的躯体症状及病理改变；二要在心理社会水平上给予相应的干预。

对于躯体症状严重的急危重症患者，应以躯体对症治疗为主，待病情缓和稳定时再有针对性地实施心理治疗；对于某些慢性病程、心身症状并现的患者，在开展适宜在生物医学治疗的同时，宜积极开展心理干预；对于心理症状明显，伴躯体功能障碍或病理改变较轻的患者，则应以心理治疗为主，辅以生物医学治疗。对于心理症状严重的患者，必要时也可选用一定的精神药物辅助治疗，目的在于减轻患者焦虑、抑郁等心理症状，调节自主神经系统功能，为心理治疗提供良好的条件。

笔记

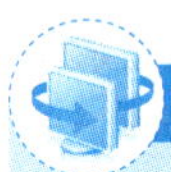

知识拓展

心理应激对免疫功能的影响

自从1976年Ader首先提出心理免疫学后，这一领域已进行了大量的研究。许多研究证明，心理应激与人体免疫功能有关，心理应激是从多环节来影响免疫功能的。Ader认为免疫系统从易感素质和发病诱因两方面对多种疾病的发生起着中介作用，而心理应激是通过神经内分泌对免疫产生影响，继而引起疾病。有动物研究显示，拥挤、约束、噪音以及暴露在凶恶动物前，都将增加动物机体对某些受免疫功能影响的疾病的易感性。还有针对健康人受到心理应激后的研究，发现其大脑皮质功能失调，激发器官特异性自身变异过程，出现抗脑、抗心肌等自身抗体。

四、常见心身疾病及其人格特征

（一）冠心病

1．人格特征　弗瑞德曼（1959）等心脏病学专家研究发现，冠心病患者中较多见的是A型行为模式，此类型行为表现包括有过分的抱负和雄心壮志，强烈的竞争性与好胜心，时间紧迫感、催促感，急躁、无耐心，对人怀有敌意、支配他人，不能放松、醉心于工作等。A型行为者遇到应激事件时，容易紧张、激动、愤怒、攻击和对人产生敌意。这时体内的儿茶酚胺与促肾上腺皮质激素过量分泌，使血压波动，血液黏稠度增加，血小板黏附力和凝聚性增强，血脂增高，加速血栓形成，最终导致冠状动脉供血不足。

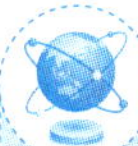

知识链接

冠心病的易感人格——A型行为

弗瑞德曼（M.Friedman）和罗森曼（R.H.Rosenman）是美国的两名心脏病学家。有一次，他们请来了一位木工修理诊所里的候诊椅。修完后，木工好奇地说，这里的椅子很奇怪，只是前沿用坏了，其他地方完好无损。木工的一番话给两位医生很大的启发。他们经过仔细观察发现，之所以如此，是由于他们的患者不能很放松地、舒适地背靠椅背坐着就诊，而是像军人一样坐着。由此他们推测，冠心病可能与持续紧张有关。

初期的研究中，他们比较了冠心病患者和非冠心病患者的行为特点，发现了很大的差异。于是，将对许多冠心病患者观察中经常可以发现的典型行为称为“A型行为模式”，相反，则称为“B型行为模式”。一项长达八年的研究发现，A型行为者中冠心病的发病率是B型行为者的三倍。由此说明，A型行为模式可能是冠心病的独立于其他传统危险因素之外的主要致病因素，也可以说A型行为模式是冠心病的一种易感人格类型。

2．心理和社会因素　社会生活中的负性生活事件如亲人死亡、工作压力大、人际关系差等被认为是冠心病的重要诱发因素之一。有研究发现，在配偶死亡后的两年中，冠心病患者的死亡率显著增加。另有资料显示，冠心病患者发病前生活事件频度和紧张值显著高于健康人群。由于受各种生活事件的影响，冠心病患者极易产生愤怒、焦虑、恐惧、孤独等不良情绪。当人处于负性情绪状态下时，机体的交感神经亢奋，大量释放加快心率、收缩血管的活性物质，使心率增快，心肌耗氧量增加，而此时的冠脉血管处在收缩状态，造成心肌供氧减少。这样，耗氧增加与供氧减少就形成

笔记

一对不可调和的矛盾，诱使冠心病患者发生不同表现形式的心血管急症。大量的临床研究结果显示，冠心病急性发作的患者中约65%在发病前有过负性情绪；情绪易激动的老人和沉稳冷静的老人相比，前者心血管急症的发病率是后者的6倍左右。

3. 生活方式　烟酒过量、过量摄入、高脂与高胆固醇饮食、肥胖、缺乏运动等生活方式已被公认与冠心病发病有密切关系，同时导致冠心病预后不良、治疗困难。

（二）原发性高血压

1. 人格特征　患者多具有急躁易怒、行为冲动、求全责备、刻板主观等性格特点。目前对原发性高血压患者的人格特征仍有争论，有学者认为，原发性高血压患者具有与冠心病患者类似的性格特点，即A型行为模式；也有学者认为高血压患者的人格为多型性，可发生于各种个性特征的个体。一般认为，经常处于焦虑状态和易发生心理冲突的个体，高血压的发病率较高。

2. 心理和社会因素　负性生活事件所致的焦虑、紧张、愤怒等不良情绪常常成为高血压的诱因。许多患者在心情相对平静时，血压相对较低，而疲劳和焦虑时，血压急剧升高。动物实验研究结果表明，长期处于紧张刺激下的动物可出现高血压。研究发现，对1000多例血压正常者随访20年后，中年男性的焦虑、愤怒情绪以及愤怒时抑制情绪的发泄均可明显增加高血压的危险度。

3. 职业与环境　研究表明，那些需要注意力高度集中、精神紧张而体力活动较少的职业，以及对视觉、听觉形成慢性刺激的环境，可能是导致血压升高的因素。譬如，在高应激水平下工作的空中调度员，高血压发病率显著高于条件相仿的领航员，城市人群高血压的发病率显著高于农村。

（三）消化性溃疡

1. 人格特征　临床观察发现，这一类患者常常具有潜在的“溃疡易感素质”：他们对生活事件的刺激有着过激的反应并容易累积，通过负性情绪反应使损害定向到消化器官。大量研究表明，以下个性特征的人患有消化性溃疡的几率较大：①喜欢竞争；②独立性和依赖性的矛盾抗争；③情绪易变；④惯于克制；⑤过分关注自己，难相处。近几年，国内外学者多倾向于将胃、十二指肠溃疡分开进行研究，并认为十二指肠溃疡个性特征更具有典型意义。这类患者有显著的依赖、神经质人格和高度的焦虑、抑郁反应等。精神分析学家特别强调儿童早年母子关系的致病作用，认为若婴儿“口唇需求”较高而母亲未予以满足，可产生挫折，使胃酸和胃蛋白酶原分泌增加，导致消化性溃疡的发生。

2. 心理和社会因素　研究表明，消化性溃疡患者大多曾经历较多的负性生活事件，如家庭矛盾、经济压力、司法纠纷、失业等，消化性溃疡患者中吸烟、饮酒者也远高于一般人群，表明消化性溃疡患者承受着较高强度的心理压力。例如，二战期间英国伦敦与克拉克地区居民受到严重空袭，其胃、十二指肠溃疡穿孔的发生率明显上升。有研究发现，初诊为消化性溃疡或复发的患者中，分别有84%和80%在发病前一周内遭遇严重的生活事件刺激，而健康人在相同时间内仅有20%经历过严重的生活事件。流行病学调查表明，精神因素所致的抑郁、焦虑等负性情绪可使胃酸和胃蛋白酶分泌过多而腐蚀胃壁，诱发消化性溃疡的发生。

（四）支气管哮喘

1. 人格特征　哮喘的个性特征大都表现为依赖性强、幼稚、性格内向、焦虑、情

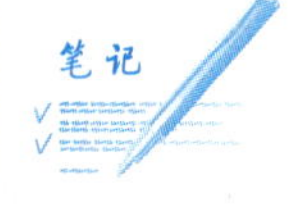

绪不稳、易激动等。近年来有观点认为：①支气管哮喘没有单纯的或统一的个性类型；②约有1/2的患儿有期望他人（特别是母亲及其替代者）保护的潜意识愿望，这使患者对与母亲分离特别敏感。当患儿做了让母亲生气的事情后，面对母亲的离去，哮喘就会发作；因为患儿认为，只有生病了，母亲才会疼爱他，而母亲的关心可能会进一步强化患儿的哮喘行为。

2. 心理和社会因素 经证实负性生活事件如亲人死亡、母子冲突、家庭不和、意外事件、个人欲望未满足、生活环境改变、过度紧张和疲劳等会诱发、加重哮喘症状。Sandberg等研究显示，经历了应激生活事件的哮喘儿童，其哮喘发作的可能性为平时的4倍，且在这些事情发生后6周，儿童再次发作哮喘的几率也是平时的2倍。而负性生活事件引发的不良情绪也可以进一步诱发哮喘或形成哮喘持续状态。有研究证实，与健康人相比，成年哮喘患者具有更多的心理障碍，如敏感、偏执、恐惧、焦虑、抑郁、敌对等，这些心理障碍又会成为哮喘发作的诱发因素，如此循环，病情会不断加重。

心身疾病是心理因素和生物因素综合作用的结果，培养健全的性格；保持良好的情绪，建立有效的心理防御机制能起到一定的预防作用。心身医学工作者应积极宣传心身医学知识，搞好组织建设和人员培训，创造和谐的自然和人文环境。

学习小结

1. 学习内容

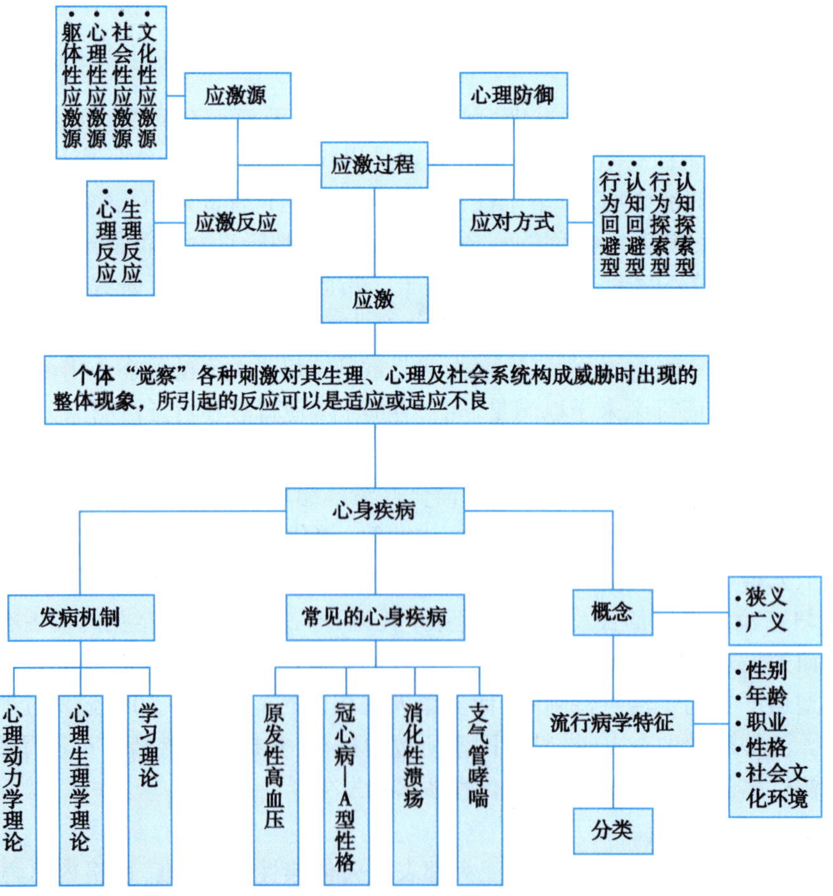

2. 学习方法

以现代生物-心理-社会医学模式为指导，理解应激概念及应激种类，心理健康的概念及标准，并在此基础上理解心身疾病的发病机制，重点把握人格因素在心身疾病发病中的重要作用。

（张淑萍）

复习思考题

1. 应激相关知识对临床护理工作有哪些指导作用？
2. 维护个体心理健康的策略有哪些？
3. 通过心身疾病的学习对自己的工作和生活有何启示？

笔记

第七章

患者心理的共性规律

学习目的

通过学习患者角色的概念、患者心理活动的内容及共性规律，有助于学生更加全面地理解患者心理需求与行为变化的原因，并为后续的心理干预和临床心理护理学习奠定理论基础。

学习要点

患者角色、患者的就医和遵医行为、患者心理需要的内容、患者心理活动的规律及心理反应的特点。

患者心理对疾病的发生、发展、预后及转归起着非常重要的作用。研究表明，针对患者的心理问题采取恰当的护理措施，不仅有利于患者的康复，还可以改善护患关系，提升服务质量，提高患者的满意度。因此，在临床护理工作中，护士不仅要了解患者患有哪种疾病，还要了解患者的人格特征、心理状态和心理问题。

第一节　患者与患者角色

角色是社会期待的行为模式，担当某一角色的人在特定的社会环境中所具备的社会身份和社会地位，并按照他人和社会期望履行社会职责，否则就会被认为是不适合或不恰当的。它规定一个人活动的特定范围、与其地位相适应的权利义务与行为规范，是社会对处于特定地位的人的行为期待。一个人一旦进入患者的角色，个体的社会行为必须符合患者角色的要求，否则，不利于个人的医疗过程，也会影响其正常的社会生活。

一、患者角色

（一）概述

1．患者角色概念　患者角色（sick role）又称为患者身份，是处于疾病状态中的患者应该具有的心理活动和行为模式。患者角色是以社会角色为基础的，是社会角色中一种重要的类型。因此，患者角色同其他的社会角色一样也是具有一定特征性的行为模式，享有一定的权利，同时必须履行相应的责任或义务。

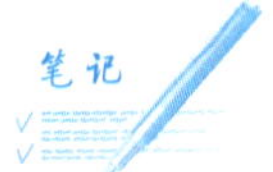

美国著名社会学家帕森斯（T.Parsons）首先从社会学角度提出“患者角色”的概念，将其概括为四个方面，被称为患者角色要素，即：①患者可以从常态的社会角色中解脱出来，并根据疾病的性质和严重程度，免除其平时承担的社会责任（或工作）；②患者对其陷入的疾病状态没有责任。通常个体对疾病本身无法控制，也不符合个体的意愿，患者本身就是疾病的受害者，他无需对此负责；③患者应该努力使自己痊愈，有接受治疗、努力康复的义务；④患者应寻求可靠的医疗技术帮助并在治疗中积极与医生、护士等配合，共同战胜疾病。帕森斯的理论强调了患者有从正常社会角色中解脱出来的权利，同时又有寻求医疗、早日康复的义务，这是符合患者角色的特点，但也存在一定局限性。如病情较轻者或慢性病患者不需要完全免除正常的社会责任和义务；而部分疾病如性病、艾滋病和成瘾等，患者是要承担道德甚至法律责任的。另外，并非每个人患病后都积极地寻求医疗帮助，还存在有病不治的情况。

弗雷德森（Fredeson）对此提出不同的看法，认为应从两个方面来分析其内涵：其一，个体是否脱离原有社会角色取决于疾病的严重程度。如果病情严重，需立即脱离原有社会角色而进入患者角色；如果病情较轻，则可以暂时离开或不离开原有社会角色。其二，进入患者角色后应承担的义务和获益有所不同，可分为三种情况：①条件性获益，以努力恢复原有角色为条件而暂时免除原有责任和义务；②非条件性获益，慢性患者和濒死患者被无条件地免除原有责任和义务；③耻辱性获益，例如成瘾患者，病后可免除正常责任与义务，但必须承担某些歧视与耻辱。

2. 患者角色基本特征　处于社会常态角色中的不同个体转为患者角色后，心理反应各不相同，但仍具有共同规律，归纳起来具有以下几种基本特征：

（1）社会角色退化：当患者进入疾病状态后，根据疾病性质及严重程度可获得休息和治疗的权利。此时原有的社会角色部分或全部被取代，患者角色占据主导地位。

（2）求助愿望增加：为尽快摆脱疾病、解除病痛，患者往往希望得到并主动寻求他人的帮助。有的患者将更多希望寄托于医护人员，他们主动与医护人员交流、沟通，表现出对医护人员的百般依赖。

（3）自控能力下降：因为疾病带来的躯体性不适，心理上的焦虑、恐惧，甚至社会的歧视，患者往往出现情绪不稳定，意志力减弱，自我调节能力降低。有时会因为难以控制自己情绪、无故乱发脾气而苦恼；有的则表现为指责、挑剔护理工作。

（4）康复愿望与动机强烈：渴望康复是患者的正常心理反应，每位患者都不愿疾病给自身带来损害或致残。因此，除接受医护人员的治疗和帮助外，患者会根据自己对疾病的认知选择自认为可以加速康复的某些方法，争取早日恢复健康。对此，医护人员应给予正确指导，加强医患合作。

（5）医患合作加强：患者自愿遵守医院规章制度，遵从医嘱并主动与医护人员建立良好沟通渠道，力争尽快摆脱疾病。

（二）患者角色适应

角色适应是指个体承担并发展一个新角色的过程。通常情况下个体是一个角色从，其心理、行为会根据角色转变而发生改变。当一个人由正常社会角色向患者角色转变，或由患者角色向正常社会角色转变时，其原来已有的心理和行为模式以及社会对他的期望和义务都随之发生相应变化。患者能够适应这一转变则称为患者角色

笔记

适应良好，若患者在转变过程中表现出一定的困难或障碍则称为患者角色适应不良。患者常见的角色适应不良有以下几种：

1. 患者角色缺如　指个体未能正常进入患者角色。这种情况是指医生已做出疾病的诊断，但患者否认自己患病或意识不到疾病的严重程度。患者角色缺如一般发生在患病初期。其原因可能是患者没有意识到自己已经患病，也可能是患者不能接受现实而采用的否认心理。有时一些个性因素也可以使某些人不愿轻易接受患者角色；或因意识到疾病意味着社会功能下降，或与求学、入职、婚姻等问题有冲突，使患者处于某种现实矛盾中而不愿承担患者角色。角色缺如对患者心理具有一定的缓冲和保护作用。但长期角色缺如可能延误治疗最佳时机，甚至导致严重不良后果。因此，医护人员应以恰当的方式引导患者，帮助其正视疾病及后果，使其尽快进入患者角色以获得及时治疗。

2. 患者角色冲突　是指患者虽然意识到自己有病，但在进入患者角色过程中与社会中的某些角色发生心理冲突，使患者感到焦虑、不安、烦恼，甚至恐惧，导致进入患者角色困难。当个体患有某种疾病时就意味着要从正常的社会角色向患者角色转化，但这并不代表正常社会角色完全消失。当患者追求某种需要的动机超过就医动机，或社会角色的重要性、紧迫性强，或个人责任心较强，都可能导致个体发生心理冲突。表现为患者因工作繁忙不能安心治疗，或不能放弃家庭责任而影响治疗，或者因长期担任某种社会角色形成行为习惯而难以进入患者角色。患者往往焦虑不安，甚至痛苦，其后果往往导致病情加重。

3. 患者角色恐惧　指个体对患者角色过度恐惧、担忧。其原因可能为缺乏对疾病的正确认识和态度；或是过多地考虑疾病的后果，而对自己的健康过度悲观。他们往往四处就医，或是自己滥用药物。一旦疗效不好，还可能任疾病发展，拒绝继续治疗。

4. 患者角色消退　指个体进入患者角色后，由于多种原因导致患者过早转入社会常态的角色行为。一般发生在疾病中期或后期，疾病尚未痊愈，而家庭、工作或社会角色中突发紧急事件，要求患者履行相应责任和义务。如家属突发疾病，工作中的考评、考核等都可能使患者发生角色消退。此时，患者不顾病情而从事力所不及的活动，或过早地转入社会常态角色并承担其他角色的责任和义务，表现出对伤病的考虑不充分或不重视，这将对疾病的治疗和恢复有很大影响。

5. 患者角色强化　指个体患病后出现心理反应过度的角色行为，多发生在患者角色向社会常态角色转化时期。表现为“安”于患者角色，或自觉自己病情严重程度超过实际情况，或过度依赖医疗机构和医务人员的帮助，即便已经康复仍然愿意以患者角色自居，不愿从患者角色转为常态角色。其原因主要有病后体力、能力下降，自信心减弱，依赖性增加，患者对原来承担的社会角色存在恐惧和不安；或患病后而因祸得福，期望继续享有患者角色获得的利益；或期望继续从逃脱原来的社会角色中获得某些利益，而不愿重返病前的社会生活。

以上各种患者角色适应不良都会不同程度的影响疾病的治疗与康复，医护人员应熟悉并予以重视。医护人员在对患者进行治疗护理的同时，要注意创造条件促使患者适应其角色转化；随着疾病的好转，在促进患者躯体康复的同时，还要促进其心理上同步发展与转变，保证患者恢复正常的社会角色功能。

笔记

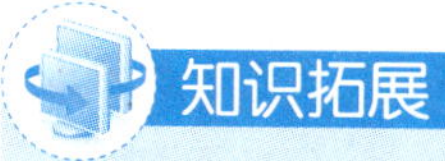

知识拓展

慢性病和残障患者的心理社会适应

与慢性病和残障患者的心理适应相联系的概念有应激、危机、失去和悲伤、身体形象、自我概念、歧视、不确定性和不可预测性以及生活质量。疾病或残障会导致个体出现焦虑、否认、抑郁甚至调整等。对于慢性病和残障的应对策略可以概括为两大类：一是被动应对策略，即个体所做的努力是以逃避为导向的，比如说否认、幻想、自责或责备他人，甚至吸毒等，采取此类方式的人多会出现高水平的心理忧郁，难以接受自己的现状；另一类为主动应对策略，是以目标为导向的，如寻求信息、解决问题、计划、寻求社会支持等，采取此类策略的个体往往能获得心理的安适状态，也是对慢性病和残障的成功应对。

二、患者的权利与义务

（一）患者的权利

随着社会的发展和法制的不断完善，人们的自我保护意识日益增强，患者权利问题已开始得到广泛重视。护士应十分清楚患者享有的权利，这不仅有利于履行医疗合同，同时对改善护患关系有着十分重要的意义。患者权利大致包括以下内容：

1. 享有休息和免除社会义务的权利　即可免除在健康状况时所承担的社会角色的义务，甚至应履行的法律责任。如患病时可以休病假或变换工种直至住院治疗；刑法中规定精神病患者在没有自知力的情况下犯法，可免除其刑事责任。

2. 享有平等的医疗权利　即有权享受相应的医疗和护理。每一位患者都享有平等医疗的权利，有权得到医疗和护理服务。每一位医护人员都无权拒绝患者的就医要求和行为。这既是医务人员的义务和责任，也是患者应有的权利，也是尊重患者人格和生存的表现。

3. 享有知情同意权　主要包括以下方面：

（1）患者有权了解自己的病因、诊断、治疗及预后等内容和结果，并对此有接受通俗易懂说明的权利。

（2）在接受治疗之前，患者有权要求对其治疗方式和内容进行说明并决定同意与否。如果因为某些原因不能告诉患者，则应该告诉患者的家属。在临床实验中，受试者知情同意更是不可缺少。

（3）患者有权拒绝非诊断、非治疗活动。

（4）患者有权知道治疗和处方内容，出院时或出院后有权索取处方的副本。

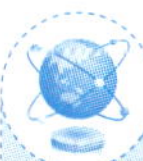

知识链接

有关知情同意权的立法

患者知情同意权源于第二次世界大战。在战后的纽伦堡审判中通过了《纽伦堡法典》，明确提出医疗研究中受试者的充分知情和自愿同意的重要性。从此，知情同意作为一项医疗法律规则在医学试验领域被认定下来，开始受到国际性法律的保护。1964年6月，第18届世界医学大会发表了《赫尔辛基宣言》，补充和修正了该法律伦理原则。

笔记

我国法律也做了明文规定。《执业医师法》第二十六条规定：医师应当如实向患者或者其家属介绍病情，但应注意避免对患者产生不利后果；医师进行实验性临床医疗，应当经医院批准并征得患者本人或者其家属同意。《医疗事故处理条例》第十一条也规定：在医疗活动中，医疗机构及其医务人员应当将患者的病情、医疗措施、医疗风险等如实告知患者，及时解答其咨询；但是，应当避免对患者产生不利后果。

4. 享有隐私保密权 即有权要求医护人员和机构对诊疗过程中涉及的个人及家庭隐私予以保密。患者在医疗过程中，享有不公开自己病情、家族史、接触史、身体隐蔽部位、异常生理特征等个人生活秘密和自由的权利，医务人员不得非法泄露。医务人员未经患者或其家属同意，不得向他人披露患者的病情。

5. 享有被尊重的权利 由于疾病原因，患者不得不求助和依赖医护人员。不论患者患有何种疾病，不论经济条件如何，都需要得到医护人员的尊重和理解，而不是被歧视或是受到任何冷落。

6. 享有监督医疗工作和医护人员的权利 主要包括以下方面：

（1）一般情况下，患者有权监督自己医疗权利的实施。

（2）患者有权了解费用实际开支情况，即无论诊疗费用由谁支付，患者都有权核查医疗账单，并有权要求解释各项支出的用途。

（3）患者有权向医务工作者提出合理的要求和正当批评，医院有责任向患者提出的疑问做明确、合理的答复。

（二）患者的义务

患者除了享有一定的权利外，同时，社会也要求他们承担一定的义务，主要包括以下内容：

1. 及时就医和恢复健康的义务 人一旦患病就要及时寻求医疗帮助，不要讳疾忌医，以致影响机体恢复健康。

2. 遵从医嘱和积极配合治疗的义务 医生的医术和药物疗效是以患者的密切配合为前提才能发挥作用的。因此，患者有义务提供相关疾病史、用药史或其他医疗所需的相关情况和完整资料。同时，还应认真遵从医嘱接受各项诊疗，包括按时服药，定期复查，甚至还要控制饮食，注意休息、睡眠，乃至改变生活方式。

3. 遵守医院各项医疗规章制度的义务 医院规章制度是医疗卫生工作得以顺利进行的保障，患者应该也必须遵守。

4. 自觉节约卫生资源的义务 健康是一种资源，人一旦患病，或减少了社会财富的生产，或要直接消耗社会的卫生资源。因此，任何患者有自觉节约卫生资源的义务。“小病大医”、“一病多医”等都是浪费卫生资源的突出表现。

5. 适当采取隔离的义务 当患者患有某些传染性疾病或具有危害他人的某些精神症状时，应尽量采取相应措施防止传染或破坏行为。对传染性较强的疾病应及时就诊，并按照医院规定采取严密隔离措施，防止大面积迅速扩散造成不良后果。

6. 病愈后及时出院的义务 医院的床位和医疗资源有限，只有及时周转才能保证广大患者对医疗的需求，因而患者病愈后应及时出院。

笔记

三、患者的就医行为和遵医行为

（一）患者的就医行为

1. 就医行为概述　就医行为（health seeking behaviors），指当个体感到身体不适、有“病感”体验或出现某种症状时，向医疗机构或医护人员寻求医疗帮助的行为。一般认为就医行为是个体行为，一个人患病后必然会主动寻求医疗帮助，其实不然。当个体感觉不适时其反应可能为忽视、否认、自我治疗或就医。正确的就医行为不仅是保证患者减轻病痛、及时得以救治的重要前提，也是预防疾病传播、加强疾病控制的关键。另外，做出就医决定并寻求医疗帮助的过程不一定是患者本人，也有可能由他人来决定。就医行为是一种复杂的社会行为，容易受诸多因素的影响。因此，了解患者就医行为的常见类型、影响因素等，是医护人员更好地服务患者的前提。根据就医行为的决定权是谁，就医行为分为以下类型：

（1）主动就医行为：指个体感到身体不适或产生“病感”体验时，在自我意识支配下产生就医决定并赋予行动，主动寻求医疗服务的过程。主动就医行为是最常见的就医行为，一般神志正常、生活能够自理者均能做出决定并执行。

（2）被动就医行为：指患者自己因各种原因不能做出就医决定，必须在他人的帮助和护送下才能达到就医的目的。这类就医者一般自我意识尚未发育成熟、意识丧失或缺乏自知能力者。如婴幼儿、儿童、老年人、昏迷或意识不清者以及缺乏自知力的精神疾病患者。大多数的婴幼儿、儿童和老年人都属于这一群体；昏迷、意识不清者必须由他人立即做出决定紧急就医；缺乏自知力的精神疾病患者一般在家属、同事或朋友等强迫下送往医院就诊。被动就医的主要特点就是由他人做出决定，并陪同前往医院就医。

（3）强制性就医行为：指某些对社会人群健康有严重危害的特殊患者，不论本人是否愿意就医，社会须对其给予强制性医治或采取隔离措施的过程。如对某些烈性传染病、性传播疾病、艾滋病、某些具有伤害他人行为的精神病患者。强制的目的是为保证他人的利益，同时也是对患者本人负责。

2. 影响就医行为的因素

（1）个体对疾病认知评价：主要包括患者对医疗卫生知识的了解程度、主观感受，对疾病的严重程度、预后及治疗方式等的认识态度。有的患者医疗知识缺乏，不适感到非常严重的程度才去就医；有的患者则虽有不适感但并不明显，也会尽快就医以确定是否为不良疾病。一般认为，患者对疾病认知评价是影响其就医行为的最主要因素。

（2）个体以往的就医经历：据调查显示，以往的就医经历常对个体就医行为产生继发性影响。尤其是第一次就医或急危重症就医的特殊经历，对患者以后的就医行为影响最大。患者的就医经历主要与患者对曾经就医的医疗机构及医护人员的满意度、诊疗措施及治疗效果等有关。一般情况下，既往就医经历中有较强挫折感的个体，其日后常出现消极的就医行为；既往就医满意度高者，日后大多持积极的就医动机与行为。

（3）个体的社会支持系统：对患者就医行为具有重要影响的社会支持包括亲友、单位、甚至社会对就医行为的态度，关注程度，个体的名誉、职业发展目标及工作待

笔记

遇等。一般情况下，亲友的理解，单位对其工作待遇以及社会医疗保障制度的支持等都有利于促成患者的主动就医行为，反之则会阻碍患者的就医行为。

(4) 医疗场所的就医条件：就医条件主要包括就医场所医务人员的医疗水平和服务质量、医疗设备、医疗费用以及交通情况等。医护人员医疗水平越高、服务态度越好，医院的医疗设备越先进，医疗费用越低，通往医疗机构的交通越便捷，患者的就医行为就越积极。

(5) 个体的人格特征：患者的就医行为还与其性格倾向性、生存动机等个体人格因素密切相关。一般认为内向性格的人易关注个人身体方面的细小变化，疑病倾向者易对症状做出严重估计，易产生主动就医行为；A 型行为者则有忽略症状的倾向，易产生被动就医行为。生存动机强烈以及对疾病预后表现出比较乐观自信的患者，就医行为通常比较积极；反之，易导致消极或被动的就医行为。

（二）患者的遵医行为

1. 遵医行为概述　遵医行为(meditation adherence behaviors)，即患者的依从性(compliance)，是指患者对医务人员开列的处方或其他医嘱进行检查、治疗和预防疾病的执行程度。患者遵医行为既是医 - 患交往的直接效应，又是影响疗效的主要原因。

遵医行为一般分为三种类型，即完全遵医行为，不完全遵医行为和不遵医行为。完全遵医行为是患者服从医务人员的指导和安排，配合做好诊疗、预防，这种遵医行为多见于住院患者，包括危重、急性病患者，器质性疾病患者；不完全遵医行为是患者不能全面遵从医务人员的指导和安排，甚至拒绝诊断治疗、检查和护理，这种遵医行为多见于症状较轻者、慢性病患者和神经症患者。不遵医行为是指患者有就医行为，但却毫不执行医嘱，此类患者多是由于对医护人员不信任或执行医嘱困难，如经济困难等原因。据调查资料显示，大约有 30% 以上的患者在疾病治疗过程中有不遵从医嘱行为。

2. 影响遵医行为的因素

(1) 患者自身因素：主要包括患者本人的领悟理解能力，对疾病的态度，对医疗知识的了解等。如果患者不能理解或对医嘱理解产生偏差，或患者记不住医嘱，或患者缺乏医疗医药知识，对不遵医行为的后果认识不足，或患者存在不良治疗的经验，或怀疑检查结果，对治疗存在偏见，这些都可能会导致患者不遵医行为。医护人员应加强对这些因素的重视，并采取措施尽可能避免。

(2) 医源性因素：主要包括医患关系、医嘱清晰度、治疗效果及副作用等。如医患关系紧张，患者对医务人员缺乏信任，导致患者有抵触情绪；或医嘱太过复杂，表述不清，患者无法理解；治疗效果欠佳，使患者失去治疗信心和耐心；或者药物副作用导致患者产生强烈的反应，使患者增加畏惧感。这些因素都可能会影响患者的遵医行为。

(3) 社会因素：主要包括社会对疾病的态度、舆论、医疗保障体系等。如患有某些传染病或精神疾病的患者，受到来自社会舆论和歧视的压力，往往不愿公开自己的疾病。为尽快摆脱疾病减轻心理压力，在疾病达到缓解但尚未痊愈时患者不遵从医嘱持续用药或逐渐减量，而是立即停止用药。这种行为的后果可能会导致疾病复发或强烈反弹。如果某些疾病医疗费用过高，而患者的支付能力较低且没有相应医疗保障，同样也会影响患者的遵医行为。

目前，在临床护理工作中遵医行为问题已引起广泛重视，探讨影响遵医行为的因素及改善患者遵医行为问题成为临床护理研究又一重要课题。例如，在国内有研究机构制定了一系列关于高血压、糖尿病及结核等患者遵医行为影响因素评定量表，为临床护士更好评定患者遵医行为并采取恰当措施提高患者遵医行为提供了有力证据。

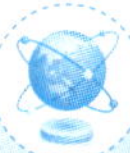
知识链接

高血压患者服药的遵医行为

遵医行为可以直接影响血压控制与维持的效果。许多患者血压控制不理想，其中最常见的原因就是遵医行为问题。在Feldman等的研究中发现，在治疗的第1年内，只有49%高血压患者服用所开处方80%的剂量。国内也有研究显示，高血压患者出院后的遵医行为由95.3%下降到46.2%，血压控制率从93.4%下降到45.3%，明显低于出院时，而且随出院时间延长逐年下降。老年患者更是普遍存在遵医行为的问题。国外有研究显示，仅30%的老年人在出院一周后用药与医嘱完全一致。国内鄢凤仙的研究发现，76例老年高血压患者住院期间均能在医护人员的监督下按医嘱用药，但出院12周后能完全按医嘱用药者仅占35.53%。可见，老年高血压患者出院后遵医行为并不理想。

第二节　患者的心理需要

由于疾病的影响，患者生活的许多方面会随之发生改变，如住进一个陌生的环境，每天受到病痛的折磨，接受各种痛苦的治疗。由此，患者的心理需要也会随之发生一定程度的改变。医护人员应通过观察患者的情绪和行为变化，了解患者的心理需要，以便于采取合理的应对措施，帮助患者以良好的心理状态接受医护救助，促进早日康复。

一、患者心理需要的基本特点

（一）患者心理需要的复杂性

人的心理需要本来就是复杂的多维结构，常多层次、多内容交错并存。在疾病的特殊状态下，患者与亲人分离置身于陌生的环境、身受病痛的折磨、担心疾病的发展与预后等。这种纵横交错的复杂境遇可以使患者在短时期内迸发出多种高强度的心理需要，如迫切获知疾病确切诊断但又害怕听到不好的结果，希望疗效迅速出现但又担心高昂的医疗费用，希望获得安全感、归属感，同时还希望被尊重等。因此，患者的心理需要具有复杂性。

（二）患者心理需要的不稳定性

患者的心理需要常常随着病情的发展和变化而发生波动。当患者病情严重、生命受到威胁时，患者对安全感等基本的心理需要变得尤为突出，患者需要了解自己的病情，希望得到可靠、确切、安全的治疗和护理等；当病情明显好转时，尊重与归属感等高级的心理需要迅速上升首位，患者期望得到医护人员的尊重，期望自己就医护问题提出意见和建议，期望参与实际的医疗与护理实践。这些实质上就是自我

笔记

实现的心理需要在康复过程中的表现，但在不同的时期或是同一时期不同阶段都有很大差别。

（三）患者心理需要的不可预料性

进入患者角色后，一些平时并未意识到的需要，可能突然上升至患者心理需要的重心地位，有时患者还会出现一些与其年龄、社会地位及过去的生活习惯不相符的心理需要。这些心理需要对患者本人而言都可能会是始料不及的。如一位年轻的个体突然遭遇车祸后大小便失禁、生活不能自理，完全需要家人或护士协助才能达到保证日常生活的需要。这种情况使患者一时很难适应，由此产生无法预料的心理需要容易引起患者内心的激烈冲突感。

二、患者心理需要的主要内容

（一）安全的需要

安全感是人类最普遍、最重要的心理需要，患者因受到疾病的威胁更易产生不安全感。患者需要了解自己的病情，希望生命不再受到威胁，希望得到安全、可靠的治疗和护理等。患者把安全感和早日康复视为就医的最终目的，因此医护人员对患者进行的任何重要的诊疗措施都应事先做耐心细致的解释，以增强患者对个人生命和医疗护理措施的安全感。

（二）获得信息与参与过程的需要

无论是门诊患者还是住院患者，一旦被确诊为某种疾病后心理迫切需要获得与疾病相关的各种信息。如患者迫切希望了解医院的环境、各项规章制度，了解自己的病情、各种有关检验结果及其分析、治疗和护理方案、所患疾病的预后等；其次患者还需要及时得知家人的生活、工作情况；同时还需要得到单位、领导和同事工作及事业等方面信息，并从中获得宽慰和理解。如不能及时得到相关信息，可能会产生焦虑情绪。因此，除保护性医疗制度规定不能透露的信息外，应尽快详细地给患者提供相关信息，尤其是初次入院患者。

研究结果也显示，患者有参与诊治过程的需要。通过参与过程能够发挥患者克服困难的潜力，激发患者学习健康护理知识的愿望，增强患者信心，促进患者康复。因此，努力将医院营造成为一个宽松与开放的医疗和护理环境将有助于满足患者自主性以及与社会环境联系性的需要，减少心理压力，自觉主动地配合医疗和护理工作。

（三）尊重的需要

人患病后社会角色减弱或丧失而进入患者的角色，此时希望得到他人的认识、理解和尊重，特别是希望得到医务人员的关心和尊重。如有一定社会地位的人，常希望有意无意地表露自己身份，以示自己的重要性；有的人则希望通过和医务人员主动接触，进行感情交流，获得重视和良好待遇；地位一般而又不善交际的人，则希望得到一视同仁的关照。若受到冷落使其自尊心受到伤害，则不利于建立良好的护患关系或影响患者治疗的信心。因此，医护人员必须对每个患者平等相待、一视同仁、关心、同情和尊重患者。在称呼患者姓名、要求患者做某些特殊检查和采取某种治疗体位并要求患者（特别是女性患者）暴露胸、臀、阴部时应尊重他们的人格，取得他们的认可与配合。对于心理变态、性功能障碍、性病等患者，医护人员不应在众人面前大声谈论其病情，也不能将其病况在非医务人员中传播。

如若患者被尊重的需要不能得到满足，会使患者产生自卑、无助感，或者变为不满和愤怒，不仅影响患者在医疗和护理过程的心理状态，也可能会引发护患矛盾甚至导致护患纠纷。因此，尊重患者是和谐护理过程的必要条件，必须引起护士的关注。

（四）被接纳与关心的需要

患病后，患者很容易出现自卑、孤独、凄凉的体验，此时特别需要家人、朋友及社会给予爱和关心，以得到心灵慰藉和精神上的鼓舞，增强战胜疾病的信心和勇气。尤其是患者进入医院一个陌生的环境，原来的生活规律和习惯又被打破。患者需要尽快熟悉环境，被新的群体接纳。对患者来说，医护人员的热情接纳，同事朋友的慰问探视，家庭亲人的关心照顾都至关重要。因此，医护人员应注意把握机会多与患者沟通，表达对他们的病情及起居生活的关心，尊重患者人格，帮助缓解患者焦虑、紧张或抑郁的情绪，促进患者康复。

（五）和谐环境的需要

患病后，患者不仅需要干净、整洁、舒适的环境保证休息、睡眠，促进康复，还需要和谐的环境以调节和改善患者的情绪，使患者能够平静而愉悦的接受治疗。因此，医护人员应注意与患者建立良好的护患关系；帮助病友之间尽快熟悉，促进彼此之间相互沟通；促进与家属、朋友、同事的沟通与联系，尽可能帮助患者缓和冲突和化解矛盾。

（六）适度活动与刺激的需要

患者住院后，既往工作、学习、交往、娱乐等活动受到限制，加之病房狭小，患者难免产生单调乏味感。患者由入院起初的茫然变得厌烦，感到无所事事，甚至度日如年。因此，患者需要适当的活动与刺激，转移对病痛的注意力，改善情绪，减少并发症，促进康复。在患者病情允许且不违反规章制度的条件下，医护人员应尽量创造条件、鼓励患者进行适当活动和娱乐。

综上所述，了解患者的正常心理需要有助于护士理解患者的行为，有助于根据需要的层次和问题的轻重缓急制订护理计划。虽然患者的正常心理需要具有共性，但患者的性格、心理千差万别。医护人员应仔细观察了解，根据具体情况因人、因地、因时而异的加以引导或解决。

三、患者心理活动的主要规律

患者心理活动，又称患者心理反应或患者心理现象，指个体在取得患者身份期间，心理上产生围绕“患者”特定概念而展开的认知、情感和意志活动的总称。莱得勒（Lederer，1965）认为，疾病过程是一个复杂的心理活动形成的过程，但也遵循一定的规律。患者心理活动的主要规律包括以下三个方面：

（一）患者心理活动与疾病严重程度

1. 患者心理活动强度与其对疾病认知的严重程度成正比　患者对“病痛程度”的体验受个体因素影响明显，通常有较强的主观性。因此，患者所认识的疾病严重程度往往与疾病的实际严重程度并不一定完全相符。病痛体验的深浅主要取决于患者对疾病的认知强度。

患者对疾病的认知强度具体表现在两个方面，即患者对疾病信息的敏感性和耐受性。对疾病信息的敏感性强且耐受性差的患者，往往总是高估其疾病严重程度。

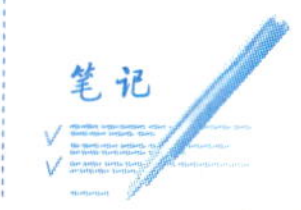

如有疑病倾向的患者对自己身体的变化十分关注，稍有不适即会出现强烈心理反应，如果再加上江湖巫医对其疾病严重程度的大肆渲染，就会导致患者对"莫须有的疾病诊断表现为极度的恐慌"。相反，对疾病信息敏感性差且耐受性强的患者，往往总是低估其疾病严重程度。如某些患有胃癌的患者自认为身体一向很好，且从未发生明显的"病感"体验，对自己身体偶尔的不适当做是正常现象。患者从不注意自己饮食，也不去医院就医，经常很随意地自服一些药物对症处理。当患者出现明显的"病感"体验或严重的临床表现时，疾病已发展至晚期，甚至出现严重的并发症，此时已经丧失最佳的治疗时机。

2. 患者的心理活动强度与其疾病实际严重程度成正比　虽然不同个体对疾病的感知程度有显著差异，主要受其个性等心理特质的影响。但是，患者本身疾病的轻重缓急、痛苦程度等对其心理活动也具有直接影响作用。如有些平日乐观、性格开朗且自制力较强的个体自知身患重病后，同样也会因疾病的严重后果产生复杂心理活动或激烈内心冲突。虽然他们表面上冷静面对现实，一般不会出现激烈情绪状态或极端冲动行为，但是他们同样也会对疾病所致的一系列严重后果产生恐惧感。

（二）患者心理活动与年龄特点

个体心理活动一般遵循着从幼稚向成熟的发展过程。在疾病的过程中，患者的心理活动依然也会遵循个体心理发展的这一基本规律，即在不同年龄阶段产生不同的心理活动(不包括患者出现的"退化反应")。主要具有以下特征：

1. 患者心理活动的复杂性与其年龄增长成正比　一般随着年龄的增长心理活动越来越复杂。婴幼儿患者哭闹不止多因疾病所致不适或与亲人的分离，基本不会产生其他的心理活动。随着年龄增长，个体自我意识得到发展，患儿有了主体与客体的概念，也逐渐有了自我保护意识和对疾病与死亡的恐惧。但此时疾病对其所产生的健康危机感，通常还是比较抽象、模糊的，所以他们因疾病而导致的心理活动也比较单纯。如患儿看到其他患者死去时，可能会以为他们是睡着了；稍微年长的患儿，可能产生偶然的、短暂的恐惧或伤感，并出现相应的行为反应，但他们仍无法真正理解"死亡"的概念，儿童天性中的无忧无虑很快可以得到恢复。

青少年向成年过渡的阶段，患者因疾病而产生的心理活动逐渐变得复杂。他们开始重视自身的健康问题，懂得关注自己疾病的预后，会根据已知的疾病知识做出各种判断、推测，甚至为不良后果产生担忧心理。

青壮年个体在家庭、社会中承担着复杂的角色从，一旦患有疾病将面临巨大的压力。因此，这一阶段的患病人群是疾病过程中心理活动最错综复杂的。他们是工作中的骨干力量，有些人还在事业上"如日中天"或距离成功仅"一步之遥"；他们还是家庭中的主心骨，既要担负照顾老人的责任，还要肩负培养子女的重任。疾病，尤其是较为严重者，对患者来说将面临巨大的挑战和抉择。他们常常陷入"要事业还是要健康"的强烈心理冲突之中。尚有年幼子女的重病患者，他们有求生的强烈愿望，为根治疾病不惜一切代价；但他们担心发生意外，不仅撇下孩子无人照料，还给孩子留下沉重的债务负担。强大心理压力和激烈内心冲突，有时可能成为这些患者身心健康状况急转直下的直接原因。

老年患者在疾病过程中的心理活动，相对青壮年患者趋于简单。人至老年，身体出现这样或那样的状况是生命的自然规律，老年患者一般都具有一定的思想准备，对

笔记

疾病治疗过程可能存在的风险也会比较豁达。尤其是有些老年患者认为自己基本完成了对家庭和社会应尽的人生义务，通常能比较平静地对待疾病，甚至死亡，没有太多的遗憾和牵挂。

2. 患者心理活动的外显性与其年龄增长成反比　患者心理活动的外显性，是指患者对疾病持有的认知、情绪、行为的外在表达。无论个体情绪的稳定性、自控能力或掩饰能力如何，都呈现出随着年龄的增长，患者心理活动的外显性越来越少的规律，即“患者心理活动的外显性与其年龄增长成反比”。

患者年龄越小，其心理活动的外在表现就与其内心体验越相符，也会越容易被识别。通常患儿总是用最直接的方式表达，如对病痛的主观体验以哭闹形式表达。随着个体社会化的发展和自我意识的不断成熟，人们开始学习如何适应社会、如何按照社会化标准来规范自己的行为后，逐渐形成了维护自身形象等自我保护的心理，学会了根据他人评价来调节自身行为。因此，掩饰内心的真实情感是个体心理发展到一定阶段的标志。从社会公认“孩子最真实”的不争事实中，也可了解“年龄越小，情绪掩饰性越差”的心理活动发展的基本规律。但是，个体心理活动的外显程度还与患者的动机、个性特征、对疾病的承受能力等许多因素有关。在“患者心理活动的外显性与其年龄增长成反比”这个基本规律中也有例外，有些人患病时可能出现“退行性”心理活动，导致类似“稚童”的外显行为。其中以老年患者多见，尤其是一些高龄、依赖心理较重者。

（三）患者心理活动与疾病治疗方式

患者心理活动在疾病治疗方式上的反应特征，与其在疾病严重程度上的反应特征基本类似，主要是与疾病治疗方式是否对患者造成创伤，或创伤的程度，以及对患者疾病转归的影响程度有关，同样也包含对治疗方式实际危险程度和认知危险程度两个方面。

1. 患者心理活动强度与其对治疗方式认知危险程度成正比　患者对疾病治疗方式的认知危险程度，与个体的医疗知识背景有一定相关性。有报道显示，对疾病治疗方式的危险程度估计过高的患者中相当一部分是或曾经是医务工作者。特别在其接受急症或有一定风险的治疗时，他们总会过多地联想曾经直接或间接经历过的最严重的不良预后，因而心理活动强度也特别高。

案例分析

一中年女性医务工作者，因其下腹部良性包块接受常规手术。她始终担忧可能发生的各种意外，因而手术过程中一直处于高度亢奋紧张的状态。她情绪激动且痛阈显著降低，对手术治疗呈现明显不合作状态，从而迫使麻醉师不断追加药量，导致术中麻醉用药过高。术后患者认为风险已经过去，加上术中高度亢奋导致身心极度疲惫，持续紧绷的情绪状态得以放松。然而，此时患者的应激能力趋于衰竭状态，体内积聚的麻醉剂药效迅速扩散引起呼吸抑制并导致死亡。这一典型案例虽然属个别现象，但却可进一步说明患者的心理活动强度，既可因其对疾病治疗方式的“认知”危险程度而起，也可反过来对其疾病治疗方式的实际危险程度发生作用。

笔记

2. 患者心理活动强度与治疗方式的实际危险程度成正比 此类问题在临床实践中十分突出。如根据相应的法规及医院管理制度，所有的手术都必须在术前将可能发生的各种意外详细向患者及家属交待，并签署知情同意书。而且，医生在进行术前谈话时，通常都采取同一个模式。于是，无论是接受普通的阑尾炎手术还是接受重大的脑部手术，同样都要面对“可能发生麻醉意外而心搏骤停，可能出现术中大出血，可能发生术后感染”等一系列令患者感到担心，甚至恐惧的术前交代。尽管这两类手术具有相似的“术前交代”，对疾病治疗方式的认知危险程度也具有很大相似性，但他们因手术本身的危险性不同而产生很大差异的心理活动。手术前夜，将接受阑尾炎手术的患者可能若无其事、安睡如常；而将接受重大脑部手术的患者，则可能因对手术风险的担忧而彻夜难眠。即使医护人员不做特别交代，患者也可根据其自身疾病严重程度的判断，或经其他途径了解其疾病治疗方式的危险程度，产生一系列复杂的心理活动。但研究表明，术前对患者采取恰当方式进行健康教育，能够帮助患者建立必要的心理准备，在一定程度上降低患者心理活动的强度，确保患者以最适宜的身心状态配合医护人员，顺利渡过手术难关。因此，对脑部手术患者进行健康教育时应指出术中意外和术后并发症发生率较高，使患者和家属对手术的风险性做好一定的心理准备。而对阑尾炎手术患者进行健康教育时可以提出这种术中意外和术后并发症概率非常小，希望患者和家属在重视的同时也要尽可能放下思想包袱。

第三节 患者心理反应特点

疾病对患者而言是一种应激源，可引起患者的身心反应。导致个体在患病的情况下，不仅会发生生理功能的变化，还会导致个体认知、情绪情感、意志等心理活动也会发生一系列变化，乃至对个体的人格特征都会产生影响。在临床护理领域开展的心理护理是针对非精神科疾病的患者，护士认识与掌握普通患者心理反应的特点，不仅有利于临床心理护理方案的确立与实施，同时也便于判断患者异常心理反应的发生，以保证患者得到及时医疗救治。

一、患者认知活动特点

疾病可引起个体的生理和心理应激，两者均可直接或间接地影响患者的认知活动，甚至会造成认知功能障碍，出现感知、记忆和思维方面的特异和非特异性表现。患者常见的认知活动变化主要包括以下几个方面：

（一）感知觉异常

人一旦患病，主观感觉发生异常改变，常把注意力高度集中于自身，从而对某些刺激的感受性增高，对自身生理活动方面的变化也极为敏感。如患者感觉异常敏感，加之环境安静，患者活动减少，不仅对外界正常的声音、光线、温度等刺激非常敏感，而且还可能会觉察到自己的呼吸、心跳、甚至胃肠蠕动的声音，甚至连自己的姿势、体位都感到敏感，无论怎么调整都感觉不舒服。个别患者还会出现幻觉和错觉，如出现“蚁行感”、“幻肢痛”等。也有部分患者感受性降低，如食美味如同嚼蜡，长期卧床患者受压部位发生溃烂，却无明显疼痛感觉。有些患者还可能会出现时间与空间知

笔记

觉的异常，如住院患者总感到时间过得特别慢，尤其是病情迁延、治疗效果不佳、剧烈疼痛的患者，经常会有度日如年的感觉。

（二）记忆力异常

有些患者的记忆力常可受到疾病应激的影响，或不能准确地回忆病史，不能记住医嘱，做事丢三落四，甚至刚说过的话，刚放在身边的东西也难以忆起；还有一些患者表现为获取新知识有明显困难。

（三）思维异常

思维，特别是逻辑思维能力也可受到损害，患者于病中分析判断力下降便是明证。一些患者在医疗问题上往往表现出犹豫不决，即便是面对不太重要的抉择也常常优柔寡断。有些患者则可能对重要的问题草率地做出决定，但事后又发现有很多不妥之处成为患者苦恼的根源。

对于患者发生认知活动的异常变化，医护人员首先要体现出理解和同情，以消除患者紧张的情绪反应。与此同时，针对患者存在的问题应给予积极疏导和解释，给患者以希望和心理支持，增加患者战胜疾病的信心。患者的失助感减少，主观能动性得到发挥，这对患者的康复十分重要。

二、患者情绪变化特点

在各种心理变化中，情绪变化是多数患者在患病中体验到的最常见、最重要的心理变化，包括情绪活动强度的变化和情绪稳定性的变化。情绪活动强度的变化一般表现为患者情绪反应强度大、持续时间长等。大多数情况下，患者对消极情绪刺激的反应强度大于正常人。仅少数患者情绪反应减弱，甚至对多数刺激无动于衷，这意味着患者可能病情十分严重或有严重心理障碍。情感稳定性变化一般表现为患者变得易激惹、情感脆弱、易受伤害等。有时患者甚至为一些微不足道的小事大发雷霆，或争吵不已，甚至悲伤哭泣等。临床中患者的情绪反应以焦虑、忧郁、恐惧、愤怒为主要表现，涉及范围广，以在疾病的早期、危重病时期和难以治愈的慢性疾病中最为突出。

（一）焦虑

焦虑（anxiety）是患者最常见、最持久的情绪变化，是指一种感到似乎将要发生某种不良后果而又难以应对的、内心紧张不安的情绪体验。患者的焦虑情绪可分以下三种类型：

1. 期待性焦虑　是指患者感到行将发生，但又未能确定的重大事件时所产生的不安反应。如患者感到自己患病，但又尚未明确诊断，对自己患有什么疾病、疾病的性质和程度、预后情况不了解时，最容易发生期待性焦虑反应。患者往往表现为提心吊胆、忧心忡忡、夜不能寐、食不甘味等。

2. 分离性焦虑　患者因住院或接受某种检查、治疗，不得不与自己的亲人、朋友、同事以及熟悉的环境分离，需要暂时离开维持心理平衡和生活需要的环境和条件，便会产生分离感与情绪反应。分离性焦虑特别以依赖性较强的老年人和儿童表现最为明显。

3. 阉割性焦虑　是患者的自我完整性遭到破坏和威胁时所产生的一种心理反应。对手术切除某个脏器或肢体时，患者最容易产生这类焦虑反应。

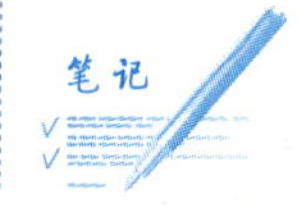

引起患者焦虑的因素很多，主要涉及以下几种情况：①对疾病的病因、转归、预后不明确或过分担忧，患者希望对疾病做深入的调查，但又担心会出现可怕的结果，因而产生焦虑。②患者对自己要接受的检查必要性、可靠性和安全性不了解，有时认为某些特殊检查具有威胁性，因而常产生强烈的焦虑反应。③手术，尤其是择期和限期手术引起焦虑情绪比较多见。大多数患者对手术有顾虑和害怕，特别是愈接近手术日期，患者的心理负担愈重，焦虑和恐惧愈明显，甚至坐卧不安，夜不入眠。④医院环境的不良刺激，易使患者心情不佳，情绪低落。如看到抢救危重患者的场面或是听到病友间介绍疾病的痛苦经历，都可能导致患者产生恐惧和焦虑。⑤某些疾病的临床表现如甲状腺功能亢进、更年期综合征等都伴有焦虑。⑥有些患者具有特质性焦虑的人格素质，轻微的环境或病情改变就可能引起较为显著的焦虑反应。

研究表明，一定程度的焦虑反应可以调动机体的心理防御机制，有利于摆脱困境。但是长期过度的焦虑会引起一系列自主神经功能紊乱症状及复杂的心理活动，妨碍疾病的治疗和康复。医护人员应仔细观察、耐心引导、设法帮助患者宣泄，缓解紧张与焦虑情绪反应。

（二）抑郁

抑郁（depression）是一种以情绪低落为特点的消极情绪反应，常与患者的可能丧失和实际丧失有关联。产生抑郁的原因也很多，其中包括：①患者身患重病、长期受到疾病折磨或久病不愈者；②患者有严重的、不可弥补的丧失（如器官摘除、截肢等）；③患者病情起伏波动较大，多次受到严重打击者；④某些预后不佳或目前尚没有好的治疗方法；⑤某些易感素质患者更易产生抑郁。患者主要表现为轻重不等的郁郁寡欢、闷闷不乐、消极、压抑、心境低沉、悲观失望、自我评价减低、孤僻少语，严重时悲观绝望，甚至产生轻生想法或采取自杀行为。生理方面可能伴有食欲和性欲减低、睡眠减少、自主神经功能紊乱。抑郁者往往以消极的态度看待问题，常为些小事而自责自罪，感到孤立无助。

虽然抑郁可使患者重新分配能量，对个体具有保护作用。但在疾病恢复期，抑郁情绪对康复是十分不利的。护士要充满同情心，以高度负责的服务态度温暖患者，努力使其转变想法，消除其负性情绪反应，并引导和鼓励患者做些力所能及的活动，培养其兴趣，树立战胜疾病的信心。

（三）恐惧

恐惧（fear）是个体面临危险或即将受到伤害时产生的一种负性情绪。主要表现为害怕、惊恐的情绪体验，同时还可能伴有回避、哭泣、颤抖、警惕、易激动等行为，生理方面可出现呼吸急促、心跳加速、血压升高、出冷汗、面色苍白、尿频、尿急、尿失禁等症状。恐惧与焦虑的区别在于恐惧具有比较明确事物指向性，一旦引起恐惧的事物不存在了，恐惧也就消失了。

引起患者产生恐惧的原因与事物刺激的性质、强度、威胁性以及患者以往的经历、心理承受能力和人格素质都有很大关系。对于患者表现的恐惧心理，护士应有针对性地进行疏导和解释，适当说明诊治手段带来的痛苦和威胁，并给予安全暗示和保证，同时还应指出诊治手段的必要性，说明副作用与不治疗任病情发展两者之间的利害关系，使患者自己能够权衡利弊，做出决策，积极配合治疗。另外还需注意的是，临床中有些患者可能对初次接受某项治疗性技术或检查有恐惧心理，再次接受时恐

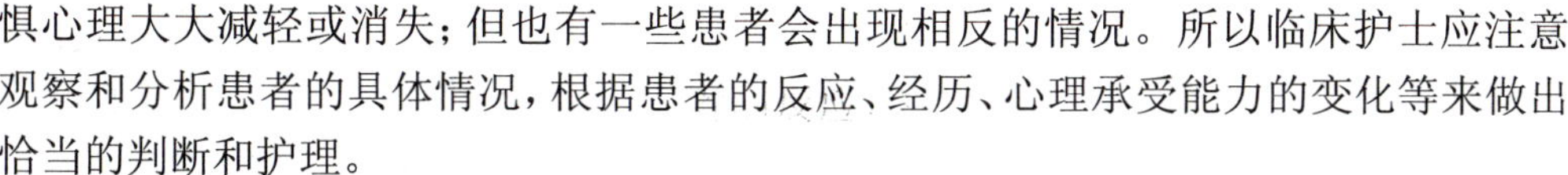

惧心理大大减轻或消失；但也有一些患者会出现相反的情况。所以临床护士应注意观察和分析患者的具体情况，根据患者的反应、经历、心理承受能力的变化等来做出恰当的判断和护理。

（四）愤怒

愤怒（anger）指个体在追求目标愿望时遇到障碍、受到挫折时产生的一种负性情绪反应。患者往往认为自己得病是不公平的、倒霉的，再加上病痛的折磨，常常感到愤怒，导致患者出现焦躁烦恼，容易激惹，甚至出现行为失控。患者的愤怒既是对本身疾病的无奈，也可能因为治疗受挫或对医疗环境的不满。一些争强好胜的患者看到事业及前途因疾病而受到影响，或是某些具有反社会倾向者可能更容易表现出愤怒情绪。

愤怒可导致患者的攻击行为，有时还可能迁移到其他无关的人和事。国外的研究报告表明，愤怒情绪可导出患者的负性积怨，有利于患者康复；当然，过度而持续的愤怒情绪将对患者产生不利影响。因此，护士应当正确对待患者的愤怒反应，予以适当的、有针对性的引导与疏泄。即使患者愤怒的情绪指向自己，也应予以理解，更须冷静处理。另外还需强调的是，医患冲突或护患冲突可能导致患者愤怒，同时愤怒情绪又会反过来影响医患和护患之间的关系。因此，正确的处理与应对愤怒情绪对护理工作意义重大。

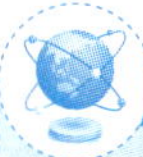

知识链接

癌症患者的情绪反应

癌症患者普遍存在着较严重的情绪反应，不仅会降低患者的生活质量，而且关系到疾病的整个治疗效果和预后。

焦虑与恐惧常同时发生，在癌症患者中普遍存在，如患者得知自己患有癌症、病情恶化和复发时。引起焦虑、恐惧的原因首先是患者害怕癌症可能夺去自己的生命。进入治疗阶段，患者往往担心治疗是否有效，治疗的副作用是否很大。当病已被清除或病情已基本控制后，患者开始考虑出院后的人际关系、工作和学习、复发等问题。

愤怒情绪往往发生在癌症刚刚确诊时，是患者面对癌症的一种无奈的表现。此时，患者会在一些小事和枝节问题上对自己的家属、亲朋好友，甚至医护人员大发雷霆。引起愤怒的原因主要是，经过多方检查和医生的告知，患者不得不接受自己确实患了"绝症"，患者回想起自己平时工作勤勤恳恳，为人正直善良，为什么灾难偏偏降临到自己身上，加上想到马上要忍受较长时间的疾病和各种治疗对自己的折磨，就感到非常的愤怒。

抑郁情绪多发生在得知自己患癌，而自己又无能为力，对治疗缺乏信心，悲观失望，对生活失去兴趣。这种情绪一般持续时间较长，有时和焦虑交替出现。严重者可因绝望而出现自杀行为。

三、患者行为反应特点

（一）被动依赖行为

被动依赖是患者常见的一种行为反应。患病后，患者因为躯体的不适、疼痛，或是情绪低落，往往导致患者被动依赖。患者可能对自己日常行为和生活管理的自信

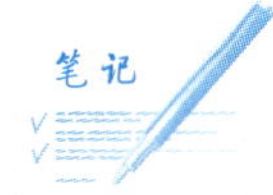

心不足，事事都要依赖别人，行为变得被动顺从；在接受医护人员和亲属的照料后，容易成为关心、帮助的对象，又使患者产生依赖行为；有些一向独立、意志坚强的患者则变得犹豫不决，常常由他人帮助自己做出决定。

在患病初期，患者出现被动依赖行为是正常且必要的。但长期而持久的被动依赖行为不仅会有损患者战胜的信心，还会影响患者康复的进程。因此，护士应尽量调动患者在疾病过程中的主观能动性，对严重被动依赖者应给予必要的心理指导或心理治疗。

（二）退化行为

是个体重新使用原已放弃的行为或以幼稚的行为来处理当前所遇到的困难，其行为表现明显与年龄和社会身份、地位不相符。此时患者的情绪不稳定，有时还会反复无常。其主要特征有：①高度以自我为中心：患者把一切事物和与自己有关的人都看成是为他而存在的。要求别人料理自己的生活琐事，要求饮食符合自己的口味，要求进食首先得到照顾等。②兴趣狭窄：患者只对与自己有关的事情感兴趣，对与自己无关的周围环境和他人兴趣减弱。即便是病前感兴趣的事物，现在也可能不感兴趣了。③依赖性增强：突出的表现是孩子似的行为，即使自己有能力做的事也不愿做，要等待别人的帮助。④对自身状况全神贯注：患者总是想着自己的身体情况，对身体功能的轻微变化特别敏感，包括自己的饮食、排泄以及睡眠等。

有学者认为行为退化是患者重新分配能量以促进痊愈的过程，这种退化整合本身就是痊愈过程的基本因素。行为退化可以保存能量与精力，对患者是有一定帮助作用的；但当病情好转时，这种退化行为可能引起患者被动行为，影响患者康复的进程。因此，正确看待退化行为并采取恰当的应对措施，是护理工作的重要内容之一。

（三）攻击行为

当患者治疗受挫或愤怒时，可导致患者的攻击行为。攻击的对象可能是直接导致自己受挫的人或事物，如辱骂医护人员、家属或破坏医疗设施，称作“外惩型”；也可能是自己，如自责、自怨、自恨、自伤、自残甚至自杀，称作“内惩型”。有时因为某种原因患者不能或不便对某一对象实施直接的攻击，于是便将攻击对象指向无关的人或事物，称作“转移性攻击”。

护士应当了解患者产生心理挫折的真实原因，有的放矢地帮助患者化解矛盾，给予心理支持；以冷静、理智的方法对待患者攻击行为，必要时实施心理疏导，改善认知等心理治疗。

四、患者人格变化特点

一般认为，人格具有稳定性的特点，但是稳定是相对的。在某些条件下，人格也是可以发生变化的。临床中可以看到因为疾病的原因，患者表现出一些本不鲜明的人格特征；且个体病后的人格特征与病前也有很大关系。特别是当患者患有慢性迁延性疾病、难治之症、毁容、截肢时，个体基本观念随之发生变化，导致人格也发生巨大改变。

（一）敏感多疑

敏感是指对事物的感受性降低，较小的刺激即可引起患者强烈的反应。多疑是

笔记

一种缺乏根据的、完全凭主观推测而产生的猜测，是一种消极的自我暗示。多疑既包括对没有发生事情的凭空想象，也包括对已发生事情结果的不相信或疑惑。敏感与多疑往往相辅相成，导致个体对客观事物产生错误判断。敏感多疑可以泛化涉及至整个医疗过程，包括治疗、用药、检验、护理等。如有些患者听到别人低声细语，就以为是在议论自己的病情，觉得自己的病情严重，甚至怀疑自己得了绝症；对别人的好言相劝也半信半疑，甚至曲解别人的意思；总担心误诊、怕吃错药、打错针等。此类患者要求护士在护理工作中要保持更加严谨的态度，如在患者面前交谈时，要自然、大方，以减少其猜疑；对医学知识比较缺乏者，护士要耐心讲解，消除其错误的认识，激发患者自觉的遵医行为。

（二）自我概念紊乱

自我概念（self concept）对个人的心理与行为起着重要的调控作用，它包括自我评价、自我体验、自我监控。自我概念紊乱是指对本人认识的消极改变或不适应。一个人患病，尤其是首次患病后，其自我概念常会发生紊乱。导致自我概念发生紊乱的原因有：①疾病所造成的应激反应会损害患者的自主感和自负感，使患者对自己控制生命的能力缺乏信心，从而产生自我评价过低；②疾病使患者丧失了包括健康在内的许多东西，患者感到忧郁、悲哀，导致自我价值感或自尊心的降低；③疾病的应激往往会使患者担心自己不能应对外界的挑战，从而使自信心下降。

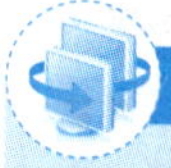
知识拓展

异常心理的诊断

异常心理是指人的感知、思维、记忆、智能、注意、情绪、意志、行为等心理过程和人格发生异常改变，又称变态心理。目前，对异常心理的诊断标准在临床主要有三种：一种是世界卫生组织《国际疾病分类》(ICD-10）第10版，这是在国际上有很大影响、比较全面的分类系统；另一种是美国精神医学会《精神疾病诊断和统计手册》(DSM-V）第5版；还有一种是我国参考ICD-10和DSM-IV，经中华精神科学会委员会通过的《中国精神疾病分类方案与诊断标准》(CCMD-3)第3版。这三种分类系统都是结合病因和症状使用描述性原则进行分类的，且在分类中尽量不受各派学说的影响。

需要说明的是，大部分临床患者表现出的焦虑、抑郁等情绪问题，因在时间、程度上均达不到严重心理异常的诊断标准，所以均不能被诊为焦虑症和抑郁症。

学习小结

1. 学习内容

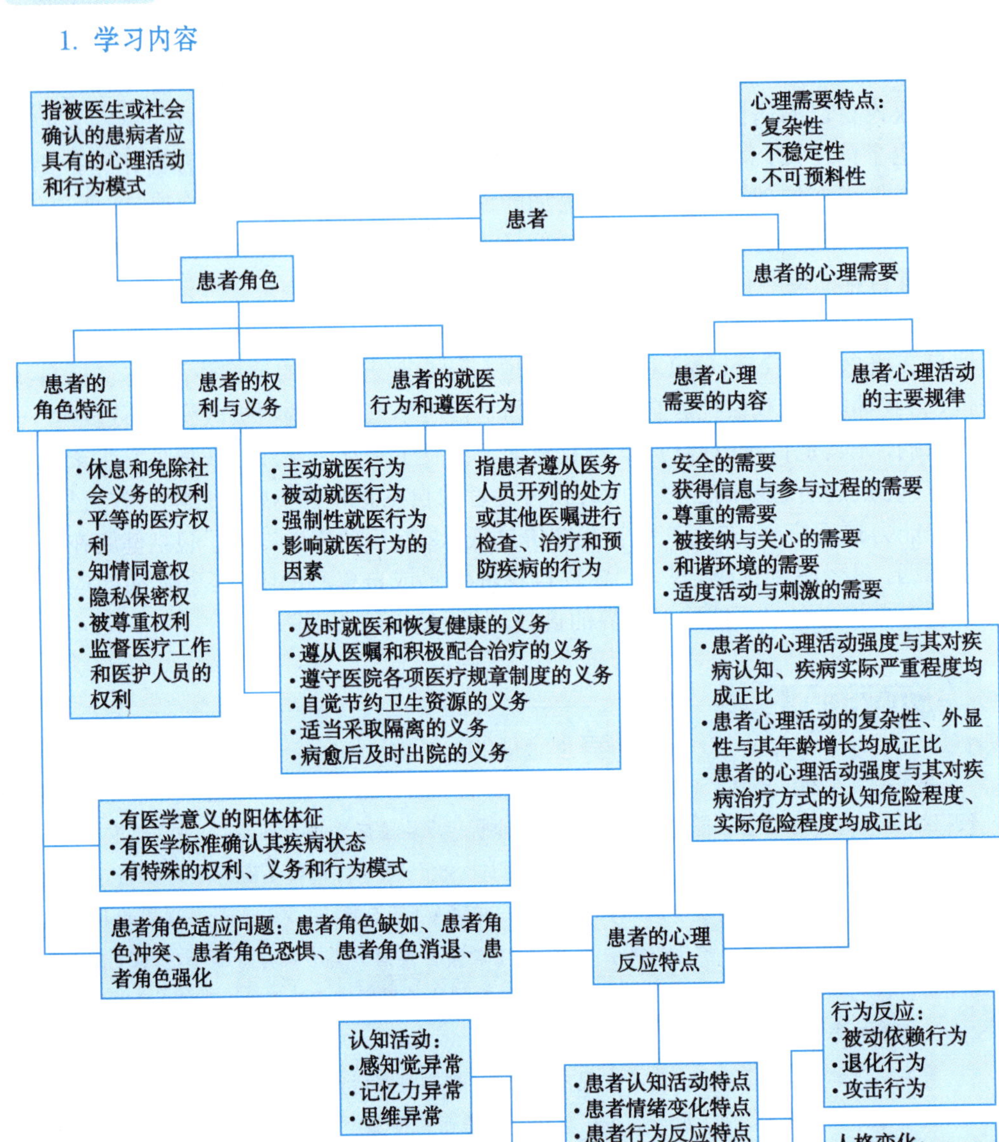

2. 学习方法

（1）在理解患者就医行为概念的基础上，通过比较三种患者就医行为类型的差异加深对患者就医行为影响因素的理解。

（2）在理解患者遵医行为概念的基础上，试通过遵医行为量表评估某一疾病患者遵医行为问题，掌握影响遵医行为的因素。通过查阅资料总结提高遵医行为的护理措施。

笔记

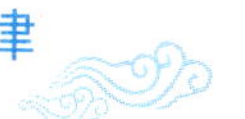

(3) 设身处地站在患者的立场上理解患者的心理需要，学习其基本特点、主要内容，在此基础上总结出患者心理活动的主要规律并理解患者的心理反应特点。

（沈 玮）

复习思考题

1. 试述在疾病过程中，患者常见哪些角色适应不良。
2. 谈谈如何在保证患者权利的基础上，正确引导患者履行自己的义务。
3. 试述临床护理过程中，影响患者就医行为和遵医行为的因素有哪些？
4. 请举例说明患者心理需要的不可预料性。
5. 试论述疾病过程中，患者心理反应的特点。

笔记

第八章

临床心理评估

学习目的

通过学习临床心理评估的概念、常用方法、心理测验以及常用的心理评定量表等内容，为后续临床心理干预及心理护理等内容奠定相应的理论基础。

学习要点

临床心理评估、临床心理评估的方法、心理测验、常用的心理评定量表。

随着现代医学"以人为本"理念的不断深入，护士运用护理程序为患者提供整体护理，不但有效促进了患者的身心健康，而且提高了护理工作的整体水平和质量。在应用护理程序的过程中，评估是第一步，而临床心理评估又是评估中的重要组成部分，所以了解临床心理评估的过程，对护士实施有效的临床心理护理具有重要的现实意义。

第一节 概 述

运用客观科学的方法了解患者的心理状态，是开展临床心理护理的基本起点。对心理评估、临床心理评估等内容的学习，有利于护士了解常用心理评估分类与临床心理评估的基本要求，拓展护士临床观察的视野。

一、临床心理评估的基本概念

（一）心理评估

心理评估（psychological assessment）是依据心理学的理论和方法对个体的心理特质（包括认知、情绪、个性、能力、行为方式等）、心理状态及水平做出客观、全面、深入评价的过程。目前，心理评估已广泛应用于医学、心理学、教育学、人力资源管理、航天航空、军事训练等领域，主要在做心理状态研究、职业预测、智力发展潜力评估等服务。

（二）临床心理评估

临床心理评估（clinical psychological assessment）是将心理评估的理论与方法运用于临床范畴，以临床患者为主要评估对象，来评定和甄别患者心理状态的一种评估

笔记

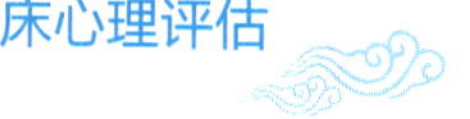

手段和技术。与心理评估相比，临床心理评估所涉及的范畴和内容更具体，更侧重于个体身心健康及其影响因素的评估，以便为临床心理诊断和心理干预提供参考，并为观察疾病的进展、治疗效果及其预后提供参考。

（三）护理领域的临床心理评估

护理领域的临床心理评估，即从护理学专业角度，针对护理对象的心理健康状况，主要应用心理评估的理论和方法，并融合现代医学、护理学、社会学等学科的评估技术进行的综合评估。它进一步限定了临床心理评估的应用范围，即以护理对象为侧重点，由护士应用心理评估技术进行的一项专业评估。

二、临床心理评估的主要功能

（一）筛选心理护理的对象

临床就诊的患者中，无论由生物、理化因素引起的躯体疾病，还是在疾病发生、发展及转归中渗透着心理与社会因素的心身疾患，患者在发病前及发病过程中都存在不同程度的心理问题。例如，有的患者对病情反应适度，可通过自我调节或寻求帮助有效应对；有的患者面对病情，负性情绪强烈，心理承受能力差，不能有效应对。因此，护士面对患者不同程度的心理反应，可综合应用观察、访谈、测验等方法评估他们的身心状况，了解心理失衡的程度，区分心理干预的等级，并最终拟定心理干预的方案。

（二）提供干预依据

在临床心理评估的过程中，护士须清楚每位患者都是独立的个体，真正理解疾病对患者的真实意义，了解引发疾病的原因，为实施心理干预提供依据。首先，疾病本身就可导致患者产生各种负性情绪；其次，患者自身的性格特征、疾病的认知程度、环境的适应能力以及社会支持系统等因素也可对患者的心理产生不同程度的影响。所以，客观准确地评估患者负性情绪产生的主要原因及影响因素，就能为针对性地选择心理干预提供可靠的依据。

（三）评估实施效果

对患者实施心理干预后，护士可从患者的主观体验和身心客观指标来综合评价患者的心理失衡状态是否得到纠正，并根据评价结果采取相应的护理措施。评价结果通常分为以下三类：

1. 明显改善　患者负性情绪反应强度明显降低，心理状态稳定，说明干预措施有明显效果，护士可暂停干预对策。

2. 部分改善　患者负性情绪反应强度有所缓解，干预对策部分奏效，护士应针对未完善的部分做补充干预，巩固并加强护理干预效果。

3. 未见改善　患者负性情绪反应仍持续或加重，干预对策未奏效，护士需重新评估，做进一步的原因分析，并调整干预对策。

三、临床心理评估的实施原则

（一）综合评定原则

临床心理评估除运用心理学的理论、方法和技术外，还应根据患者具体情况综合运用多学科的方法和技术以取得最佳效果。同样，临床心理评估的结果不可绝对化，

笔记

每种评估方法都有其局限性，需综合运用各种心理评估方法，才能准确评估患者心理状态，客观判断心理问题及影响因素，并制订有效的干预对策。

（二）动态实时原则

在整个疾病过程中，患者的心理活动受环境、病情、社会关系等多种因素影响而不断变化。因此，临床心理评估也必须因势而异，始终贯彻“动态、实时”的原则，需要护士有意识地连续不间断地给予心理指导及干预，并根据患者心理活动的变化及时调整干预对策。

（三）循序渐进原则

在综合运用多种评估方法对患者进行临床心理评估时，应注意循序渐进的原则。一般来说，先确定患者最主要的心理问题，即威胁其身心健康的负性情绪反应；其次，进一步评估引发该问题的主要原因及影响因素。

（四）保护性原则

在进行临床心理评估前，护士应与患者充分交流沟通，建立良好的护患关系，以获得患者的知情同意。若患者不同意，要进一步解释说明心理评估的积极意义，使其接受；其次，在对患者进行临床心理评估时，如涉及患者的个人隐私，护士必须严格遵守职业道德，不随意泄露，以维护患者的隐私权；最后，临床心理评估始终都要尊重和维护患者的权益。

知识拓展

临床心理评估实施进展

20 世纪 50 年代，有学者曾指出一些心理评估机构存在滥用心理测验的现象，表现在主试者只注重测验的分数，忽视了对测验结果及其产生原因的科学分析，以致对被试者做出错误的判断。60 年代，这种现象进一步恶化，从而在美国引起了一场“反测验”的潮流，对心理测验的发展带来很大的不良影响。70 年代，美国政府颁布了法律，防止有人利用心理测验进行歧视活动，保护有色人种和残疾人的权利。80 年代，美国心理学会又出版了《心理学家的道德原则》和标准化心理测验的规范标准，进一步规范了心理评估的过程。

第二节　临床心理评估的常用方法

临床心理评估的应用与心理和行为科学的研究方法类似，只是临床心理评估的方法侧重研究人在患病状态下其行为活动所反应的特殊心理特征。护士在应用心理评估方法时，应学会根据实际情况将几种方法结合使用，从而对患者心理做出全面的评估。

一、观察法

（一）观察法的定义

观察法（observation method）是在完全自然或接近自然环境的情况下，有目的、有计划地直接或间接观察记录个体可观察的代表性行为，从而由表及里地对其心理活动进行评估的一种方法。观察法是临床心理评估中最基本、最常用的方法之一。其主要目的是评估患者心理活动、监测患者行为变化、提供有效的客观依据。

（二）观察法的特点

1. 观察法的优点

(1) 应用范围广泛：护士可在院内外环境和生活环境中随时观察患者的行为表现，还可对家属或他人提供的有关患者的心理特征进行客观验证。

(2) 结果较客观真实：护士可在患者不知情的自然情况下进行观察活动，有利于护士获得患者身心状况最基本、最真实的资料，更好地为心理评估提供系统的、有针对性的行为观察记录。

(3) 简便、易于操作：观察法最大的特点是不受时间、地点、条件的限制，护士可随时、随地观察患者。同时，观察法对患者的语言能力、文化程度无过多要求，适合婴幼儿、发育迟缓儿、盲聋哑人和语言障碍等特殊群体。

2. 观察法的缺点

(1) 受护士自身水平制约：护士临床经验和观察能力的水平直接影响观察结果的客观性和准确程度。如刚工作的护士经验较少、观察视野有限、敏感程度较低，对患者的观察不够全面，易被其假象蒙蔽；而经验丰富、观察视野开阔的高年资护士则能系统、全面的观察，甚至识别患者试图掩饰的某些情绪。

(2) 观察指标不易定量：患者的某些行为表现，如焦虑、恐惧等行为的程度不易用定量的指标去衡量。

（三）观察法的设计

1. 确定观察的目标行为　在临床心理评估中，观察的目标行为应是与临床心理评估目的有密切关系的患者的行为特征，包括患者的仪表、身体状况、言谈举止、注意力、兴趣、爱好、人际交往、性格特征及各种情境下的应对行为等。

在实际观察中，护士很难一次将患者的所有行为都列为观察目标，因此应根据观察目的、观察方法及观察的不同阶段确定观察内容。对每种准备观察的目标行为应给予明确的操作性定义，以便准确地观察和记录；如观察患者在住院期间抑郁性行为是否增加，明确什么样的行为称作抑郁性行为。确定观察行为时还应考虑其可观察性：有些行为易于观察，如坐立不安、全身发抖等；有些行为不易观察，如被掩饰的不良情绪反应。一般情况下，如果两种行为对临床心理评估同等重要，应先选择易于察觉的行为。

2. 确定观察的情境　观察患者可以在完全自然的环境下进行，也可在实验室情境下进行。自然观察法对护士要求较高，必须具备扎实的理论基础和专业知识、良好的沟通能力、敏锐的洞察力以及系统的训练和实践能力。在临床工作中，护士需花费更多时间和精力与患者交流，才能深入地观察其行为表现，准确评估其心理活动。在实验室情境观察时，护士可直接观察，也可借助单向玻璃、摄像机、电视监视器等设备进行隐蔽观察。护士应注意同一患者在不同情境下行为表现可能不同，因此在评价观察结果时，应考虑影响行为差异的原因，不可绝对化。

3. 选择观察的方法　根据观察目标行为的需要选择适宜的观察方法同样重要。主要的观察方法有连续性观察、轮换性观察、直接观察、隐蔽性观察等。护士可根据观察内容，选择相适应的方法。例如，对少数或单个行为细致观察时应选用连续性观察；对多个患者的同类问题归纳观察时应选用轮换性观察；对患者有意掩饰其行为时

笔记

应选用隐蔽性观察。

4. 制订观察时间表　观察时间表的内容包括观察期、观察次数、观察间隔时间和总的持续时间等。一般为避免患者疲劳，每次直接观察的时间应控制在10～30分钟，也可根据具体需要适当延长。观察次数可根据实际情况而定，若观察期较长（数日），则每天观察的时间、次数应该保持一致；若在一天内需进行多次观察，则应分布在不同时段，以便较全面地观察患者在不同时段、不同情境下的行为表现及其规律。

5. 选择观察资料记录方法

（1）叙述记录法：是常用的观察记录方法，可采用笔记、录音、录像或者联合使用这几种方法，这种方法除记录观察到的行为，有时还需要推理判断。例如，记录“某某反复搓动双手”（描述性记录），同时还记录“某某很紧张”（推理性记录）。

（2）等级记录法：根据评定量表的要求进行观察和记录。例如，意外创伤患者早期的“焦虑”与“抑郁”可分为无、轻度、中度、偏重、严重五个等级，观察者可根据观察到的情况按等级记录。

（3）间隔性记录法：又称为时间间隔样本。指观察中有规划地每隔固定的时间观察和记录一次。时间间隔依据目标行为性质和研究需要而定。

（4）事件记录法：又称事件样本，记录在一次观察期间，目标行为或事件发生的频率。在自然条件下进行观察时，常会发生一些特殊事件，如患者在治疗期间，病情突然加重或受到外部因素严重干扰等，都会不同程度影响患者的行为及其心理活动，因此护士必须记录这些特殊事件的情况及对患者行为所产生的心理影响。

二、访谈法

（一）访谈法的概念

访谈法（conversation method）又称为晤谈法或会谈法，是临床工作者与来访者所进行的一种有目的的谈话。访谈法是临床心理评估收集资料的一项重要技术。护士可依据其调查研究所确定的要求和目的，通过对患者个别访问或集体交谈的方式，系统而有计划地收集患者心理特征及行为数据资料。

临床访谈与日常交谈差别很大，前者是一种有特定目的和形式的交谈，它的内容和方法都是围绕其目的设置，而后者是一种目的性较弱、形式较松散的谈话方式。因此，在访谈开始前，护士要做一些必要的准备工作，包括确定访谈内容、建立访谈关系、设计访谈提纲、掌握访谈技术等。

（二）访谈法的类型

1. 结构型访谈　也叫封闭型访谈，护士对访谈的方向和步骤起主导作用，按照预先设计的谈话内容、结构及程序进行访谈。在结构型访谈中，访问患者的标准和方法、访谈中提出的问题、提问的方式和顺序以及患者回答的记录方式都是统一的，以便于护士对访谈结果进行统计和分析，效率相对较高，但过于程序化，易遗漏、忽略相关信息。

2. 无结构型访谈　也叫开放型访谈，在这种访谈中，没有固定的访谈问题，护士只是起辅助的作用，引导患者尽量表达自己的看法，容易掌握患者真实的心理体验，但话题比较松散、费时较多。

3. 半结构型访谈　也叫半开放型访谈，护士对访谈的结构具有一定的控制作用，

笔记

但同时也允许患者积极参与。通常护士事先准备一个粗线条的访谈提纲，根据心理评估内容向患者提问，同时也鼓励患者提问。这样有利于发挥谈话双方的主动性和创造性、适应变化的客观情况和对评估问题的深入探究。

（三）访谈法的内容

1. 收集资料性访谈　此类访谈的主要目的是获得患者的基本资料、病史资料及相关资料，寻求帮助的问题和原因；现在和近期的情况；婚恋或家庭情况；生长情况和健康状况；个人嗜好；工作情况和生活事件；人际关系和社会支持等。

2. 心理诊断性访谈　此类访谈主要围绕精神状况检查的内容及诊断资料进行。重点是精神症状，可根据精神状况检查提纲进行。

3. 半定式访谈　在临床工作中，为了弥补观察法和访谈法的不足，研究者发展了一种半定式方法。访谈者也可根据自己的需要编制一个半定式的访谈检查表。Gary G.Marnat 认为，一个疾病史的半定式访谈至少应涵盖以下几个方面的问题（表 8-1）。

表 8-1　有关疾病的半定式访谈内容

有关障碍（问题）的情况		
对问题的描述	强度和时间长度	首次发作
以前的处理	发生频率的变化	为解决问题做了些什么
诱因及结果	正规的处理	
家庭背景		
社会经济水平	文化背景	父母职业
父母目前健康状况	情绪和疾病史	家庭关系
婚姻状态	生长地（城市/农村）	家庭结构
个人史		
1. 婴儿		
发展里程碑	早期疾病史	家庭气氛
大小便训练	与父母接触的密切程度	
2. 儿童		
在学校的适应性	与同学的关系	学业成绩
与父母的关系	爱好/活动/兴趣	生活的重要改变
3. 青少年		
“儿童”标题下的各项内容均应包括出现这些行为的时间		出现有关法律、性、药瘾行为、青春发育期的反应
4. 成年和中年		
专业和职业	婚姻情况	人际之间的关系
疾病和情绪变化史	生活目标的满意度	与父母的关系
5. 老年		
疾病史	对于能力下降的反应	自我的完整性
经济收入的稳定性		
其他		
自我概念（喜欢/厌恶）	躯体化症状（头痛、胃病等）	
最幸福和悲伤的记忆	最早记忆引起愉快和悲伤的事件	
害怕	值得注意的梦和再现的梦	

根据表8-1，使用者可自编一些问题，对患者各方面的情况进行评估。例如，可以设计一些提问来评估患者的心理问题：

（1）你现在主要有哪些问题和麻烦？

（2）你能描述这些问题最重要的方面吗？

（3）这些问题是什么时候开始出现的？

（4）这些问题经常发生吗？这些问题发生后是否会经常变化？

（5）出现这些问题时，你通常怎样解决？

对患者进行评估性访谈时，在一般问题和病史访谈后，可根据需要进一步对其心理（精神）状况进行检查，以免误诊和漏诊。检查内容主要包括感知觉障碍、思维障碍、智力、定向力、注意、记忆、情绪表现、行为方式以及仪表、自知力等方面的检查。

（四）访谈法的技巧

1. 建立良好的护患关系　初步建立良好的信任和合作关系，是访谈顺利进行的保证。访谈在很大程度上受到护士与患者之间关系的影响，护士必须努力营造一个温暖、舒适的氛围，使患者感受到交谈是安全和被人理解的。护士在访谈时要注意与患者维持适当的目光接触；讲话的音调温和、富有感染力；交谈时不要以一种裁决式的口吻；交谈中要增加与患者的互动性和合作性。

2. 注重倾听　倾听是一门艺术，也是访谈者应具有的基本能力。在访谈中，一个优秀的倾听者不但应注意受访者说了“什么”，而且要通过声音、表情、动作注意其“如何”说，真正“听”出受访者所述的事实、所体验的情感。护士在倾听时，应做到耐心、认真、诚恳地倾听患者表述，选择适宜的角度和距离以及身体稍前倾的姿势，让患者感到自然、亲切、无陌生感；适时地向患者点头、微笑、简短赞许和肯定，让患者感到被接受和被欣赏；不轻易打断患者的谈话，让患者充分自由地探索其内心想法；学会容忍沉默，让患者整理思路、缓解情绪。

3. 善于提问　“提问”在访谈中占有很重要的地位。提问时尽量使用患者易于理解的语言，表述简洁、准确，避免问题过长或多重提问，避免使用专业术语及双关语。按照提问的方式，通常可分为开放式提问和封闭式提问。护士应根据具体情况，随机应变地选择最佳提问方式。

（1）开放式提问：常用于深入性讨论或推动被访者的自我剖析。提问常用“什么”（what）“怎样”（how）或“为什么”（why），启发被访者更详细、更广泛的谈话。例如：“当看到其他患者被抢救时，你的感觉如何？”

（2）封闭式提问：常用于搜集和解释资料信息。提问常用“是不是”、“对不对”、“有没有”等词，回答也是单一的“是”或“否”的简单答案。例如：“你现在有没有感到紧张？”

4. 注意非语言行为　人体的面部表情、身体姿势、眼部运动、肢体动作等都属于非言语行为。人们在口头语言表述前通常经过大脑的思考和选择检查，但非言语行为却不易被控制。护士应熟练观察患者的非言语行为，善于解读出其所传递的无法用语言表达的信息。表8-2是常见的非语言行为及其意义。

5. 正确记录访谈内容　访谈记录作为资料整理分析的主要依据，要尽量详细、完整。记录内容可分为三个方面，即内容性记录（患者的表述）、观察性记录（护士所看到患者的表情姿态等）、内省性记录（护士的个人感受和心得）。记录方式包括笔

笔记

录、录音机或摄像机，笔录时要注意快速记录并尽量使用患者的语言和说话方式。无论采取何种记录方式，都必须获得患者同意，并向患者承诺保密其资料。

表 8-2 非语言行为及其意义解释

非语言行为	可能表明的意义
1. 直接的目光接触	人际交往的准备就绪或愿意、关注
2. 注视或固定在某人或物上	面对挑战、全神贯注、刻板或焦虑
3. 双唇紧闭	应激、决心、愤怒、敌意
4. 左右摇头	不同意、不允许、无信心
5. 坐在椅子上无精打采或离开访问者	悲观、与访问者观点不一致
6. 发抖、双手反复搓动、不安	焦虑、愤怒
7. 脚敲打地面	无耐心、焦虑
8. 耳语	难以泄露的秘密
9. 沉默不语	愿意、全神贯注
10. 手心出汗、呼吸浅、瞳孔扩大、脸色苍白、脸红、皮疹	害怕、正性觉醒（兴奋、感兴趣）、负性情绪（焦虑、窘迫）、药物中毒

（五）访谈法的局限性

1. 易产生“偏好效应” 非结构式访谈很容易产生“偏好效应”，访谈者在访谈开始时所形成的对被访谈者的“印象”，很容易影响整个访谈的结果，从而导致不正确的结论。

2. 易导致理解错误 在访谈过程中，以下三种情况易导致理解错误：

（1）被访谈者谈话过于隐晦或模棱两可，提供了不准确的信息，易导致访谈者理解错误。

（2）访谈双方存在语言差异时很难进行有效访谈，易导致理解错误。

（3）访谈双方民族风俗和文化背景差异较大时，也容易产生访谈偏差。

3. 信度和效度不确定 访谈法特别是非结构式访谈的信度、效度往往难以确定，且访谈者掌握技术的熟练程度和经验丰富与否对其产生的影响较为明显。

4. 时间及环境要求高 由于访谈所耗费时间较多，对环境的要求也相对较高，访问人数受限，因此大面积调查不易采用此方法。

三、问卷法

（一）问卷法的定义

问卷法（questionnaire method）是护士通过事先设计好的调查表或问卷来获取有关患者信息和资料的一种方法。护士以书面形式给出一系列与患者有关的问题，让患者做出回答，通过对问题答案的分析记录，以获取有价值的信息。

（二）问卷法的特点

1. 高效性 问卷调查可采用团体方式进行，可通过邮寄发放或直接在报刊登出，可节省人力、物力、财力，也可在短时间内调查多人。同时，问卷调查基本都以同一种形式提问，并以同一种形式回答，方便统计分析，工作效率较高。

笔记

2. 客观性 问卷调查通常采用匿名形式，有利于使患者表达最真实的想法，尤其回答一些敏感隐私的问题时。在匿名状态下，患者比较愿意表述真实情况，有利于护士获取客观真实的答案。

3. 局限性 问卷法缺乏灵活性，问题大部分由护士预先设计，缺乏弹性，使患者回答受限，从而会遗漏更深层次的信息。

（三）问卷法的结构与应用

1. 问卷的结构 通常一份完整的问卷包括标题、前言、指导语、问题、答案、结束语等。前言主要包括调查的内容、目的、意义。指导语是用来指导患者如何正确填答问卷，需简明易懂。问题和答案是问卷的主体，问题在形式上分为开放型和封闭型两大类。实际应用时，开放式问题常用于探索性调查中，封闭式问题常用于正式调查。在编制问题时，要注意问题的简洁性，适应患者的文化程度，并符合调查目的要求。结束语是对患者的合作表示感谢，并提醒患者复核答案和不要漏填。

2. 问卷法的应用 问卷法作为一种主要的资料收集方法，应结合具体情况，明确适用范围。在具体运用时，问卷调查的质量取决于护士对问题性质、目的及要求的明确程度，也取决于问卷内容设计的技巧性和患者的合作程度。

四、量表法

（一）量表法的定义

量表法（scaling method）是指采用标准的心理评估量表对患者进行心理状态测量评估的方法，通常是由一些经过严格选择、较可靠地反映人的某些心理特点的问题或操作任务组成，是临床心理评估和研究的常用方法。

（二）量表法的特点

1. 灵活性 简单易懂，操作程序固定，既适用于个人评估，也适用于大范围的集体评估。

2. 客观性 由于量表中提出的问题、回答方式都是统一的，只要调查双方认真执行，评估结果就会客观化、标准化，并具有可比性。

3. 局限性 评估结果只反映一段时间内或特定情境下评估者的心理状态，使用相对局限，并受评估双方情绪、认知能力、态度等因素的影响。

（三）量表的选择与应用

1. 量表的选择 在使用量表法评估时，要选择与评估目的相关性高的量表，以得到准确的评估结果。因此选择量表时，应首选能达到研究目的，可靠性及真实性都比较高的特异量表，再选具有同类评定功能的量表，优选实用、具有国内常模、结果统计分析简便的量表。

2. 量表的应用 评定量表的适用范围已从心理学扩展到精神病学、临床医学、社会学等多个领域。现在常用的评定量表主要有症状评定量表、生活事件量表、应对方式量表和社会支持量表等。评定量表在临床的应用包括，可作为病例的一般资料、可作为患者的入组标准，可进行疗效评定等。使用时应注意，根据研究目的选择合适的研究对象，注意评定的时间、环境等要求，评定者必须经过系统学习和操作培训，严格按照量表使用手册要求，双方还要建立友好、信任关系，并即时检查评定资料的完整性，及时补漏。

第三节 心理测验

心理测验有理论研究和实际应用的功能，现已广泛使用于心理、教育、医学、司法、管理等领域。在临床运用过程中，护士应清楚心理测验的功能作用，熟知常用心理测验方法，理解心理测验结果的意义。

一、概述

（一）心理测验的定义

心理测验（psychological test）是指依据心理学的理论和技术，使用客观的标准化的程序，对个体行为样本进行客观分析和描述的标准化测量技术。它利用标准化的心理测验量表和工具将心理现象进行数量分析，从而得到心理变化的数据，用来研究和判定心理特质个体差异的性质和程度。

1. 标准化　指心理测验的一致性，即测验的编制、程序、实施、记分以及结果判断标准等基本一致。这样能保证在相同的条件下进行比较，比较结果才有意义。

2. 行为样本　指进行测量时，根据一定条件所取得的具有代表性的样本。人的心理活动通过其行为表现，所以心理测验选择与心理活动密切相关的行为来间接地反映其规律及特征。同时，测验中不可能全部测到与该心理活动相关的行为，只能选择其中最具代表性的一部分行为（与心理活动关系密切的行为）进行测量。

3. 描述　指描述结果的含义，主要有数量化描述和分范畴描述。数量化描述是大多数心理测验的描述方法，可根据具体分值解释其含义，如 90 分症状量表（SCL-90）计分、抑郁自评量表（SDS）计分、焦虑自评量表（SAS）计分等。分范畴描述多用于定性测验，如洛夏墨迹测验，即根据受试者的看图解释来判定其人格特征和心理冲突。

心理测验和心理测量常常会被当作同义词使用，其实这两个概念既相互联系又相互区别。心理测验主要指测量的方法和程序，而根据测量（即按照规则给事物指派数字的过程）这一定义，凡是涉及人的心理活动和心理属性的测量都称为心理测量。如对人的心理所进行的神经生物学测定法等，都是测量方法，但不属于测验法，因此心理测量的研究范围要比心理测验广泛很多。测量方法不都是属于测验的，反过来说，测验也不都是测量，如有的人格测验是不记分的，主试者只就测验结果对受试者做出定性的描述，这样的测验就不构成对受试者的测量。

（二）心理测验的特性

1. 间接性　测量有直接和间接之分，如测量一个物体的重量，可以用秤去称量并直接读出秤上的单位数。而心理现象和物理现象不同，它并不是实物，无法直接测量。但心理特性可以从实际行为中表现出来，即通过个人对测验题目的反应推断其心理特征，如一个人喜欢画画、摄影、刺绣等，可推断此人具有艺术兴趣的特质。

2. 相对性　在心理测验中，常使用心理测验量表，量表没有绝对标准，没有绝对零点，只是一个连续的行为序列。往往采用测定值的偏差值作为心理测定的单位。如个体的症状评定，可根据其心理症状严重程度分为 5 个等级：没有、很轻、中等、偏重、严重。

3. 客观性　客观性是指心理测验不受主观支配，测量方法是可以重复的，测验量

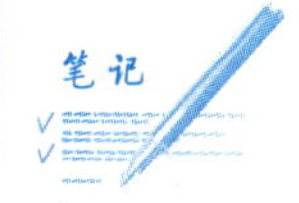

表的制定、测验步骤的实施、记分方法和测验结果的解释等都必须遵照客观程序进行。心理测验只有具备客观性，才能保证其测量结果的正确可靠，对心理活动与行为表现做出正确的评估。

4. 代表性 心理测验的代表性包括取样的代表性和测量项目的代表性两个方面。取样的代表性又包括测验项目取样的代表性和行为样本的代表性，其目的是使心理测验具有评估或预测的功能，并能以部分人员行为样本推测全体人员的行为。测量项目的代表性是指测定一定对象时，不可能测定全部表现，只需测定其心理特征本质的方面。

（三）心理测验的应用

1. 临床应用 在临床上，心理因素与许多疾病的发生、发展及预后关系密切，对这类疾病的患者进行心理测验，有助于了解患者的心理状态，以便展开有针对性的心理咨询和治疗。

2. 教育测评 常通过学科测验和智力测验评估学生的知识水平和心理能力，测定学生的潜能，为因人施教提供依据。同时，心理测验可评估学生的心理问题，在教育过程中有针对性地指导学生维持正常心态。

3. 人才选拔 心理测验可评估人的心理素质和心理特质，在人才选拔和培养时，既可筛选出最适合的人才，又可节省财力和物力。目前许多行业将心理测验作为选拔人才的手段之一。

4. 其他应用 心理测验还可用于心理咨询、心理辅导服务以及心理和教育科研的辅助手段等。

（四）标准化心理测验的基本条件

标准化心理测验（standardized psychological test）是通过一套标准程序编制测验内容、制定评分标准、固定实施方法，并具备主要的心理测量学技术指标，达到国际公认水平的心理测验。标准化测验必须满足一定的条件，主要包括有效的问卷项目、常模、一定的信效度、标准化的实施方法以及明确的记分标准。标准化有助于保证收集资料的准确性与真实性。以下为标准化心理测验的基本技术要求：

1. 常模（norm） 是指一种可供比较的某种心理测验在某一人群中测查结果的标准量数。要确定某项测验结果的实际意义，就必须和这一标准比较。如正常人的血糖在3.9～6.1mmol/L，正常血压在90～120/60～90mmHg，这些参数可以作为生理常模与患者测得的结果相比较，来判断是正常还是异常。而这一结果是否正确，在很大程度上取决于常模样本的代表性。

(1) 样本（sample）：是指标准化常模样本，这一样本必须具有代表性。所以取样时需考虑影响该测验结果的主要因素，如样本的年龄范围、性别、地区、民族、教育程度、职业等，再根据人口资料中这些相关因素的构成比情况，采用随机抽样方法获得常模样本。样本可以代表全国，也可以代表某一区域，因此可制定全国常模，也可建立区域性常模。临床评定量表的常模取样，还应考虑疾病诊断、病程、治疗及康复等情况。

(2) 常模形式：主要有均数、标准分、百分位、划界分、比率。

1）均数：是指标准化样本的平均值，是常模的一种普通形式。在某一测验中，受试者所测成绩（粗分或称原始分）与均数相比较时，才能确定其成绩的高低。

笔记

2）标准分（standard score）：是基于原始分的意义非常有限、各测验成绩之间不具备可比性等缺陷时而运用的一种比较手段。标准分可在不同测验、不同群体中进行比较，还可说明受试者的测验成绩在标准化样本成绩分布图上所居的位置，以提供更多有效信息。

3）百分位（percentile rank）：是指应用更早、更通用的另一类常用常模形式，其优点是不需要统计学的概念便可理解。如将受试者的成绩和常模相比较，若受试者成绩相当于百分位 25（P25），说明其成绩相当于标准化样本的第 25 位，即样本中 25% 的成绩低于他，另有 75% 的成绩比他高，以此类推。

4）划界分（cut-off score）：常用于筛选测验和临床评定量表中。如，“焦虑自评量表”（SAS）以总分 40 为划界分，总分超过 40 分，表示有焦虑存在。如果某测验量表对所测问题很敏感，说明划界分有效，患者被划入假阴性的比例就很少，正常人被划入假阳性的比例也很少；若量表不敏感，则假阴性或假阳性的比率就会比较高。

5）比率（或商数）：这类常模形式常用于神经心理测验量表和发展量表。在离差智商（如，韦式智力量表中的智商）出现之前，许多量表都在应用比率智商。例如，世界上第一个智力量表“比内—西蒙量表”，计算方法为 $IQ = MA/CA \times 100$，其中 MA 为心理年龄，CA 为实际年龄，是将心理年龄与实际年龄相等的设作 100，以使 IQ 成整数。神经心理测验中的损伤指数也是比率常模，损伤指数等于划入有损的测验数除以受测的测验数。

2. 信度（reliability） 是指测验结果的可靠程度，即测验工具对同一对象的几次测量中所得结果的一致性和稳定性。心理测验在标准化时，必须确定它的信度。而信度通常是以相关系数的大小来表示，即称之为信度系数，其数值在 −1～+1 之间。绝对值越接近 1，表明测验结果越可信；绝对值越接近 0，表明误差越大，测验结果越不可信。考察一种测量是否可信的方法有如下几种：

（1）重测信度（test-retest method）：对同一组受试者前后两次施测，两次测量结果进行相关分析，计算相关系数。间隔时间的长短可影响两次测验结果，因此在评价时应考虑间隔时间。

（2）分半信度（split-half reliability）：将一套测验的各个项目按难度排序，再按奇、偶数序号分成两半，对所测结果进行相关性检验。

（3）副本信度：有的测验同时编制正副两个平行本，将同组受试者的两套结果进行相关分析。

（4）评分者信度：对于主观性题目的测验，须由多个评分者按评分标准进行打分，再求相关系数。

3. 效度（validity） 是指测量的有效性，即一个测验所能测量其欲测事物特性或功能真实性和准确性的程度。效度是心理测验最重要的客观性指标，在衡量某心理测验工具的有效性时，需要看其能否测到需要的内容，在何种程度上测了该内容，并是否达到了测验编制的目的。心理测验的效度越高，则该测验结果所能代表测量行为的效度就越高。效度检验的方法也有很多种，具体如下：

（1）内容关联效度（content-related validity）：是指一个测验的内容代表它所要测量的主题。用于系统评估测验项目反映所测量内容的程度，即测验项目与欲测内容

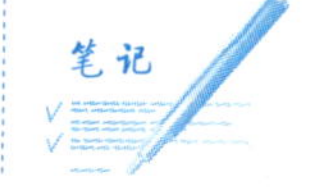

的相符程度，测验的行为取样代表所测量的心理功能的程度，通常以专家考核的方法进行，主要在制定测验项目时考虑该指标。

（2）结构关联效度（construct-related validity）：反映编制测验所依据理论的程度。如编制人格测验，必定与人格理论有关，该测验所反映依据的人格理论程度，可用结构效度检验。因素分析是结构效度检验的最常用方法。

（3）效标关联效度（criterion-related validity）：是指一个测验有其他外部基准（效标）存在时，可根据两者成绩关系确定其效度。分为同时效度和预测效度。用于检验所编制的测验是否能预测受试者在特定情境中的行为表现，其关键是合理选择效标。如某个职业能力倾向测验，其得分如果能很好地预测以后人们在这个职业上取得的成绩，那么该测验的预测效度就高。通常智力测验多以学业成绩为效标，临床评定量表常以临床诊断为效标。

4. 标准化（standardization）　是指测验的编制、实施、记分以及测验结果解释的程序的统一性。为了使不同受试者的测验结果具有可比性，就必须保证测验条件完全相同，这样测到的结果才能真实反映其心理特征。一个标准化的心理测验应具备常模样本的标准化、实施和记分方法的标准化、测量学分析资料的标准化。

二、心理测验的类别

（一）按测验功能分类

1. 能力测验　包括智力测验、发展量表和特殊能力测验等。智力测验是测量个体的一般能力，常用的有韦氏智力量表；发展量表主要指儿童智力发展量表；特殊能力测验是指人的音乐、绘画、手工技巧等方面的能力测验。

2. 人格测验　多数心理测验都属于此类，主要用以评定个体的一般人格特征（性格、气质、情绪、态度、兴趣、动机、价值观等方面）和病理性人格特征。如明尼苏达多相人格调查表（MMPI）、艾森克人格问卷（EQP）、卡特尔 16 项人格问卷（16PF）、洛夏墨迹测验、主题统觉测验（TAT）等。

3. 职业咨询测验　主要用于职业人才选拔和就业指导，使用范围广泛，常需联合能力测验和人格测验综合评估，使结果较全面、可靠。职业咨询测验中常用的心理测验包括职业兴趣问卷、认知能力测验和特殊测验等。

4. 神经心理测验　主要用于评估正常人和脑损伤患者的脑神经功能（高级神经功能）状态的心理测验，可指导脑功能的诊断、脑损伤的康复与疗效评估。

5. 适应行为测验　主要用于评估个体的社会适应技能，即有效应对社会环境的能力。如社会适应能力量表。

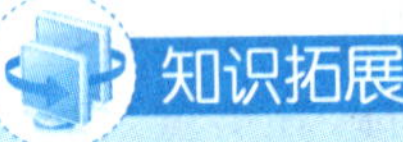

儿童筛查性智力测试

筛查性智力测验是一种比较简单、快速、经济的智力测试方法，有的也适用于群体测试，可以在较短的时间内筛查出在生长发育或智力方面有问题的小儿。一般只出示正常、异常或可疑三种结果，偶尔也有出示具体智商。比较常用的方法有：①丹佛婴儿发育量表（简称 DDST）：该方法包括测试小儿的个人 - 社会适应、精细动作、语言和大运动四方面的能力，共有 104 个

笔记

项目，适用于新生儿至6岁的小儿。②绘人试验：适用于4岁半～9岁小儿，要求儿童按照自己的想象绘出一个人的全身像。可测试儿童的智力水平、思维、推理、空间概念、感知能力及情绪等。③图片词汇测试（简称PPVT）：是一本画有120张图的测验本，每张图中有4幅画组成，其中规定有一幅代表一个词汇。此方法可测定小儿对词汇的理解能力。适用于4～9岁儿童。④学前儿童能力测试（简称50项）：50个项目测验的能力包括自我意识、身体部位、记忆、视感知及眼手协调、知识、联系与抽象、听觉与语言理解、运动等，适用于4～7岁小儿。筛查出有问题者，可进行诊断性的测试方法，经诊断性测试后可得出智商（IQ）或发育商（DQ）。

（二）按测验对象的人数分类

1. 个别测验　是由一位主试者测量一位受试者的测验。这类测验中主试者可对受试者的语言、情绪、行为反应有更详细的观察，因此可提供准确的相关信息，容易控制测验过程，其结果比较正确可靠，但花费时间和精力较多，对主试者要求高。如韦氏智力量表、临床记忆量表等。

2. 团体测验　是由少数主试者同时测量多个受试者的测验。大多数问卷调查均采用此测验。这类测验花费时间和精力较少，能在短时间内采集较多信息资料，但对受试者观察不够详细，容易产生误差。

（三）按测验用途分类

1. 教育测验　教育部门是测验应用最广泛的领域，许多能力测验和人格测验都可在学校中进行，用得最多的是学习成就测验。

2. 职业测验　主要用于职业人员选拔和就业指导，可以是能力和成就测验，也可以是人格测验。

（四）按测验材料分类

1. 文字测验　测验所用材料是由文字组成，受试者要求用文字或语言回答。这类测验实施方便、应用范围广泛，团体测验多采用此种方式，但不能应用于有语言困难的人，同时易受被试者文化程度的影响。如明尼苏达多相人格调查表（MMPI）、艾森克人格问卷（EQP）等文字测验。

2. 非文字测验　测验所用材料是以图片、实物、工具、模型等直观事物组成，受试者常以操作或辨认作答，无需使用文字或语言作答。这类测验不受文化因素的影响，但费时太多，不宜团体测验。近年来计算机辅助心理测验发展迅速，电脑测试代替传统的纸笔测验，已广泛推广使用。

（五）按测验材料的严谨程度分类

1. 常规性测验　此类测验中提出的问题、图形等意义明确，只需受试者直接理解，且结果易于分析。但测验目的明显，涉及社会评价问题时回答易于失真。

2. 投射性测验　此类测验给受试者的材料意义含糊，如一幅模糊的墨迹图、未完成的句子、主题不明确的图画等，要凭被试一定的想象力使之有意义，且没有严格的评分标准。这类测验的目的隐蔽，结果较真实，但测验结果分析困难，对主试者的要求较高。

笔记

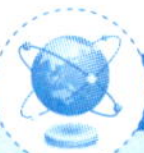

知识链接

洛夏墨迹测验

洛夏墨迹测验(Rorschach inkblot test)是现代心理测验中最著名的投射测验，也是研究人格的一种重要方法。由瑞士精神病学家洛夏(Rorschach H)在1921年创立，目的是为了临床诊断，对精神分裂症与其他精神病做出鉴别，也用于研究感知和想象能力测试。

洛夏墨迹测验的材料为10张墨迹图，有5张全为黑色的，2张是黑色和红色的，其余3张是彩色的，它们都是将墨迹放在纸上再加折叠成的对称的浓淡不匀的墨迹图。

测试时将10张图片按顺序一张一张地交到受试者手中，要他说出从图中看到了什么。不限制时间，也不限制回答数目，一直到没有回答时再换另一张。看完10张图片，再从头对每一回答都询问一遍；问他看到的是图的整体还是图的哪一部分；问他为什么说这些部位像他说的内容；最后将所指部位和回答的原因全部记录下来，进行结果分析和评分。

三、心理测验的注意事项

（一）心理测验主试者的职业素养

1. 熟练掌握测验方法　主试者必须做周密的准备，包括详尽了解各类测验，充分掌握测验方法，熟悉测验指导语和程序，准备好测验材料及工具，严格按照操作规定和要求施测，准确记录回答和记分，并及时观察受试者在测验中的行为。

2. 建立良好关系　主试者和受试者建立良好协调的关系是心理测验成功的基础。主试者在测验过程中要始终尊重受试者，征求受试者的意见，不能强迫其接受测验，也绝不能损害其自尊心，并调动其对测验的兴趣、鼓励其尽力配合以顺利完成测验。如果受试者不合作或反应迟钝，主试者应耐心解释或适当等待。

3. 遵守职业准则　作为心理测验工作者必须遵守职业准则，严格守密、认真负责。对测验保密包括两个方面，一是对测验内容保密，以免使测验失去控制，造成滥用；另一方面是对测验结果的保密，应对受试者的个人信息及相关测验结果加以保密，不让无关人员甚至本人知道。

（二）谨慎选择心理测验工具

1. 熟悉测验量表功能　应根据其应用目的及适用范围，慎重考虑并认真选择受试者所采用的心理测验。同时要选择经科学方法编制和标准化程序处理过的心理测验。这就要求主试者在测验前仔细研究测验手册及相关资料，了解其主要功能和结构理论，判断该测验对受试者的实用性。

2. 了解测验的常模与范围　选择常模样本特征能代表受试者条件的测验，如受试者年龄、性别、教育程度、居住区域等必须符合常模样本的特征，其结果的准确性才会较高。再次，要仔细研究心理测验的信度和效度以保证测验结果的客观性、准确性及可靠性。

（三）严格控制心理测验实施过程

1. 受试者因素　在测验前，应评估受试者的意识和情绪，确保意识清楚、情绪稳定，并使其了解测验的目的、内容、程序等。受试者应自愿参与，积极认真，尽力合作，以其最真实的状态顺利完成测验。若测验时间较长，应提前告知受试者，使其做

笔记

好准备。

2．环境因素　进行心理测验时，尽量使测验结果不受外在因素的影响，保持安静的环境、充足的光线、适当的通风、无噪音干扰，同时还要注重自然性，室内的陈设要简单，以免受试者在复杂的环境中产生紧张情绪而影响测验结果。

3．严格执行操作规定　严格按照测验的操作规定实施测验，包括正确的安排测验材料，使用统一的指导语，遵循测验手册中的原则适当地处理测验中所遇到的问题，及时观察受试者在施测中的行为，准确地、有针对性地书写测验报告等。

（四）客观评价心理测验结果

在一定程度上，心理测验结果反映了受试者在测验的特定环境下表现出的行为特征。尽管结果有一定的预测性，但自然环境下个体的行为特征可能与测验情景下表现的不一样。因此在解释测验结果时，要特别慎重，避免感情用事或轻率断言，以免受试者心理负担过重。对分数过低或过高者，需要做必要的思想工作，防止其产生不良心理。心理测验结果最好由具有资质的专业人员给予解释、说明，并针对可能出现的心理问题提供帮助。同时还应动态地观测心理测验结果，从而做出更加全面、准确的判断。

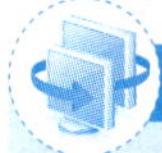

知识拓展

心理测验的伦理要求

心理学家 Rogers 认为，心理测验需要全面地考虑并解决以下 5 个伦理问题：①重视每一个被测者的唯一性，每次测验任务和评估程序都必须考虑到他们的独特个性。②充分尊重被测者是确保心理测验准确性的前提，因此心理测验的程序必须要考虑到被测者的个性变化以及不同个体之间的差异性。③有效的评估程序必然要求施测者和被测者都直接参与其中，尽管这种参与活动会对参与者造成一定的影响。④测验人员和测验工具会影响到评价的准确性。即使设计最完善的心理测验也会有一定程度的衰减，施测者根据测验数据做出评价或做出标签之前，必须要考虑到测验数据中无可避免的误差。⑤如果测验本身带有某种严重的积极或消极暗示，那么施测者必须要深入地考虑数据的复合污染源问题。

第四节　常用的心理评定量表

心理评定量表（psychological assessment scale）是一种对自身的主观感受和对他人行为的客观观察做出分级或量化评定的测量工具，是心理评估中收集资料的重要手段。心理评定量表是临床心理评估的常用工具，具有条目简单、内容客观、结果分析简单、可比较等特点。护士要了解心理评定量表的分类，掌握临床常见评定量表的使用。

一、心理评定量表的分类

（一）按评定者性质分类

1．自评量表　是受试者按照量表各项目陈述选择符合自己情况的答案并做出程度判断。如焦虑自评量表（SAS）、抑郁自评量表（SDS）等。

笔记

2. 他评量表　是由专业人员（如心理评估工作者、医生、护士等）根据自己的观察、询问知情者或综合两方面情况对受试者进行评定。如临床记忆量表。

（二）按量表编排方式分类

1. 数字评定量表　此类量表提供一个定义好的数字序列，给受试者的行为确定一个数值或等级。如抑郁自评量表（SDS）是由受试者对每项症状陈述做出从“很少有”到“绝大多数”时间有的程度选择，其相应的数字序列为1～4分。

2. 描述评定量表　此类量表对所要评定的行为提供一组有顺序性的文字描述，由主试者选出一个适合受试者的描述。如A型行为类型评定量表。

3. 标准评定量表　此类量表由主试者根据一组事先给出的评定标准判断受试者的状况，评定标准可不具有顺序性。例如判断患者治疗效果时，可根据无效、好转、痊愈等标准选择其一。

4. 检选量表　此类量表提供有很多形容词、名词、陈述句构成的一览表，主试者将表中的词汇与受试者的行为一一对照，选出符合其行为特征的项目，然后进行结果分析。此类量表常适用于人格自陈量表的效度检验。

（三）按评定量表内容分类

常用的心理评定量表很多，按照评定量表内容可分为症状评定量表、应激与应对类评定量表、应对方式量表、社会支持量表及其他评定量表等。

二、症状评定量表

（一）90项症状量表

90项症状量表（Symptom Checklist-90，SCL-90）即症状自评量表，是由L.R.Derogatis于1973年编制（见附表1），20世纪80年代引入我国，随即被广泛应用。此量表内容量大，反映症状丰富，能较准确评估患者自觉症状特点。现广泛应用于精神科和心理咨询门诊，作为了解就诊者或受咨询者心理卫生问题的一种常见评定工具。

1. 评定项目及标准　此量表由90个反映常见心理健康状况的项目组成，包含较广泛的精神症状学内容，从感觉、情感、思维、意识、行为直至生活习惯、人际关系、饮食睡眠等各个方面均有涉及。每一个项目均采取5级评分制。无（自觉并无该项症状），计1分；轻度（自觉有该症状，但对受试者并无实际影响，或影响轻微），计2分；中度（自觉有该项症状，对受试者有一定影响），计3分；相当重（自觉常有该项症状，对受试者有相当程度的影响），计4分；严重（自觉该症状的频度和强度都十分严重，对受试者的影响严重），计5分。这些“影响”包括症状所致的痛苦和烦恼，也包括症状造成的心理社会功能损害。其中“轻”、“中”、“重”的具体定义，主要评定“现在”或“最近一周内”受试者的情况和体会。

2. 结果分析　根据总分、阳性项目数、因子分等评分结果情况，判定是否有阳性症状、心理障碍，或是否需进一步检查。一般因子分越高，反映症状越多，障碍越明显。

（二）抑郁自评量表

抑郁自评量表（self-rating depression scale，SDS）由美国杜克大学医学院的Zung于1965年编制（见附表2）。其特点是使用简便，并能相当直观地反映抑郁患者的主观感受。主要适用于有抑郁症状的成年人，也可用于流行病学调查。在临床应用中，

笔记

此量表不仅可以帮助诊断是否有抑郁症状，还可判断抑郁程度的轻重。因此，既可作为辅助诊断的工具，也可以观察在治疗过程中抑郁的病情变化，用来作为疗效的判定指标。

1. 评定项目及标准 此量表由20个与抑郁症状有关的项目组成。每个项目后有1～4级评分选项，即“很少有”、“有时有”、“大部分时间有”、“绝大部分时间有”4个级别，并分别按1～4计分，由受试者按量表说明进行自我评定，依次回答每个条目。

2. 结果分析 总分超过41分可考虑筛查阳性，即可能有抑郁存在，须进一步检查。抑郁严重指数＝总分/80。指数范围为0.25～1.0，指数越高，反映抑郁程度越重。

（三）焦虑自评量表

焦虑自评量表（self-rating anxiety scale，SAS）此量表也由Zung于1971年编制（见附表3）。从量表的构成形式到具体的评定方法，都与抑郁自评量表（SDS）很相似，是一种分析患者主观症状的简便临床工具。适用于有焦虑症状的成年人，用于反映其有无焦虑症状及严重程度，也可用于流行病学调查。

1. 评定项目及标准 该量表由20个与焦虑症状有关的项目组成。每个项目后有1～4级评分选项，即“很少有”、“有时有”、“大部分时间有”、“绝大部分时间有”4个级别，并分别按1～4计分。由受试者按量表说明进行自我评定，依次回答每个条目。

2. 结果分析 总分超过40分可考虑筛查阳性，即可能有焦虑存在，须进一步检查。分数越高，反映焦虑程度越重。

（四）非精神科患者心理状态评估量表

非精神科患者心理状态评估量表（the mental status scale in non-psychiatric settings，MSSNS）此量表由第二军医大学心理教研室于2003年编制（见附表4）。适用于所有非精神疾病患者，但不适用于精神疾病患者及16岁以下未成年者。

选用标准化测题，评定非精神疾病患者的焦虑、抑郁、愤怒、孤独的程度及其总体心理状况。采用4分法计分，分别是“没有或很少有”、“有时有”、“相当多时间有”、“绝大部分时间有”，分别记1～4分，分数越高，表明患者的情绪反应强度越高。

三、应激与应对类评定量表

（一）生活事件量表

生活事件量表（life events scale，LES）是测量社会生活事件对人们心理刺激强度影响的定量性量表。国内外有许多生活事件量表，目前较多使用的是按正、负事件计分量表，如1986年杨德森、张亚林编制的生活事件量表在国内临床和心理健康评估上广泛应用（见附表5）。

1. 评定项目及标准 此量表由48条我国常见的生活事件组成，包括三方面的问题，家庭生活方面（28条）、工作学习方面（13条）、社交及其他方面（7条），另有2条空白项，供受试者填写已经历的但表中并未列出的某些事件。影响程度分为5级，从毫无影响到影响极重分别记0，1，2，3，4分。影响持续时间分三个月、半年内、一年内、一年以上共4个等级，分别记1，2，3，4分。

2. 结果分析 量表测验得分越高表明个体承受的精神压力越大，95%的正常人一年内的生活事件量表总分不超过20分，99%的正常人不超过32分。负性事件刺激量的分值越高，对身心健康的影响越大，正性事件的意义尚待进一步的研究。

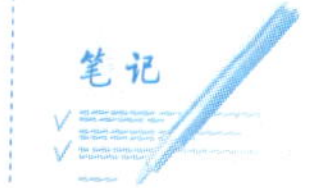

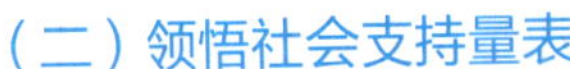

（二）领悟社会支持量表

社会支持被视为决定个体心理应激与身心健康关系的重要中介要素之一。领悟社会支持量表（perceived social support scale，PSSS）量表具有简单易用的特点，以下介绍由姜乾金等修订的领悟社会支持量表（见附表6）。

1. 评定项目及标准　领悟社会支持量表是自评量表，由12个反映个体对社会支持感受的条目组成，每个条目均采用七级计分法依序为1～7分，分为极不同意（1分）、很不同意（2分）、稍不同意（3分）、中立（4分）、同意（5分）、很同意（6分）、极同意（7分）。可测定个体领悟到的各种社会支持（家庭、朋友及其他人）的程度，并以总分反映个体感受的社会支持总程度。

2. 结果分析　分别计算"家庭内支持"、"家庭外支持"和"社会支持总分"，社会支持总分为累加12项得分，分数越高，反映受试者拥有或感受的社会支持越多。

四、常用人格评定量表

（一）艾森克人格问卷

艾森克人格问卷（Eysenck personality questionnaire，EPQ）又称艾森克个性问卷，由英国心理学家H.J.Eysenck根据人格结构三个维度的理论编制，于1975年形成由三个人格维度和一个效度量表组成的比较成熟的问卷，在国际上广泛使用。分为成人问卷和青少年问卷两种，成人问卷适用于16岁以上的成人，儿童问卷适用于7～15岁的儿童。在国内由龚耀先教授于1983年主持修订中文版《艾森克个性问卷手册》，制定成人和儿童两套全国常模（均为88项）。之后，在1985年由陈仲庚修订（成人卷85项），1999年由钱铭怡修订成人版并命名为"艾森克问卷简式量表中国版（EPQ-RSA）"，由48项，四个维度组成（图8-1）。

1. E量表　内-外向维度（Intraversion-Extraversion，E）测量个体性格的内、外倾向。高分表示外向，如热情、好交际、易冲动、渴望刺激、冒险等特征；低分表示内向，如好静、富于内省、不喜欢刺激、不爱与人交往、喜欢有秩序的生活方式、情绪比较稳定等特征。

2. N量表　神经质维度（neuroticism，N）又称情绪性，测定个体的情绪稳定性。高分表示焦虑、担忧、郁郁不乐、有强烈情绪反应、有时出现不理智行为等，低分表示情绪稳定。

3. P量表　精神质维度（psychoticism，P）又称倔强性，测定与精神病理有关的人格特征，精神质并非暗指精神病，它在所有个体身上都存在，只是程度有所不同。高分表示孤独、不关心他人、感觉迟钝、难以适应外部环境、不近人情、与他人不友好、喜欢奇特的事情等特征。低分被认为是正常。

4. L量表　掩饰量表（lie，L）测定受试者的掩饰、假托或自身隐蔽性，或者测定如朴实、幼稚水平等稳定的人格功能。高分表示受试者有掩饰倾向，测验结果可能失真。但它的分数高低与许多因素有关，不只是真实与否的唯一因素。

EPQ为自陈量表，实施方便，有时也可作为团体测验，在我国是临床应用最为广泛的人格测验。但其条目较少，反映的信息量也相对较少，故反映的人格特征类型有限。

笔记

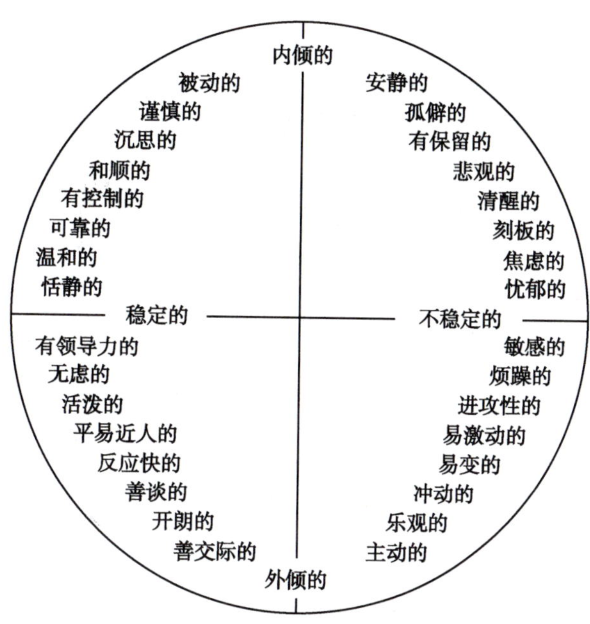

图 8-1 艾森克人格维度结构图

（二）16PF 人格问卷

卡特尔 16 种人格因素问卷（sixteen personality factor questionaire，16PF）是美国伊利诺伊州立大学人格及能力测验研究所卡特尔教授（Raymond B.Cattell）1947 年编制的用于人格检测的一种问卷，简称 16PF。在国际上众多人格测验的试题中，被认为是非常经典的试题，其测评的准确度和广泛的适用性经过了时间考验。卡特尔是人格特质理论的主要代表人物，16PF 也正是伴随着卡特尔的人格特质理论而形成的。16PF 适用于 16 岁以上的青年和成人，现有五种版本：A、B 本为全版本，各有 187 个项目；C、D 本为缩减本，各有 106 个项目；E 本适用于文化水平较低的被试者，有 128 个项目。我国现在通用的是美籍华人刘永和博士在卡特尔的赞助下，与伊利诺伊大学人格及能力研究所的研究员梅瑞狄斯博士合作，于 1970 年发表的中文修订本，其常模是由 2000 多名港台地区的中国学生得到的。

16PF 从乐群、聪慧、自律、独立、敏感、冒险、怀疑等 16 个相对独立的人格特点对人进行描绘，并可以了解应试者在环境适应、专业成就和心理健康等方面的表现。在人事管理中，16PF 能够预测应试者的工作稳定性、工作效率和压力承受能力等（表 8-3）。

表 8-3 16PF 人格问卷的结构及其意义

因素	项目数	意义	
		低分者特征	高分者特征
乐群性 A	20	缄默、孤独、内向	外向、热情、乐群
聪慧性 B	9	迟钝、学识浅薄	聪明、富有才识
稳定性 C	26	情绪激动不稳定	情绪稳定而成熟
恃强性 E	26	谦虚、顺从	好强、固执、攻击

续表

因素	项目数	意义	
		低分者特征	高分者特征
兴奋性 F	26	严肃审慎、沉默寡言	轻松兴奋、逍遥放纵
有恒性 G	20	权宜敷衍、原则性差	有恒、负责
敢为性 H	26	害羞、畏缩、退却	冒险敢为，主动性强
敏感性 I	20	粗心、理智、着重实际	细心、敏感、好感情用事
怀疑性 L	20	真诚、合作、宽容、信赖随和	怀疑、刚愎、固执己见
幻想性 M	26	现实、脚踏实地、合乎成规	富于想象、狂放不羁
世故性 N	20	坦诚、直率、天真	精明、圆滑、世故
忧虑性 O	26	安详沉着、有自信心	忧虑抑郁、缺乏自信
实验性 Ql	26	保守、循规蹈矩、尊重传统	自由开放、批评激进
独立性 Q2	20	依赖、随群附众	自主、当机立断
自律性 Q3	20	不能自制、不守纪律、随心所欲	知己知彼、自律谨严
紧张性 Q4	26	心平气和、镇静自若、知足常乐	紧张、有挫折感、心神不定

通过 16 个人格因素或分量表上的得分和轮廓图，不仅可以反映受测者人格每个方面的情况和其整体的人格特点，还可以通过某些因素的组合效应反映性格的内外向型、心理健康状况、人际关系情况、职业倾向、在新工作环境中有无学习成长能力、创造能力强者的人格因素等情况，也可以反映受测者的人格素质状况并作为临床诊断工具用于临床心理诊断。

五、其他评定量表

随着护理学的不断发展，护理科研水平的不断提高，作为量化收集资料、评价护理效果的评价量表受到了越来越多的关注。以下主要介绍在护理工作及护士职业状况评价中比较常用、比较重要的 3 种量表。

(一) 护士用住院患者观察量表

护士用住院观察量表（nurses' observation scale for inpatient evaluation，NOSIE）由 Honigteld G 等人于 1965 年编制，主要用于评定住院成年精神病患者和老年期痴呆患者的生活、行为和情绪等方面的状况。护士用住院患者观察量表包括 30 项和 80 项两种版本，以下主要介绍 30 项版本（见附表 7）。

1. 评定项目及标准　此量表由 30 项条目组成，由经过训练、并熟悉患者情况的护士实施评定。每次评定由两名护士同时分别评定，记分时将两位评定者的各项评分相加；如果只有 1 名护士评定，则其结果应当乘以 2。该量表根据患者最近 3 天（或 1 周）的情况评分，评定分为 3 次，在治疗前、治疗后 3 周和 6 周各评定 1 次。评分为 0～4 分的 5 级评分（第 1～30 项），“无”代表 0 分，“有时有”代表 1 分，“常常有”代表 2 分，“经常有”代表 3 分，“一直是”代表 4 分。另有 2 个附加项目，即第 31 项“病情严重程度”及第 32 项“与治疗前比较”，这两项由评定者根据经验，按 1～7 分的 7 级评分。

笔记

2. 结果分析　包括因子分计算和总分计算两种方法。病情估计分越高，说明病情越轻，病情估计分越低，说明病情越重。

（二）一般自我效能感量表

一般自我效能感量表（General Self-Efficacy Scale，GSES）最早的德文版由德国柏林自由大学著名的临床和健康心理学家 Ralf Schwarzer 教授和他的同事于 1981 年编制完成。中文版量表（GSES）最早由张建新和 Schwarzer 于 1995 年开始使用，至今已被广泛应用于大中学生的心理测评和有关心理学研究。此量表主要适用于大、中学生群体，医护人员及患者。以下主要介绍中文版量表（GSES）（见附表 8）。

1. 评定项目及标准　一般自我效能感量表由 10 个项目组成，主要涉及个体遇到挫折或困难时的自信心。各项目均为 1～4 分；对每个项目，受试者根据自己的实际情况回答“完全不正确”记 1 分，“有点正确”记 2 分，“多数正确”记 3 分，“完全正确”记 4 分。

2. 结果分析　把所有 10 个项目的得分加起来除以 10 即为总量表分，个体的得分越高，表示其一般自我效能感水平越高。

（三）工作倦怠量表

工作倦怠（job burnout）是指在以个体为服务对象的职业领域中，因为不能有效地应对工作上延续不断的各种压力而产生的一种长期性反应，包括情感耗竭、人格解体和低成就感的症状。因此，1982 年诞生了国外广泛使用的 MBI 量表（Maslash Burnout Inventory，MBI）。主要适用于为人群服务的工作人员，如医生、护士、老师等。通过对职工进行工作倦怠量表的测量，来探讨工作倦怠对职工生理、心理健康和职业生命质量的影响。这一量表有 3 个版本，已有多种语言版本，得到广泛认可，被称为是测量工作倦怠的“黄金准则”。2002 年，李超平对该量表进行了修订，在国内获得了较好的信度和效度。以下介绍由李超平修订的版本（见附表 9）。

1. 评定项目和标准　此量表包括 3 个维度，分别为情绪衰竭、玩世不恭（人格解体）和成就感低落，共 15 个条目；3 个维度分别为 5 个条目、4 个条目和 6 个条目。采用 7 分等级评定，即 0 代表“从不”，1 代表“极少”、2 代表“偶尔”，（1 个月 1 次或者更少）、3 代表“经常”（1 个月几次）、4 代表“频繁”（每星期 1 次）、5 代表“非常频繁”（1 星期几次）、6 代表“每天”，与自己情况完全不符合计 0 分，完全符合计 6 分。

2. 结果分析　各维度的得分为该维度所有条目的总和。其中，成就感低落条目的计分方式为负向计分；情绪耗竭和玩世不恭的得分越高表示工作倦怠程度越重，个人成就感得分越高表示倦怠程度越轻。

笔记

学习小结

1. 学习内容

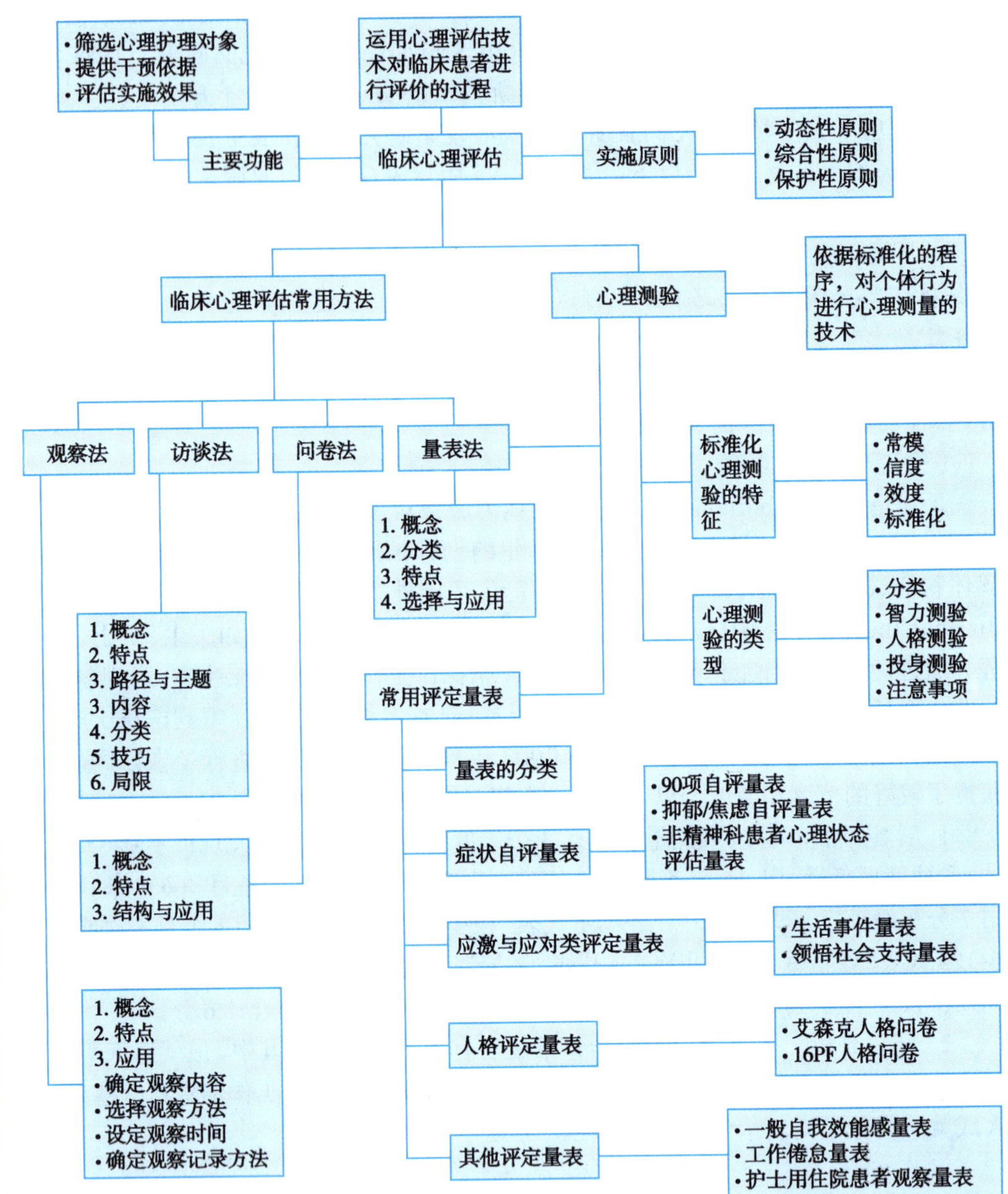

2. 学习方法

（1）通过了解临床心理评估实施原则和常用方法，能选择合适临床评估方法对不同患者心理状态进行评估。

（2）通过了解标准化心理测验基本特征，能认识到心理测验科学性和重要性。

（3）通过熟悉常用心理评定量表的内容，能选择合适的评定量表对患者进行科学的心理测评。

（付　蓓　江陆平）

复习思考题

1. 简述临床心理评估对护理工作的重要意义。
2. 试述临床心理评估方法优缺点。
3. 简述标准化心理测验基本特征。
4. 面对不同患者，如何选择合适量表进行心理评估？

笔记

第九章

心理咨询与心理治疗

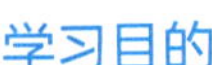

学习目的

通过学习心理咨询和心理治疗的基本概念和相关技术，为临床心理干预及心理护理工作奠定坚实的理论基础。

学习要点

心理咨询定义与主要途径、心理治疗定义与主要对象、心理治疗的常用技术。

随着现代的工作和生活节奏加快，人们所面临的压力和困境增多，更多的人借助心理咨询挖掘自身心理潜力、提高自我认识，走出了心理阴霾；心理治疗也已被称为继药物、手术、理疗之后的第四大治疗疾病或临床干预的手段。护士学习心理咨询及心理治疗的相关知识，一方面有助于观察患者接受心理咨询或心理治疗时的效果，另一方面可借鉴其理论与技术，整合在入院宣教、健康指导等心理护理过程中，对疾病的治愈起到事半功倍的效果。

第一节　心理咨询与心理治疗概述

一、心理咨询概述

心理咨询(psychological counseling)又称心理辅导，是心理学分支之一，国外称为咨询心理学(counseling psychology)，是一门相对独立的心理学应用学科。临床研究发现，许多疾病的发生与心理、社会应激密切相关，其中包括社会适应不良、严重的情绪困扰等。护士掌握心理咨询相关知识不仅可以帮助患者澄清疾病的性质并给予适当的干预措施，还可以促进护患交流，改善护患关系，提高护理质量。

(一) 心理咨询的定义

心理咨询可定义为咨询师通过对话协助来访者解决各类心理问题的过程。通过心理咨询，心理咨询师可以从专业角度为来访者解决心理上的疑难问题提供帮助。来访者通过接受心理咨询改善人际关系，提高适应和应对环境变化的能力，促进身心健康发展。

(二) 心理咨询的对象

心理咨询的主要对象是健康人群或部分存在心理问题的人群。当个体面对重大

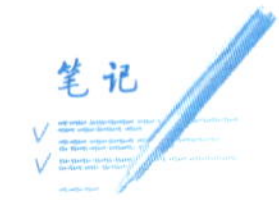

生活事件需要做出选择，或在个人发展和遇到情绪困扰和内心冲突时，需要心理咨询师系统地为其进行分析和疏导。心理咨询的对象要符合以下条件：

1. 具有一定的智力水平　来访者的智力一般要在正常范围内，以便他们能够自己叙述求助的问题及其相关的情况，能够理解咨询师的意思，具有一定的理解领悟能力。

2. 咨询的内容合适　一些心因性问题，尤其与心理社会因素有关的适应不良、情绪调节问题，教育与发展问题等更适合做心理咨询。

3. 人格基本健全　来访者应没有严重的人格障碍，因为人格障碍不仅会阻碍咨询关系的建立，还会影响咨询的正常进行。

4. 动机合理　来访者应具有咨询动机，否则会影响咨询活动的正常进行，同时还会影响咨询的效果。

5. 具有基本的交流能力　来访者应能够清楚、简洁地表达自己求助的问题，能够理解咨询师所表达内容的含义，并能配合咨询师采取行动。

6. 对心理咨询有一定的接受和信任度　来访者对心理咨询、咨询师及咨询师采用的理论方法要有一定的信任度。他们要相信心理咨询的有效性，咨询师具备咨询的能力，实施方法的先进性、实用性，这样才能取得良好的咨询效果。

（三）心理咨询的种类

心理咨询涉及的范围很广，凡在学习、工作、家庭、疾病、预防、康复等方面出现的心理问题，都属于咨询的领域。

1. 学校心理咨询　一般大、中、小学都设有专职的心理学工作者，以解决师生的心理问题。如新生的适应问题、师生关系和同学关系问题、学习方法问题等。

2. 职业心理咨询　不同行业对雇佣人员的个性特征、心理素质等都有不同的要求，咨询师可通过帮助择业者增进自我了解或指导其如何自我完善，进而选择适合的理想职业。

3. 家庭婚姻心理咨询　包括婚前关系、夫妻关系、家庭人际关系以及亲子教育等方面的咨询与辅导。

4. 医学心理咨询　医学心理咨询着重处理的是医学领域中的心理问题，目的是帮助患者或寻求医学帮助的人恢复身心健康。

二、心理治疗概述

（一）心理治疗的定义

心理治疗（psychotherapy）又称精神治疗，即在治疗师与来访者建立良好关系的基础上，由经过专业训练的治疗师运用心理治疗的有关理论和技术，对来访者进行治疗的过程。其目的是激发和调动来访者改善现状的动机和潜能，以消除或缓解来访者的心理问题与心理障碍，促进其人格的成熟和发展。

（二）心理治疗的对象

从广义的角度来讲，凡有心理上的痛苦和功能失调，希望并能够接受心理治疗的人都适于心理治疗。但在实际临床运用中，心理治疗主要适用于以下人群：

1. 有心理困扰的人　由于早年某些伤害性的经验，成长发展过程中的扭曲，在现实社会生活中应对失败、适应不良而引起心理困扰的人。

2. 遭受心理挫折和打击的人　由于面临应激性社会生活实践，遭受到打击而失

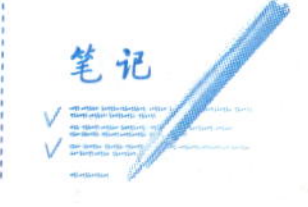

去心理平衡的人。有时可表现为神经症和某些精神症状。

3. 精神疾病患者　心理治疗常用于神经症患者，对于一些精神病性障碍的患者也可根据病情以及患者的个体情况实施心理治疗。心理治疗可以帮助他们有效地提高应对能力，更好地适应环境，提高社会功能，预防疾病复发。

4. 行为适应不良者　对于各种因素引起行为偏差和适应不良的人，可以实施心理治疗。但是接受治疗的指征与他们的求治愿望有着密切关系。

5. 心身疾病患者　由于身患躯体疾病而引起的某些不良心理反应。

心理治疗还有一些禁忌证，并非所有的心理障碍患者都适合接受心理治疗。有一些患者不宜实施心理治疗，如没有主动求治动机和愿望的患者、有偏执性特质和态度的患者、会出现冲动而失控的患者以及无法进行正常语言交流的患者。

三、心理咨询与心理治疗的关系

（一）心理咨询与心理治疗的共同点

心理咨询与心理治疗是两个既有区别又紧密联系、相互交叉的专业领域，两者都是运用心理学的方法和技术进行以助人为目的的专业性人际互动过程，有着相辅相成、相互渗透的密切联系。

1. 理论体系相同　两者所依据的基本理论并无明显界限，都涉及精神分析理论、行为主义理论、认知理论及人本主义理论等。心理咨询与心理治疗所使用的一些方法也是相同的，如认知疗法的各种技术、人本主义来访者中心疗法中的真诚、无条件积极关注、共情等。无论其理论体系或具体方法，都很难将两者作严格区分。

2. 达成目标一致　两者所要解决的问题常有交叉和重叠，难以截然分开，如心理咨询师和心理治疗师可能都会面对因人际关系问题、情绪障碍而来寻求帮助的来访者。所以，心理咨询中有心理治疗，心理治疗中也有心理咨询。两者都强调来访者个人的成长和改变，其根本目标都是帮助人们恢复或保持身心健康。

3. 实施过程相似　心理咨询和心理治疗的实施过程相似，都包括来访者求助→建立咨/治访关系→协助来访者自我探索→设定目标→实施干预→评估来访者转变→咨询/治疗结束等环节。同时，两者都非常注重建立帮助者与来访者之间良好的人际关系，认为这是使来访者改变和成长的必要条件，应贯穿咨询过程或治疗过程的始终。

（二）心理咨询与心理治疗的区别

心理治疗与心理咨询有许多相似之处，但两者又是相对独立、相互区别、不能相互替代的独特概念。它们之间的区别体现在以下几个方面（表 9-1）：

表 9-1　心理咨询与心理治疗的区别

项目	心理咨询	心理治疗
服务对象	正常人	心理异常的患者
解决问题的内容	适应和发展方面的问题	心理障碍和心理疾病
工作模式	发展性指导模式	矫正病态模式
工作目标	挖掘潜能，促进身心健康发展	弥补已形成的损害，促进人格的成熟和发展
工作情境	社区、学校、单位、心理咨询机构等	医疗机构
治疗时间	一般较短	一般较长

笔记

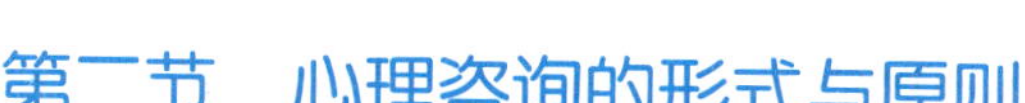

第二节　心理咨询的形式与原则

咨询师等可根据对象的特征选择适合的咨询形式或途径。另外，心理咨询的原则对于咨询过程正常的进行起到了指导性的作用。掌握或了解各种的心理咨询形式和途径能够帮助护士在临床工作中有针对性地、有效地解决患者的心理问题，从而提高临床护理工作的效率。

一、根据心理咨询的对象分类

（一）个体咨询

个体咨询（individual counseling）是指咨询师和来访者之间进行的各种形式的一对一交流，由咨询师对来访者进行支持、指导和帮助。其特点是保密、安全，双方可以进行深入沟通，问题针对性强，是心理咨询的常用形式。

（二）团体咨询

团体咨询（group counseling）是指由一名咨询师把具有同类问题的来访者组成小组，进行集中咨询的形式。团体心理咨询有利于知识、经验的交流，便于感觉、情绪的表达与处理。团体心理咨询相较于个体咨询更省时省力，有助于通过组员之间的互动，克服人际敏感和害羞心理。因此，团体的情感支持、群体的相互学习和正性体验在咨询中发挥着很大的支持作用。缺点是不便于触及个别成员的更深层次的隐私问题。

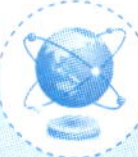

知识链接

团体心理咨询

20世纪初，美国波士顿的内科医生普拉特（J.H.Pratt）最早尝试对医院中患有肺病的患者用团体形式进行心理咨询与治疗，这一探索取得了成功，在当时反响强烈。普拉特也因此被认为是团体咨询的先驱，被誉为“团体心理咨询之父”。1920年维也纳精神科医生莫里诺（J.L.Moreno）首创了心理剧，1925年心理剧引入美国。除此之外，还有一些人也因独创了各具特色的团体咨询方法而闻名。如精神分析家巴诺（T.Bwrrow）首创了小组分析疗法；斯拉夫森（S.R.Slavson）创立了组织游戏的方法来治疗青少年的心理障碍。1946年卡特•勒温创建了第一个针对正常人的团体咨询小组，其目标在于提高小组成员的领导能力和组织能力，更好地发挥人际交往的功能。

二、根据心理咨询的途径分类

（一）门诊咨询

门诊咨询（outpatient counseling）是指咨询师在门诊对来访者进行面对面的心理咨询。在综合医院、精神卫生中心和卫生保健部门均可设置心理咨询门诊，由于咨询师与来访者直接见面会谈，所以咨询的内容能够比较深入，信息量较大，效果也较好。

（二）电话咨询

电话咨询（telephone counseling）是指利用电话对来访者进行解答、解释、支持、劝慰，给予问题解决建议的咨询形式。电话咨询起源于20世纪50年代国外开设的热

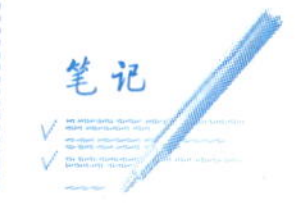

线电话，旨在防止心理危机所导致的恶性事件，如自杀、暴力行为等。电话中心一般有专门的工作人员24小时值班，有条件的还设有流动的急诊小组，以便及时通过电话或必要时赶到现场提供疏导帮助。来访者通过电话咨询可达到一定的情绪宣泄，对处于危机境地的来访者更能发挥其危机干预的作用，精神崩溃的来访者可以通过电话告急、诉苦和求援。电话咨询的优点是方便、快捷。

（三）信函咨询

信函咨询（letters of counseling）是指咨询师通过信件对来访者进行心理咨询。咨询师根据来信中所描述的情况和提出的问题，进行疑难解答、疏导教育、解决问题。其优点是不受时空的限制，特别适用于不善口头表达或拘谨的来访者；缺点是受来访者书面表达能力、理解能力和个性特点的影响。

（四）专栏咨询

专栏咨询（column of counseling）是指通过在报纸、杂志、电台、电视等大众传媒开设的心理咨询专栏，介绍心理健康的一般知识，或针对公众提出的典型问题进行公开解答的一种咨询方式。其优点是覆盖面大、受益面广、治疗与预防并重、科普性强；缺点是模糊、浅显、容易泛泛而论，针对性不强。

（五）现场咨询

现场咨询（on-site counseling）是指咨询师深入学校、社区、门诊等现场，当场对来访者的问题给予指导、帮助的咨询形式。这种形式对于一些有共同背景或特点的心理问题有较好的效果。

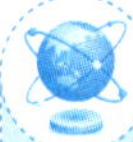
知识链接

乳甲外科首次举办“乳腺癌患者现场咨询会”

2010年10月13日晚，在武汉协和医院乳腺甲状腺外科（简称乳甲外科）“病友活动室”开展了一场别具一格的面对面、心与心的交流会议。由乳甲外科代艺护士长主持，特邀外科护士长、高级心理咨询师胡德英对乳甲外科乳腺癌术后患者及家属进行现场心理咨询。胡德英首先分析了乳腺癌患者发病的心理社会因素（如性格特征、生活事件等），接着介绍了乳腺癌患者常见的个体、家庭心理问题及干预的方法，尤其强调了在社会支持中患者配偶对患者生理、心理、社会等全面康复的重要作用。她运用多种心理交流技巧，使患者及家属掀开心扉，将埋藏在自己内心最深处的痛楚、自卑、担忧等一一倾诉，说到伤心处有好几位患者及家属都流下了眼泪。经过这次现场心理疏导，使患者及其家属的心理压力得到了有效释放，使护士、患者和家属都受益匪浅。

（六）网络咨询

网络咨询（network counseling）是指以网络为媒介，运用各种心理学理论和方法，帮助来访者以恰当的方式解决其心理问题的过程。目前，网络心理咨询方式主要包括即时聊天软件、电子邮件、电子布告等。网络咨询的优点是方便快捷、便于保密、便于存储和查询案例等。缺点主要包括以下几点：①咨询的问题可能是凭空编造或被夸大因而缺乏真实性；②咨询过程是一种间接的人际互动，双方不能通过直接接触获得更有价值的信息，往往导致咨询师不能获取全面信息；③咨访关系的不稳定；④受制于心理网站服务器的稳定性、传输速度等客观因素的影响。

笔记

三、心理咨询的原则

（一）保密性原则

此原则贯穿于心理咨询的始终，是做好整个咨询的前提。咨询人员要保守来访者的内心秘密，妥善保管来往信息材料，不在任何场合谈论来访者的隐私。

（二）助人自助的原则

咨询师在咨询过程中，不能替来访者做任何决定，而是通过咨询帮助来访者澄清问题的所在，帮其找出解决问题的方法。这样通过咨询，来访者的心理能够得到成长。因此，心理咨询是授人以渔，而不是授人以鱼。

（三）尊重来访者的原则

来访者寻求咨询完全出于自愿，无论是在咨访关系确立的时候，还是在咨询过程中，或是在咨访关系的终止时，是否接受或继续心理咨询完全尊重来访者个人的选择，咨询师不得强求。

（四）来访者自愿的原则

来访者到心理咨询室咨询必须出于完全自愿，这是确立咨访关系的先决条件。没有咨询愿望和要求的人，咨询师不应主动去找他（她）并为其心理咨询；只有自己感到心理不适，为此而烦恼并愿意找咨询师诉说烦恼以寻求咨询的人，才能获得问题的解决。

（五）时间限定原则

心理咨询必须遵守一定的时间限制，咨询时间一般规定为每次50分钟（初次咨询可适当延长），每周时间频率固定，除非有特殊情况，否则不能随意延长或间隔咨询时间。

（六）延期做出重大决定的原则

心理咨询期间，由于来访者情绪不稳，原则上应该劝其不要做出重大决定。在咨询结束后，来访者的情绪得以稳定，心情得以整理以后再做决定。

第三节　心理治疗的常用技术

心理治疗依据的心理学理论主要包括精神分析理论、行为主义理论、认知理论以及人本主义理论等，各理论均有其各自的理论体系和常用的治疗技术。本章节主要针对各理论的常用治疗技术进行介绍，相关理论参考第一章。

一、精神分析疗法的常用技术

精神分析疗法的主要原理是通过运用“自由联想”等方法，帮助患者将潜意识中的矛盾冲突等心理过程（主要是幼年时期的精神创伤和焦虑情绪体验）挖掘出来，使其进入意识层面，通过解释使其领悟并转变态度，破除心理的防御机制，纠正其人格中不成熟的情感体验。其治疗的目的在于使来访者达到真正的领悟后症状消失。精神分析疗法的常用技术包括自由联想、释梦、移情、阻抗等。

（一）自由联想（free association）

自由联想是精神分析的基本手段。治疗者借助于自由联想，使来访者越过平时的心理防线，将潜意识心理冲突带入意识领域，从而加深领悟，重建现实、健康的心理。

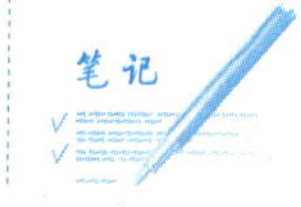

其具体操作方法是：让来访者在一个安静、光线柔和的房间里，躺或坐在沙发或长椅上，治疗者站或坐在其后方，避免与来访者目光接触。然后鼓励来访者打消顾虑，尽可能全身放松，随意联想，自由表达，把自己想到的一切都说出来。无论其内容与疾病相关与否、重要与否、荒诞与否、符合道德与否或难以启齿，都无需加以任何修改、掩饰。治疗者承诺对其谈话内容保密，并笔录谈话内容。整个过程以来访者为主，治疗者不随意打断，仅在必要时给予适当引导。之后治疗者对来访者所报告的材料进行分析和解释。特别是来访者所谈的内容出现停顿或避而不谈的，往往可能是问题的关键，有可能成为精神分析的突破口，从中发现与病情相关的心理因素，直至治疗者和来访者都认为已找到疾病根源。

（二）释梦（interpretation of dreams）

此乃自由联想技术的亚方法。弗洛伊德认为，梦是通向潜意识的一条迂回道路，是一种有价值、有意义的精神现象。他认为梦的内容主要有三个来源：睡眠时的躯体刺激、日间活动残迹的作用和潜意识的心理活动，其中潜意识的心理活动是最重要的内容。当睡眠时，自我控制减弱，潜意识欲望趁机表现出来，但因精神仍处于一定的自我防御状态，所以这些欲望通过伪装变形后进入意识成为梦象。因此，梦可以分为显梦、隐梦两部分。显梦指梦境中的实际内容，隐梦指梦境所隐含的潜意识内容，多为受压抑的冲动或欲望。释梦就是对梦进行解析，通过梦者的显意梦揭示其隐意梦，来发掘压抑在潜意识中矛盾冲突的过程。

治疗过程中，让来访者叙述其梦境，就梦中的重要内容进行自由联想并描述。治疗者在一旁协助探索，包括解释梦中要素的意义，从而挖掘出隐藏在潜意识中的心理冲突，使来访者顿悟导致其目前困扰的根源。由于梦境仅是潜意识心理冲突与自我监察力量对抗的一种妥协，并不能直接反映现实情况。因此，不宜孤立地对来访者的某一次梦进行分析，需结合治疗过程中其他资料加以分析和解释。

（三）阻抗（resistance）

阻抗是指治疗过程中，来访者会有意或无意地回避某些问题，或在行动上表现出不合作态度的现象。阻抗本质上是来访者对于心理咨询过程中自我暴露与自我变化的抵抗。

弗洛伊德认为，阻抗是一种潜意识动力，是用以防卫受压抑的冲突进入意识层面时产生的难忍焦虑。阻抗可以表现为维护现状或阻碍改变的任何想法、态度、感受或行动。阻抗出现还意味着来访者害怕面对现实，所以当来访者出现阻抗时，往往是触及其心理症结所在，是找到核心问题的信号。阻抗是深入心理咨询和治疗的、不以人的意志为转移的伴生现象。

心理咨询和治疗的过程，其实就是产生阻抗与冲破阻抗的过程。所以说，分析、解除阻抗，是心理咨询和治疗的中心任务之一。治疗者需不断辨认并帮助来访者克服各种形式的阻抗，发泄其压抑在潜意识的情感，并通过相应解释，协助来访者明了阻抗产生的原因，克服阻抗。若潜意识中所有阻抗都被逐一克服，来访者已能在意识层面重新认识自己，表示心理分析治疗已接近成功。

（四）移情（transference）

移情是指来访者把对父母或对过去生活中某个重要人物的情感、态度转移到治疗者身上，并相应地对治疗者做出反应的过程。

笔记

移情可表现为正移情或负移情，正移情表现为信任、依赖、友好、爱恋等情感；负移情则表现为不信任、疏远的感情。移情有两个特征：一是反应的强烈性和不相适宜性，如本来只是细微琐事，预计来访者对治疗者可能产生轻度的厌烦，但事实上来访者却反应强烈、大发雷霆；二是反应的持久性，如对治疗者表现出的厌烦反应持续或一再发生。

移情分析是精神分析的重要工具，出现移情标志着咨询和治疗进入新阶段。通过移情，来访者既可以了解其既往经历，也可以理解其经历如何在此时此地重现及其作用。来访者需要投注相当的情绪和感情分析情景，如果治疗者分析恰当可帮助来访者洞悉埋藏在内心深处对某个或某些“重要人物”的看法、情感或反应，并逐渐学会自我探索的技巧。

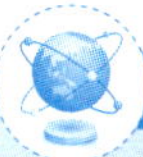
知识链接

认知领悟疗法

认知领悟疗法（cognitive comprehend therapy）是通过解释使求治者改变认识、得到领悟而使症状得以减轻或消失，从而达到治病目的的一种心理治疗方法。由我国心理治疗专家钟友彬先生首创，是依据心理动力学疗法的原理与中国实情及人们的生活习惯相结合而设计的。心理动力学疗法源于心理分析，故认知领悟疗法又称“中国式心理分析”、“钟氏领悟疗法”。

在临床护理实践中，护士可通过挖掘患者潜意识的矛盾冲突或致病情结，把它们带到意识领域，使患者对其有所顿悟。在现实原则的指导下，使患者的心理冲突和致病情结得到纠正或消除，从而建立健康的心理结构，以达到为患者缓解痛苦的目的。

二、行为疗法的常用技术

行为主义理论治疗方法，即行为疗法，是以学习理论为指导，按照一定治疗程序，消除或纠正人们的身心异常或不良行为的心理疗法。个体行为问题可分为两类：一是行为表现过剩，如酗酒、过度吸烟、吸毒、赌博、强迫行为等；二是行为表现不足，如社交焦虑、广场恐怖等。行为疗法的目的是消除、改变一个不适应行为或者塑造一个新行为，或者两者同时进行。

行为疗法的步骤可分为三步：第一步是确定目标行为，例如戒烟或戒酒就是要把吸烟、饮酒作为目标行为，要解决弱智儿童大小便不能自理的问题，就是要针对大小便这一具体行为；第二步是根据目标行为来选择方法技术；第三步就是按计划实施治疗。以下简要介绍几种行为疗法的常用技术。

（一）系统脱敏疗法（systematic desensitization）

系统脱敏疗法又称为交互抑制疗法，是由南非心理学家沃尔甫（J.Wolpe）在20世纪50年代末发展的一种行为疗法。系统脱敏疗法主要是诱导来访者缓慢地暴露于导致焦虑的情境，并通过放松肌肉的方法来对抗这种焦虑情绪，从而达到消除焦虑的目的。其基本原理为，肌肉放松状态与焦虑情绪状态是一组对抗过程，一种状态的出现会对另一种状态起抑制作用。系统脱敏包括3个程序：设置恐惧或焦虑等级、放松训练、实施脱敏。

1. 设置恐惧或焦虑等级

（1）找出导致来访者恐惧或焦虑的所有事件，并报告每一事件恐惧或焦虑的程度。

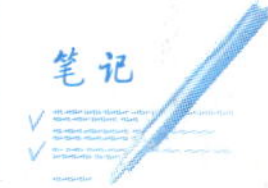

以恐惧主观感觉尺度一般为 0～100，0 为心情平静，25 为轻度焦虑，50 为中度焦虑，75 为高度焦虑，100 为极度焦虑（图 9-1）。

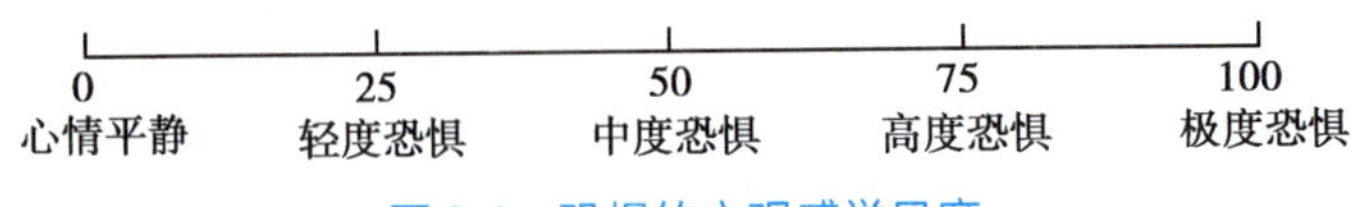

图 9-1 恐惧的主观感觉尺度

（2）将来访者报告的恐惧或焦虑事件根据等级程度按由小到大的顺序排列。表 9-2 是一位怕蛇来访者的主观等级层次列表。一般所建立的等级层次以 6 至 10 个为宜，最多不能超过 20 个。

表 9-2 一位害怕蛇的来访者害怕的主观等级层次

等级层次	害怕的内容	等级分数
1	闲谈中有人提及蛇	20
2	偶尔看见纸上画的蛇	40
3	观看电视画面上的蛇	60
4	近距离观看玻璃柜中的蛇	80

2. 放松训练 以全身肌肉能迅速进入松弛状态为合格，具体方法较多，常用杰克布松所创立的渐进性肌肉放松训练法。具体操作程序如下：

（1）准备工作：帮助来访者找到一个舒服的姿势，使之感到轻松、不紧张。要求来访者靠在沙发上或躺在床上，环境安静，光线柔和，尽量减少无关刺激。

（2）放松的顺序：手臂部→头部→躯干部→腿部。也可重新排列顺序。

（3）放松方法：集中注意——肌肉紧张——保持紧张——解除紧张——肌肉松弛。肌肉的紧张 - 放松过程都可以结合以上步骤进行。

例如，对手臂部的放松，治疗者对来访者可以发出这样的指示：伸出你的双手，握紧拳头，用力握紧，再继续用力……坚持一下……再坚持一下……好，放松……现在你会感到手部的肌肉很放松了……

当各部分肌肉放松都做完之后，治疗者还可以继续给出指示语：现在你感到很安静、很放松……非常安静、非常放松……全身都放松了……（间隔一些时间后）……现在请睁开眼睛。

3. 系统脱敏 当来访者全身肌肉放松后，即可开始实施系统脱敏。系统脱敏可分为两种方法，一是想象脱敏，二是现实脱敏。想象脱敏是在治疗室内靠想象再现焦虑、恐惧情境；现实脱敏则是实地接触焦虑情境。可两者结合使用，如先让来访者逐级想象等级表的每个情境并放松，反复训练，当来访者对某情境不再出现焦虑，则进入更高一级情境。若来访者通过想象全部情境不再出现焦虑，即可从想象脱敏转向现实脱敏，在现场重复上述等级情境。若来访者在现实情境中不再焦虑，其治疗即告完成。两种方法也可单独使用，单独使用时选用哪一种方式要根据来访者的具体情况而定。现实脱敏的效果更为直观，但由于条件限制（如某种情境不易方便地重现，或受到道德规范制约）现实脱敏往往不易做到；想象脱敏较便于实施，也较容易为来访者所接受，因而是治疗者经常采用的方式。若单独使用想象脱敏后，应要求来访者在现实情境中运用从想象脱敏学到的反应来应付实际刺激，这时才可认为疗效是稳固的。

笔记

（二）冲击疗法（flooding therapy）

也称满灌疗法，适用于有焦虑或恐怖倾向的来访者，是将来访者直接暴露于导致其强烈焦虑或恐怖的情境，达到物极必反的效果，从而消除不良情绪反应的一种快速行为治疗法。此治疗一般在治疗室内采用想象的方式进行，一开始即让来访者进入最令其恐惧的情境中，鼓励来访者想象最令其恐惧的场面，或由治疗者在一旁反复、甚至不厌其烦地讲述其最感害怕情境中的细节，或用录像、幻灯放映其最恐惧的情境，以加深其焦虑程度，同时禁止来访者采用堵耳、闭眼、哭喊等任何躲避措施。治疗者鼓励来访者坚持，绝不退缩，直到不再恐惧。

冲击疗法实施前患者需先接受体检，以便排除心脑血管疾病、重型精神病及其他严重的躯体疾病，避免因强烈的心理刺激而诱发或加重其他疾病。同时应向来访者说明具体治疗方法，采取自愿原则，并签约为证。该疗法的缺点也是显而易见，如可能引起患者的痛苦，或加剧恐惧反应。因此，还存在着伦理学问题。

冲击疗法与系统脱敏疗法的区别在于，它直接呈现最强烈刺激，而系统脱敏疗法则从呈现最轻刺激开始，两者合称“暴露疗法”。

（三）厌恶疗法（aversion therapy）

指将某种不愉快刺激与来访者某些不良行为相结合，使患者产生厌恶的心理或生理反应，最终达到抑制或消除不良行为的目的。

厌恶疗法是利用条件反射的原理，把令人厌恶的刺激与来访者的不良行为相结合，形成一个新的条件反射，用来对抗原有的不良行为，进而最终消除这种不良行为，因此厌恶疗法又叫对抗性条件反射疗法。厌恶疗法的针对性极强，治疗最初必须先确定来访者打算弃除的不良行为，并选择合适的厌恶刺激。不良行为一定要具体、单一；厌恶刺激必须强度高，务必使来访者产生的不快远远压倒原先种种快感方可奏效，同时还要求厌恶刺激必须安全无害。厌恶刺激可以有很多种，如适当的电击、催吐、疼痛、言语责备、社交剥夺、食物剥夺、恶臭、巨响等。每当来访者的不良行为出现，即同时或随后给予其已选定的厌恶刺激，使其行为与不愉快的体验形成条件反射，促使来访者自动阻止或消除不良行为。

此法适用于露阴癖、恋物癖、酒精依赖、强迫症等。但应该注意的是，治疗者不应过多地使用厌恶疗法，一般应在使用其他方法无效或不能用其他方法进行治疗时才可把厌恶疗法作为最后一种选择。

三、认知疗法的常用技术

认知疗法以艾里斯（Ellis）的理性情绪疗法和贝克（Beck）的认知疗法为代表。认知理论认为：人的认知即人对某种情景的解释和思考方式是客观事件或外部刺激与个体情感和行为的中介因素。因此，认知是形成心理问题的重要原因。所以解决问题的关键在于以个体的认知（主要是认知方面的偏差和失调）为干预对象和切入点，对患者的思维方式进行重新建构，即认知重建（cognitive restructuring）。

（一）理性情绪疗法（rational emotive behavior therapy）

又称合理情绪疗法，其基本思想是个体生来就具有理性和非理性两种倾向。非理性的内容表现为非理性思维，即不合理思维，它是引发个体的情绪困扰和行为问题的根源。也就是说，心理障碍或异常主要是由错误观念导致的。因此，个体要学会改

笔记

变不合理的思维方式，抛弃非理性观念，学习以合理的思维方式和理性的观念取而代之，这样才能使自己的心理走向健康。

理性情绪疗法的基本原理可简称为ABC理论。通常人们认为，一个人的情绪困扰和行为问题（emotional and behavioral consequences，C）是由外在事件（activating events，A）诱发的。但艾利斯的ABC理论则指出，个体最终形成的情绪困扰和行为问题（C），其实并不是由某一外在诱发事件（A）所引起的，而是由个体对这一事件的解释和评价，即个体对该事件的态度和看法（belief，B）。如同样是面对面试屡屡失败的甲、乙两人，因对该事件的认识不一样，两人的心境会截然不同。甲会认为人生不可能总是一帆风顺、事事如意，应查找失败的原因，不断努力完善自己才会争取更多机会，即使再次失败，甲也不会就此全盘否定自己。乙则由面试失败想到交友、恋爱等方面的不如意，继而想到自己人生的失败，认为这个世界对自己不公平，并沉溺于失败的痛苦之中而不能自拔，甚至出现酗酒等行为。可见，同样的事件，由于个体的认知评价不同，会造成不同的情绪和行为反应结果。所以，个体要处理类似问题，首先必须改变其不合理的思维方式，重建合理的思维方式。

理性情绪疗法是在当事人理解ABC理论、认识到自己应该对自己的情绪和行为问题负责的基础上，找到其不合理信念。通过驳斥（disputing，D）使当事人认清其不合理信念，并以新的合理信念取代之。驳斥成功，便产生有效的治疗效果（effect，E）。理性情绪疗法的基本过程与步骤，也被称为ABCDE模型。此疗法的实施分为以下四个阶段。

1. 心理诊断阶段　治疗者在与来访者建立良好的工作关系后，直接或间接地向来访者介绍ABC理论，帮助其认识到“境由心生”的道理，进而使来访者积极参与到干预过程中来。治疗者通过与来访者深入交谈后发现并指出来访者存在哪些不合理的思维方式和信念，解释其不合理信念与不良情绪的关系。

艾利斯指出，非理性信念具有三大特征。第一，绝对化的要求，即从自己的意愿出发，认为某事一定会发生或一定不会发生，通常与“应该”、“应当”、“一定要”、“必须”等强制性字眼联系在一起。如“我应该使所有的同事都喜欢我”、“我一定要成为一个成功的人”、“我必须尽善尽美”等等。第二，过分概括化，是一种以偏概全的思维方式，即以某一具体事件、某一言行来对自己进行整体评价。如“我是个失败者，做什么都不行”、“我一无是处，谁都不会爱上我”、“我是家人的麻烦、负担”等等。第三，糟糕至极论，即如果某一件不好的事情一旦发生，其结果必然是非常可怕、糟糕至极、灾难性的。如“高考失败，我这一辈子永无出头之日了”等。

2. 领悟阶段　此阶段治疗者和来访者一起，逐个分析和讨论诱发事件，充分挖掘来访者针对诱发事件所持有的信念，并进一步分析哪些信念是不合理的，是怎样导致情绪困扰以及形成的原因是什么，使来访者充分领悟到改变这些不合理信念，就能改变自己的情绪状态。来访者要达到以下三个方面的领悟：①自己的情绪不是由外界诱发事件直接引起的，而是自己的非理性信念所造成的；②自己的情绪状态之所以仍然存在，正是因为自己还沿用过去的非理性信念；③只有改变这些非理性信念，情绪困扰才能消除。

3. 修通阶段　此阶段治疗者主要采用辩论法动摇来访者的非理性信念。治疗者通过与来访者的不合理信念进行反复辩论，帮助来访者认清其信念的不合理性，并决

笔记

心放弃之；再帮助来访者学习以合理的思维方式代替不合理的思维方式，以避免重复过去的模式，导致症状重现。此阶段是该疗法最重要的阶段，治疗者还可结合布置认知家庭作业或进行合理情绪想象等其他认知、行为技术以加强疗效。

4. 再教育阶段　在来访者发展新的合理观念之后，治疗者可要求来访者多次重复诵读该观念，不断强化和暗示，使这些理性信念被来访者接受并进入个人信念体系，内化成新的自我语言，以获得巩固效果。

（二）贝克认知治疗

贝克认知治疗模型成熟于20世纪70年代的美国，贝克最初提出这种疗法是从治疗抑郁症开始的。在治疗过程中，他注意到抑郁症患者头脑中总是存在着大量的错误（消极）观念，这些观念导致他们消极看待自我与外部世界，于是提出对认知进行干预的治疗模型。该模型不强调教授来访者理性思维，而是强调双方共同合作，采用言语质询和行为实验等方法检测当事人虚假的认知假说，从而纠正其原有的认知曲解。因此，概念清晰、操作简洁、干预评估客观可靠，也是该疗法的特点。

贝克认为，人有一种未被意识到的、自动化的信息加工过程，不良的过去经验或精神创伤可导致功能失调的认知模式，它使个体倾向于对自己采取消极的评价方式，构成抑郁的易感性。在某些重大事件发生时，使个体产生大量负性的自动思维，而负性自动思维的产生会导致个体情绪的失落，后者又进一步助长和加强了前者的力量。如此循环往复，致使问题持续不止。

实施认知疗法时应把识别和检验负性自动思维作为重点环节，具体技术如下：

1. 向来访者说明认知治疗的原理和对他采取认知治疗的理由，调动来访者参与和配合干预的积极性。

2. 识别与检验负性自动思维　负性自动思维的消极性主要表现在以下三个方面：一是消极看待自己，否定自己的成就、价值和能力；二是消极解释自己的经历和经验，设定目标过高，而现实估价过低，以自我挫败的方式来思维和解释；三是消极看待未来，认为不只是现在、过去，而且未来也只有失败等待着他。大多数来访者并不能意识到在不愉快情绪之前会存在这些想法。这些想法已经构成他们思考方式的一部分。故治疗过程中，来访者首先应学会识别其自动思维，尤其是识别那些在愤怒、悲观和焦虑等情绪之前出现的特殊想法。贝克将自动负性思维的常见表现形式归纳为以下六种：

（1）任意推断：即缺乏足够的事实根据，草率下结论，如“他刚才没有跟我打招呼，肯定是对我有意见”。

（2）过度引申：即以偏概全，如“我这次考试不及格，我是个失败者”。

（3）选择性概括：即依据个别细节，下一般结论，如“这个人的穿着有点不修边幅，这个人肯定不学无术”。

（4）夸大或缩小：即任意扩大自己的失误和缺陷，贬低自己的成绩和优点。

（5）全或无思维：即将事情看成非黑即白，非对即错。

（6）个人化归因：即认为一切不幸、事故等都是自己造成的，因而自疚自责。

在实施过程中，治疗者可用提问、指导来访者想象或角色扮演等方式助其识别自身存在的负性自动思维。

3. 识别与检验功能失调性假设　关于功能失调性假设，贝克把其归为成就失调假设、人际接受失调假设、事物控制假设三类，诸如“我必须成功”、“我必须被人喜

笔记

爱”、“事情必须依我的计划而发展”等。功能失调性假设的特点与负性自动思维差不多，但它更加一般、概括、抽象，更加隐匿于内心，因而也更加难以识别，它是负性自动思维的基础。因此在认知干预过程中，不仅要找到并检验负性自动思维，更要找到并检验功能失调性假设。这样，才能从根本上解决问题。

4．布置作业或制定行为计划，以鼓励来访者进一步检验其原有假设、并巩固其新的功能性假设，使其思维模式和信息加工过程得以矫正。治疗者一般给来访者布置一定的家庭作业，如使用三栏笔记法进行记录（表9-3），让其反复练习，以巩固新的认知结构。

表9-3 三栏笔记法

事件	负性自动思维	理智的思维
一次面试失败	我是个失败者（过度引申）	这只是一次失败而已，应吸取教训，认真准备下一次面试
孩子考试不及格	我不是一个好母亲（个人化归因）	孩子考试不及格并非都是母亲的过错，应具体分析原因

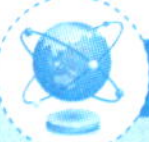
知识链接

音乐疗法

音乐疗法由来已久，现今已成为一门成熟完整的边缘学科，已经确立的临床音乐治疗方法多达上百种，并形成了众多的理论流派。目前美国有近80多所大学设有音乐治疗专业，以培养学士、硕士和博士生，另有大约4000多个国家注册的音乐治疗师在精神病医院、综合医院、老年病医院、儿童医院、特殊教育学校和各种心理诊所工作。从20世纪70年代开始，音乐治疗传入亚洲。目前，在日本和我国台湾较大的医院都设有专门的音乐治疗师岗位。

音乐疗法使用范围极广，不仅仅局限于心理治疗，而且已经渗透到人们生活的方方面面。它经济、简便，在教育、生产、服务等行业，甚至在家庭中，人们都可以将其作为一种保健、养生防病的好方法。

四、人本主义疗法的常用技术

人本主义心理治疗技术中，以罗杰斯开创的来访者中心疗法（client-centered therapy）影响最大。它的一些重要思想，如人本倾向、强调咨访关系、自我概念等，已经被大多数新的治疗体系所吸收，成为整个咨询和治疗学科的共同财富。所谓来访者中心疗法，是指在人本主义治疗思想指导下的个别谈话治疗，治疗中贯彻非指导性原则，讨论问题的思路由来访者主导，治疗过程的中心人物也是来访者，不是治疗者。

人本主义疗法主要强调治疗者与来访者之间关系的重要性，认为治疗者的态度第一，技术其次。强调要把指导、分析、质问、探究、诊断、收集个案史等降到最低程度。反之，治疗者要尽可能地积极倾听，做出情感反应和澄清。来访者中心疗法认为融洽的咨访关系是咨询和治疗获得进展的决定性因素，同时也提出了建立适宜咨询气氛的三种最重要的态度及其相应技术。这三种态度为：真诚、关注、共情。

（一）真诚——表里一致地表达

来访者中心的治疗中，“真诚”是三个基本条件中最重要的。要求治疗者要意识

笔记

到自己内心的情感和态度并毫无保留地表达出来，即使这些情感和态度有时并不是治疗者本人满意的。在治疗关系中，要做一个真诚一致的人，不掩饰自己、做到表里如一、真诚自然地以自己真正的形象与来访者相处。

（二）关注——无条件的积极关注

治疗者要把来访者视为一个独立的个体，有特色的个体。允许有属于他自己的感受和经验，不管这些感受、经验是好还是不好。治疗者应把来访者作为有价值的人而加以尊重，这种价值不受其条件、行为或情感的影响。治疗者接受和尊重来访者此时此刻的态度，不管这种态度积极还是消极，或是否与他之前的态度相矛盾，对他起伏不定的方面不加以评估和判断，而是一概全部无条件尊重。这样就为治疗者提供了温暖的、安全的咨访关系。

（三）共情

治疗者要敏感地、设身处地地理解来访者的世界。治疗者应该注意倾听来访者的情感和思想，接受它们，也接受来访者，以便使他们自由地探索被隐藏起来的经验。罗杰斯认为，设身处地就是暂时生活在别人的生活中，体贴入微，流连忘返，而不妄加批评。

若治疗者具备真诚、无条件积极关注和共情的态度及相应技术，治疗会使来访者的内心体验发生一系列变化，罗杰斯把来访者内心体验的变化分为下列七个阶段。

第一阶段：来访者对自身和外界看法固定，觉察不出内心的直接体验，活得僵化而封闭，没有任何改变和进步的愿望，对治疗或咨询不抱希望，求治并非自愿。

第二阶段：来访者能对与己无关的问题发表意见。有时把体验说成是过去的或不属于自己的。

第三阶段：来访者感到已被治疗者完全接受，逐渐消除顾虑，更自由地谈论自己及相关体验，但通常都不是目前的体验，而是过去的或与目前相距甚远的，开始意识到自己的固有看法不一定就是事实。这是许多来访者求询时所处的阶段。

第四阶段：把感受或体验说成是当前的事，来访者能自主地探索或体验情感。

第五阶段：来访者在咨访关系中感到安全，对内心活动不再震惊，能自由地表达即时的感情，过去被意识拒绝的体验已十分接近，希望找到“真正的自我”。

第六阶段：来访者完全接受过去被阻碍、被否认的情感，并表现出生理上的变化，如叹气、流泪、浑身无力等；这是治疗过程中必然会发生的改变，来访者由把自己当成客体转变到把自我看成体验者本身；这是转变的关键阶段（一个正在变化的过程）。

第七阶段：咨询的趋势和最终目标。此时来访者对感情可以作直接的、充分的体验，不再感到是一种威胁；来访者愿意谈论当前的体验，借此对自己能深入地了解，知道自己的意愿和态度；能够接纳自己，相信自己的情感，认为每一个体验都有它本身的含义，而自我就是当前体验的主体，两者是协调一致的。

经过以上七个阶段的转变，来访者可变成一个对自我有更清晰的认识，一个开放、协调一致的人。

五、心理治疗对护理工作的启示

学习心理学知识和常用治疗技术，对临床护士开展心理护理有很重要的意义。如对精神分析疗法的学习，有助于护士在临床工作中深入认识患者心理问题的原因，

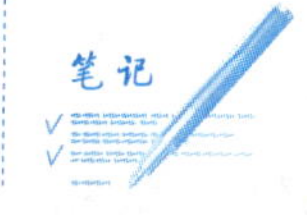

从而选择恰当的方式帮助患者缓解痛苦。对行为疗法的学习，也可帮助护士解释和解决许多临床心理护理问题。临床实践相关研究发现，许多患者性格上的缺陷、某些内脏功能的异常以及疾病的临床表现，都是长时间通过学习或条件反射习得的结果，如某些患者出现不明原因的顽固性躯体症状（如神经性高血压）、部分患者不可解释的抗癌药物反应等。此外，诸如吸烟、饮酒、慢性病患者的依赖行为等许多问题，也是通过强化而固定下来的。

同时，通过学习可以促进护士对患者心理行为问题的理解，指导患者按照行为理论原则加以矫正，从而切实提高心理护理的科学化、程序化水平。通过对认知疗法常用技术的学习，可使护士认识到认知方式在心理和行为问题的发生和转归中的重要作用，从而帮助患者识别其自身有关疾病及自身的不良认知，使其明白正是这些不良认知导致了紧张、焦虑、恐惧等不良情绪的产生，出现各种各样的心理问题，继而帮助患者通过改变不良认知有效地解决面临的心理问题。护士掌握来访者中心疗法的基本原理和技能，有助于其认识和把握如何在临床护理工作中对患者采用“无条件关注”和“共情”等心理策略，帮助患者将原本不属于自己的，经内化而成的自我部分去除掉，找回属于他自己的思想情感和行为模式，用罗杰斯的话说就是“变回自己”、“从面具后面走出来”，只有这样的人才能充分发挥个人的潜能。由上可见，心理学知识及技术可指导护士更好地开展心理护理工作，帮助其提高心理护理的成效。

学习小结

1. 学习内容

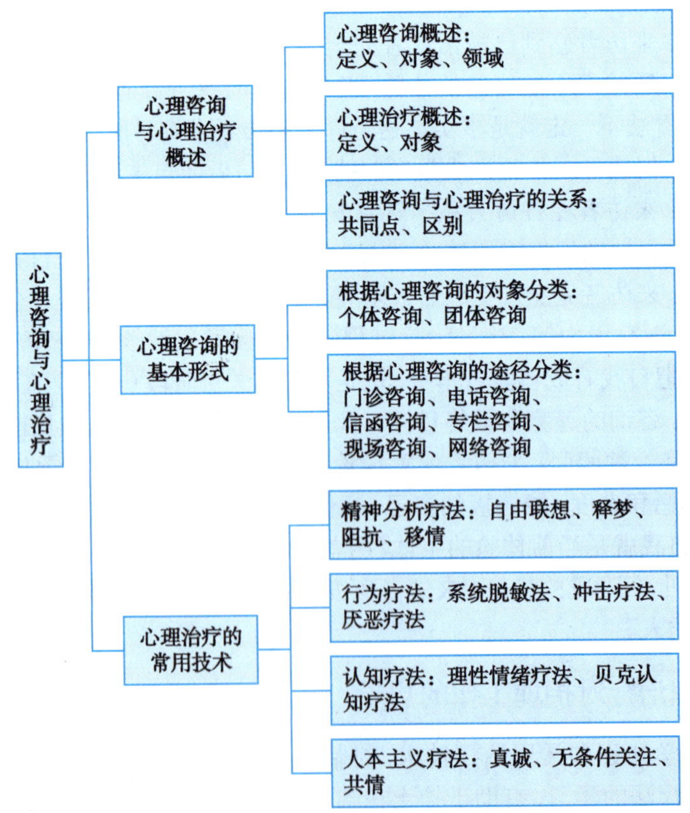

2. 学习方法

（1）识记心理咨询与心理治疗的概念、对象及范围，在此基础上掌握心理咨询与心理治疗的异同。

（2）熟悉心理咨询的原则和心理治疗的常用技术，有利于选择有效的理论和技术为临床心理护理工作提供帮助。

（3）尝试应用心理治疗的技术解释自己遇到的心理问题，在强化知识学习的同时，起到优化自己心理素质的作用。

（杨翔宇　沈　玮）

复习思考题

1. 简述心理咨询与心理治疗的关系。
2. 简述精神分析疗法的常用技术。
3. 简述行为疗法的常用技术。
4. 简述认知疗法的常用技术。
5. 简述人本主义疗法的常用技术。
6. 试比较几种常见治疗方法（精神分析疗法、行为疗法、认知疗法、来访者中心疗法）的异同。
7. 试用所学心理治疗技术为“呼吸机依赖”患者脱机。

笔记

第十章

临床心理护理程序

心理护理是临床护理工作中必不可少的组成部分，在系统化整体护理过程中占有重要地位。随着现代医学模式的转变，心理护理的作用日益彰显，它贯穿于临床护理的全过程，作为一种理论技能要求高、实践性强的护理手段，涉及护理实践的每一个环节。心理护理通过护士与患者之间的治疗性互动，能够及时发现患者的心理问题，有效调整其心理状态，使患者积极接受诊疗护理，早日达到身心康复。

第一节　心理护理概述

心理护理是实现整体护理目标和提高临床护理工作绩效的关键环节，明确心理护理的核心内涵，有助于将其与临床基础护理工作有机结合，也能使心理护理工作以更灵活的方式贯穿于护理工作的始终，最大限度地发挥心理护理对患者身心健康的积极作用。

一、心理护理的定义

心理护理(psychological care)是指在护理过程中，护士通过各种方式和途径(包括主动运用心理学的知识和技能)，积极地影响患者的心理活动，帮助患者在其自身条件下获得最适宜的身心状态。

心理护理的概念有广义和狭义之分。广义的心理护理，指不拘泥于具体形式，给患者心理活动以积极影响的护士的一切言谈举止。狭义的心理护理，指护士主动运用心理学的理论和技能，按照护理程序，将患者的身心状态调控至最适宜水平的过程。

护理工作的全过程都可以开展心理护理，护士实施的各种护理措施，只要是使患者保持或获得适宜身心状态的护理行为，都属于心理护理的范畴。学习相关心理学理论及技能，能帮助护士准确地评估患者的心理状态和心理问题，并选择最有效的干预方式帮助患者，以期达到理想的护理效果。

二、心理护理与相关方法的联系与区别

心理护理是整体护理的核心内容，凭借护士与患者接触最密切的优势，致力于患者心理问题的评估与解决，为患者营造良好的身心健康氛围。

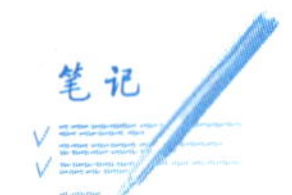

（一）心理护理与心理咨询和心理治疗的联系与区别

心理护理与心理咨询和心理治疗是有联系也有区别的不同概念，三者的相同之处在于实施过程中运用的理论基础和技术要求相同，实施对象也有重合。三者的区别在于实施对象的侧重点有所不同。心理咨询的实施对象是正常人，注重的是求助者现实生活中的适应和发展问题，强调教育和心理支持；心理治疗的实施对象是神经症、人格障碍等精神异常的患者，是除药物治疗之外的主要辅助治疗方法，由经过专业训练的治疗师运用心理治疗的有关理论和技术，对求助者进行帮助，以消除或缓解求助者的心理问题和障碍，促进其人格向健康、协调方向发展；心理护理则侧重精神健康人群的心理健康维护，主要针对患有躯体疾病或身心疾病的患者，当其因疾病或环境影响出现心理适应不良时，护士运用良好的护患关系和心理学技能帮助其达到相对理想的身心适应状态，以利于躯体疾病的整体康复。

（二）心理护理与其他护理方法的联系与区别

1．心理护理与其他护理方法的联系　心理护理与其他护理方法的联系主要体现在以下三个方面。第一，心理护理作为一种具体的护理方法，属于护理方法的组成部分之一，与其他护理方法（如给药法、吸氧法等）共存于整体护理模式中。第二，心理护理与其他护理方法的实施对象相同，都是患者/健康人群。第三，心理护理的实施既可与其他护理操作时同时进行，也可单独开展，但不能脱离其他护理方法而单独存在。心理护理只有在护理过程中与其他护理方法联合开展，才能充分发挥其作用，凸显其自身优势。

2．心理护理与其他护理方法的区别　心理护理与其他护理方法既有联系，又有区别，详见表10-1。

表10-1　心理护理与其他护理方法的比较

项目	心理护理方法	其他护理方法
核心问题	关注与“增进和保持健康”紧密关联的心理学问题	围绕着“增进和保持健康”的中心
交互影响	强调心理社会环境与个体健康的交互作用	重视生理环境对个体健康的影响
工作机制	较多地通过激发个体的内在潜力，充分调动其主观能动性，以心理调节等方式去帮助个体实现较理想的健康目标	较多地借助外界条件或客观途径，以生物、化学、机械、物理等方式去帮助个体实现较理想的健康目标
护士要求	要求护士既具备相应的专业基础知识，又对心理学理论和技术有较系统、较全面的掌握	要求护士对疾病与健康的专业知识有较扎实的理论功底和较丰富的实践经验，掌握心理学的基础知识

三、心理护理在整体护理中的地位和作用

现代医学模式认为，医学研究的对象是处于一定社会条件的有思想、有感情的人，健康的内涵不仅是躯体没有疾病，还要有完整的生理、心理状况和社会适应能力。因此，护理的重点不仅关注生物学意义上患病的人，更应把人视为一个整体，根据患者身心、社会、文化需求，提供适合于个人的、最佳的整体化护理。

笔记

（一）心理护理是整体护理的重要组成部分

整体护理（holistic nursing）是一种现代护理模式，也是护理行为的指导思想或护理观念，是指以人为中心，以现代护理观为指导，以护理程序为基础框架，把护理程序系统化地运用到临床护理和护理管理各个环节的工作模式。整体护理的目标是根据人的生理、心理、社会、文化、精神等多方面的需要，提供适合人的最佳护理。

在临床护理工作中，护士在关注患者疾病的同时，还要关注影响患者疾病与康复的环境、心理状态、物理因素等。目前，普遍认为心理状态对躯体健康具有直接或重要影响作用。大量临床实践已经证实，疾病本身带来的躯体痛苦、器官或肢体的丧失，患者生理功能障碍，身体形象改变，甚至面临死亡等，都会令人产生负性情绪反应，不仅阻碍躯体的康复进程，而且还对未来工作、家庭及社会造成影响，这就反映了身-心互动的机制。

美国一项调查研究证明，接受心理护理的患者利用医疗服务的程度明显低于没有接受心理护理的对照组患者，他们的平均住院日缩短，大大降低昂贵的医疗费用。可见，心理护理是整体护理中不可或缺的一部分，没有心理护理就不能称之为整体护理。

（二）心理护理贯穿于整体护理的全过程

心理护理是连续、动态的过程。即从患者入院到出院，护理的全过程均可开展心理护理。护士在为患者提供连续的床边护理服务时，应时刻关注和评估患者的心理状态，分析导致患者产生心理问题的主要原因，选择适宜的方式实施心理护理，使患者以积极的心态面对疾病和生活改变。如针对新入院患者的焦虑情绪进行心理护理，有助于建立和发展良好的护患关系；对接受药物治疗或手术前的患者进行心理护理，有助于更好的发挥药物的疗效，缓解患者术中、术后的焦虑情绪，避免术后并发症；对接受各项诊疗措施前的患者进行心理护理，有助于各项操作的顺利开展；此外，恰如其分的心理护理，还有助于预防患者身心疾病的发生或恶化。

在繁忙的日常护理工作中，心理护理可与其他护理工作同步进行。当护士进行床边交班、评估患者、护理操作、巡视病房、健康宣教等护理实践时，都可将心理护理贯穿其中。患者在就医的不同阶段，会出现不同的心理反应和适应不良状况，护士需按照疾病不同发展阶段的心理反应与变化规律，给予全程的、专业的心理护理，帮助患者达到有利于治疗或康复的最佳身心状态。

四、心理护理的主要实施形式

（一）个性化心理护理与共性化心理护理

1．个性化心理护理　是一种目标比较明确，针对性比较强，用以解决患者特异性、个性化心理问题的心理护理方式。它要求护士准确地把握患者在疾病过程中所表现出来的、对患者身心健康有明显危害的不良心理状态，及时采取因人而异的有效对策，迅速缓解患者所承受的强大心理压力。如多数患者在病情好转后出院会非常开心，但个别独自居住的老人会却因为担心再次发病时不一定能及时被送往医院而担忧。又如针对心肌梗死患者的恐惧心理，给予个性化心理护理可尽快降低患者的心理负荷。

笔记

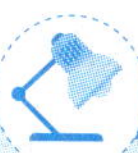

案例分析

王先生，52岁，大学文化程度，因胸闷不适、胸痛6小时，心电图（ECG）显示急性前壁心肌梗死而入院。入院后医生决定为王先生立即进行急诊经皮冠状动脉腔内血管成形术（PTCA）术。王先生知道后，原本就十分紧张的他变得沉默了。细心的床位护士小李发现了王先生的情绪变化，来到了患者床边。

护士：王先生，您胸痛好些了吗？

患者：唉！（王先生叹了口气），挂了这瓶水，胸痛好多了。但是刚才医生告诉我，要马上做手术！毕竟这是在心脏动手术，风险一定很大！我担心万一手术失败，我是否还能回到自己家里？

护士：是的，我非常能理解您现在的担忧。手术总是会有一定的风险。不过，我要告诉您，您要做的这个手术是一个微创手术，比外科手术风险小多了。手术时只需在您的大腿根部打一点麻醉药，然后穿刺插管就可以了，就像平时打针一样稍微有些疼痛。我相信您一定能行，而且您在整个手术过程中始终是清醒的。

患者：疼痛我倒是不怕，只是我的血管已经堵塞，怎么有可能再打通呢？万一不小心把血管捅破了，我不就没命了吗？

护士：您放心，我们几乎每天都做这种手术，还未发生过类似的情况。况且，给您做手术的医生是一位非常有经验的主任。您瞧隔壁王大爷，都74岁了，上星期也做了与您同样的手术，现在已经下床活动了。

患者：看样子他是恢复得不错。（脸上带着微笑）

护士：为了让您术中、术后与医生更好地配合，我来跟您讲解一下手术过程和术后的注意事项，好吗？

患者：好的，我正想知道这些内容。

……

由于护士小李的耐心疏导和细心讲解，王先生消除了顾虑，以较好的心理状态接受了急诊PTCA手术治疗。

2. 共性化心理护理　共性化心理护理一般有两个维度的运用。首先是从满足患者需要的一般规律出发，解决患者共同性质或共同特征的心理问题。它要求护士善于归纳和掌握同类患者心理问题的内在规律，在实践中遵循这些规律。对患者尚未明确但随时可能发生的潜在心理问题进行必要的预防性干预，以防止其产生较严重的心理问题。如当前各临床科室开展较多的“手术前患者的心理护理”、“癌症患者的心理护理”、“慢性疾病患者的心理护理”等，均使用了共性化心理护理方式。其次是指采用集体心理护理指导的方式，解决同类疾病患者同质心理问题。一般固定1～2名护士负责，将类似性质或共同问题的患者组织在一起，讲解他们所患疾病的一般规律、治疗过程，帮助他们分析面临的共性问题，提供健康保健知识与指导等。通过鼓励、引导患者一起分享各自的治疗经验和内心体验，促进相互沟通、相互支持、互相帮助，使他们感受到群体的归属感和力量，从而增强战胜疾病的信心，促进康复。

值得注意的是，患者心理问题的共性化和个性化是相对的，对于不同的患者，共性化问题可含有个性化特征，个性化问题又可具有共性化规律。如同为晚期癌症患

笔记

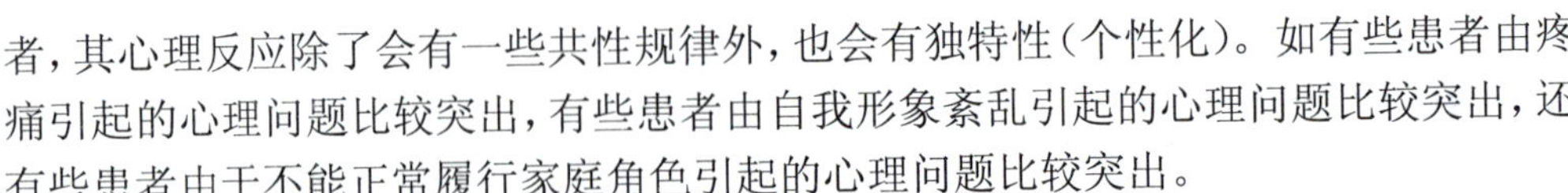

者，其心理反应除了会有一些共性规律外，也会有独特性(个性化)。如有些患者由疼痛引起的心理问题比较突出，有些患者由自我形象紊乱引起的心理问题比较突出，还有些患者由于不能正常履行家庭角色引起的心理问题比较突出。

(二)有意识心理护理与无意识心理护理

1. 有意识心理护理　是指护士自觉地运用心理学知识和技术，通过专业的语言和行为(合理的解释、善意的劝导、真诚的抚慰、有益的暗示等)，对患者的心理进行支持和调控的过程。它需要有相应的科学理论体系和规范化操作作为支撑条件，要求实施者必须有心理护理的主动意识并接受过专业培训。

案例分析

陈女士，38岁，患急性粒细胞白血病。家属要求医护人员对其隐瞒病情。一次偶然的情况，患者知道了自己的病情，情绪极不稳定。床位护士来到床边……

患者：老天为什么这么不公平啊！让我生这种病！我不看了，你们别管我了，反正这个病也看不好了……呜呜呜……

(护士关爱地看着她，坐在她的床边，任其发泄。待其发泄之后，护士拿来了热毛巾，帮她擦去脸上的泪珠。)

护士：(温和地说)我很理解你的心情……(停顿一会儿，握着她的手)。不过事实上，你的病情经过治疗正在好转之中，各项指标都在逐渐恢复正常。现在你的状况就像黎明前的曙光，黑夜已渐渐褪去，黎明即将来临。(握紧她的手)。所以，你一定要鼓起勇气积极地配合治疗！

患者：(将信将疑地看着护士)。可是……白血病是绝症啊！

护士：以前大家都是这么认为。不过现在医疗技术发展得这么快，对白血病的治疗手段也越来越多。有很多患者来的时候病情比你重多了，但经过治疗病情得到控制，他们又返回到正常的生活中去了。你应该保持乐观的情绪。因为，过度的悲伤会使你的大脑活动功能降低，引起免疫力的降低，反而不利于你的身体康复。所以你要振作起来，积极地配合治疗，通过我们的共同努力，一定会慢慢好起来的！我给你一位病友的电话号码，你可以打电话跟她聊聊。

……

在护士的劝慰下，患者的情绪逐渐稳定下来，开始配合治疗，病情得到了控制。

2. 无意识心理护理　是指客观存在于护理工作的每一个环节中、随时可能对患者心理状态产生影响的护士的一切言谈举止。在繁忙的护理工作中，除特别安排的心理护理外，护士的一言一行、一颦一笑、一项操作、一个问候，只要同患者产生沟通交流，无论护士自己能否意识到，都能产生无意识心理护理的效用。这就要求护士经常、主动地反思自己在患者面前的一切行为，并使之尽可能成为患者心中健康的催化剂。

需要指出的是，临床心理护理无论以何种形式实施，最终的实施效果绝非以护士自身的主观意志为转移。护患交往中，护士对患者心理状态的影响，来自于护士有意或无意的举手投足中，并不是运用了心理护理的理论就一定能达到理想的结果，这其中会受很多因素的影响。因此，护士应特别注意约束自己的言行，防止对患者产生负面影响。

第二节　心理护理的要素及其作用

心理护理是一个复杂的人际交互过程，在实施心理护理的过程中，要牢牢抓住心理护理的四个基本要素。这四个基本要素是启动心理护理运转系统的四个前提条件，也是实施心理护理的根本所在。

一、心理护理的基本要素

心理护理的基本要素，指影响心理护理的科学性、有效性的关键因素，是启动心理护理运转系统的前提条件，主要包括四个：护士、患者、心理学知识及技术、患者的心理问题。同时，患者亲属、医生及其他工作人员、其他患者等因素也可影响临床心理护理的实施效果，但只是对心理护理的运转起推动或干扰作用，并无决定作用，因此不属基本要素的范畴。各要素之间的相互影响模式如图10-1所示。

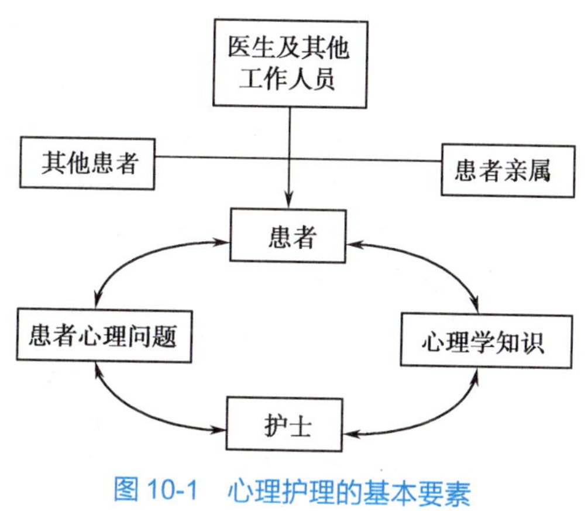

图10-1　心理护理的基本要素

二、心理护理基本要素的作用

（一）心理学知识及技术是实施心理护理的指南

临床心理护理实施是否具有科学性，很大程度上取决于护士能否较好地掌握可以指导临床实践的心理学理论和技能。临床心理护理过程中经常会使用到的心理治疗理论和技能，主要涉及人本主义治疗理论与技术、认知和行为治疗理论与技术等。临床护士应掌握和应用临床心理护理的新理论、新技术，并通过总结实践经验上升至理论高度转而指导实践，心理护理的基本目标才能顺利实现。

大量临床实践表明，只有较系统地掌握心理护理的理论知识和应用技术的护士，才能较准确地把握患者心理反应的一般规律；才能较深入地分析患者心理失衡的个体原因；才能较科学地评估患者心理问题的主要性质、反应强度及其危害程度；才能正确地选择心理护理对策。

（二）患者心理问题的准确评估是选择心理护理对策的前提

评估患者的心理问题，主要把握三个环节：①确定患者主要心理反应的性质，如以焦虑为主，恐惧为主还是抑郁为主等；②确定患者主要心理反应的强度，如是属于适度焦虑还是过度焦虑等；③确定导致患者负性心理反应的主要原因，如是因为对疾病的认知态度造成的，还是因为人格特征、社会支持或环境因素造成。确定导致患者心理问题的原因非常重要，只有护士寻找到真实原因，才能有的放矢地进行心理护理干预，真正达到心理护理的目的。

护士清晰、准确地描述患者的心理问题，有助对患者的不良情绪状态实施调控。如经分析发现某患者产生不良情绪的主要原因，是对外来刺激的高敏反应，此时心理

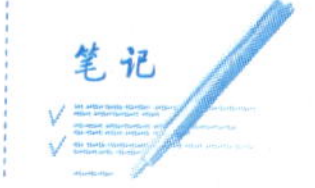

护理的主要对策，就是控制对患者构成心理压力的外界影响因素。如另一评估结果表明某患者因对疾病认知不当导致消极情绪状态，此时的心理护理对策，便是运用认知治疗的手段，改变患者的非理性核心观念，进而改善其对疾病的不良认知。

（三）患者的积极配合是开展心理护理的基础

心理护理的实施能否取得成效，护士除了要具备扎实的心理学知识和技能外，建立良好的护患关系，取得患者的积极配合也是实施心理护理的基础。患者在与护士的交往互动中，总是愿意向自己认为比较善解人意，可以信赖的护士诉说自己心理上的困扰。一旦建立了信任关系，患者对心理护理的合作性就会加强，实施效果也较好。若患者不信任护士，不愿意与护士合作，即使护士对患者的心理问题有准确的评估和适宜的对策，也会因得不到患者的积极配合而无功而返。

能否与患者建立良好的护患关系，取得患者的积极配合，主要依靠护士的护患沟通技巧和职业素养。在与患者的沟通交流中，护士应维护患者的个人尊严和隐私，尊重患者的意愿和个人习惯，用真诚而又富有责任感的态度与患者共情，这样才能建立和巩固与患者的良好关系。

（四）护士积极的职业心态是心理护理的关键

护士职业要求从业者终日围绕服务对象进行全身心的护理服务，在此过程中，某些护士会产生职业倦怠感，以至于无法再满腔热情地服务于患者。因此，护士如何保持自身心理健康和积极的职业心态是为患者提供高品质心理护理服务的关键。

在实施心理护理的过程中，护士的职业心态越积极，其内在潜力就越能得到充分调动，工作就越具有主动性和创造力，其工作的水准和质量就越高。积极的职业心态，可以变护士的“要我做”为“我要做”，其效果会截然不同。尤其是心理护理，与其他护理方法相比，更是一项付诸艰辛却不一定能“立竿见影”取得成效的护理工作。故保持健康、稳定、积极的职业心态，让护士能够始终如一地主动关心患者，凡事多替患者着想，把心理护理的举措渗透到护理工作的每一个环节，能起到事半功倍的效果。

总之，被系统熟练掌握的心理学知识及技术、经过准确评估的心理问题、积极配合的患者、具有积极职业心态的护士，这四个心理护理的基本要素在实施心理护理的过程中缺一不可。若护士缺乏系统的心理知识，没有一定的心理干预技能，就只能对患者进行安慰或劝告，但并不是心理护理；若对患者心理问题的评估不准确，所采取的心理护理措施就不能有的放矢；若患者不信任、不配合，就会影响心理护理工作的有效性；若护士缺乏工作热情、心身疲惫，工作没有主动性，就会应付了事，使心理护理流于形式。这 4 个基本要素相互依存，构成一个环状的运转系统，其中任何环节的空缺，都会导致整个系统的运转失灵。

第三节 临床心理护理程序

临床心理护理程序是指导临床护士进行心理护理的理论框架，是护士实施心理护理的行为指南。护士在临床工作中需依照临床心理护理程序的步骤，有目的、有计划地开展心理护理。

临床心理护理的程序是一个综合的、动态的、具有决策和反馈功能的过程，共包括 5 个步骤、8 个基本环节（图 10-2）。

笔记

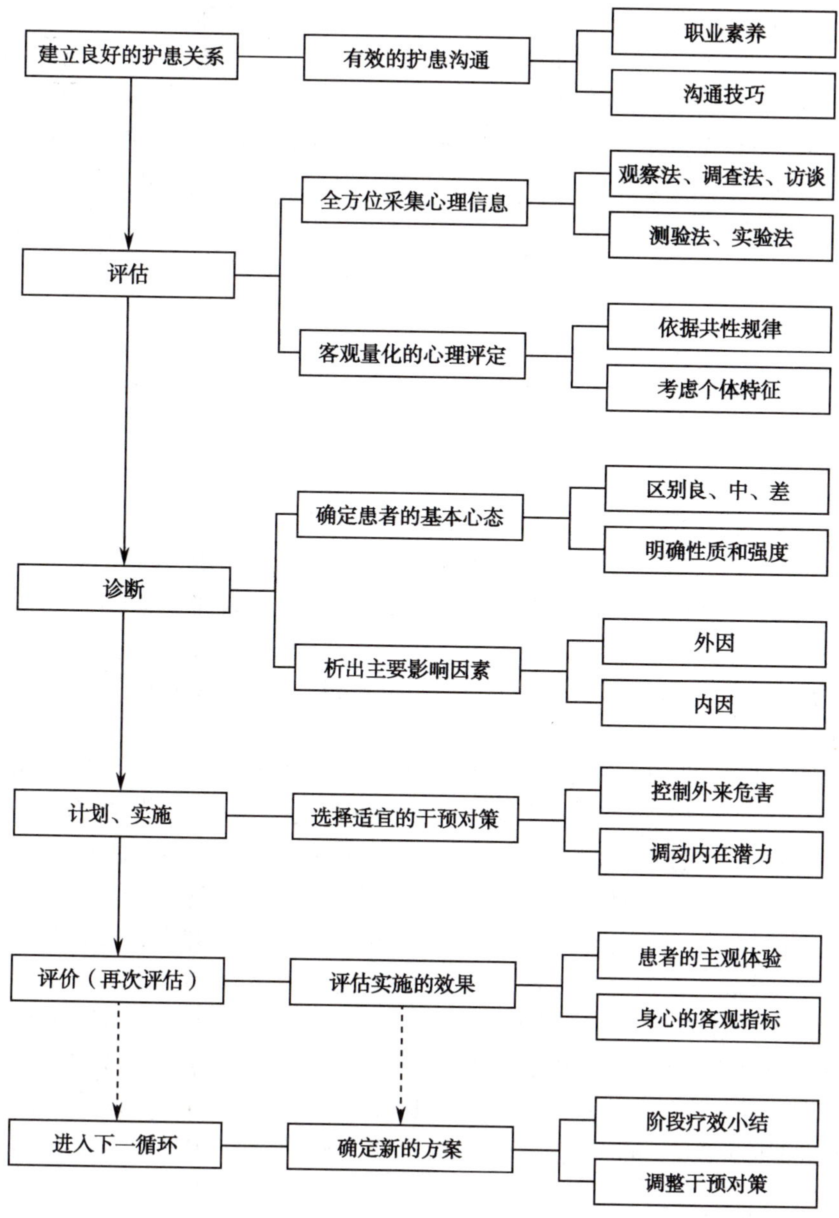

图 10-2　临床心理护理程序

一、建立良好的护患关系

护士在实施心理护理的过程中，应始终将建立良好的护患关系放在首要位置，并贯穿心理护理程序的始终。建立良好的护患关系应特别注意以下两点：

（一）遵循伦理学三原则

护士在实施心理护理的过程中，应始终遵循伦理学三原则，即“无损于患者身心健康，不违背患者主观意愿，不泄露患者个人隐私”，以获得患者的信任及合作。

“无损于患者身心健康”又称为不伤害原则，要求护士在为患者提供护理服务时，其动机与结果均应避免对患者的身心造成伤害。强调护士在为患者进行心理评估或实施心理护理干预措施时，应首先保证患者身心健康、避免带来不必要的伤害。“不违背患者主观意愿”是指护士在心理护理过程中要尊重患者的自主权（自主选择权、知情同意权），如护士在制定心理护理方案前应与患者进行充分沟通和交流，向患者提供相关信息，了解可供所选的措施以及各个措施的利弊，保证患者自主权的充分行使。“不泄露患者个人隐私”要求护士在心理护理过程中要保护患者的隐私权，未经同意，不向他人泄露患者的隐私。护士在心理护理过程中尊重患者、保护患者，能够保障患者的根本权益，增强患者对护士的尊重和信任，有利于建立和谐的护患关系；还可使患者感受到自身的价值，从而调动患者主动参与护理决策的主观能动性，有利于护理决策的合理性和顺利实施。

（二）有效的沟通技巧

在实施心理护理的过程中，护士应充分运用各种语言沟通及非语言沟通的形式与患者进行有效沟通。语言沟通是指以语词符号为载体实现的沟通，主要包括口头沟通、书面沟通和电子沟通等，在心理护理中运用较多的为口头沟通。非语言沟通，是指人们运用表情、手势、眼神、触摸等方式进行的人际沟通。

护士应将各种沟通方式合理、熟练地运用到心理护理工作中，使患者感受到护士的热心、关心以及耐心，以建立良好的护患关系。为了做到有效沟通，护士应注意做到以下几点：

1. 学会倾听　全神贯注，面带微笑，表情随和，不随意发笑或打断患者谈话，注视对方眼睛，保持一定距离，一般以能清楚听到对方谈话为宜。

2. 善用非语言行为　护士在护患沟通中应合理地控制其面部表情，学会在各种场合恰当地运用表情，让患者感知到护士能与其同忧共乐；应恰当地使用目光接触，用目光传递对患者的尊重、支持和关爱；应适宜的实施触摸行为，使患者感受到护士的情感支持与关注。同时注意患者非语言性信息的流露，密切观察患者的情绪、体态、姿势和手势，如处于焦虑、抑郁状态的患者可表现为无效行为的增多或减少。

3. 有效交谈　交谈是临床护士收集资料、建立关系、解决问题的最主要方式和基本能力。要做到有效的护患沟通，护士在与患者交谈时，应注意充分准备，多使用开放式提问，认真倾听，通过复述、澄清、沉默等方式给予恰当反应；注意语言的针对性，艺术性，不卑不亢，语言温和，吐字清晰，语调适中，简单明了，通俗易懂，教育指导有理有据生动形象；同时注意安慰性语言，礼貌性用语的应用。

二、患者的心理评估

对患者的心理状态进行及时、准确的评估是心理护理的重要步骤，可为之后的心理护理奠定基础。

（一）全方位收集心理信息

护士根据实际情况，选择性地运用观察法、访谈法、量表法、问卷调查法或多种方法相结合的方式收集患者各方面的心理信息。评估的内容应尽量全面详尽，包括既往心理健康状况、此次患病与心理因素的关系、患病后的心理反应及心理需求以及家庭经济状况、家庭支持系统、家族史等，以便确定患者的心理状态，确保下一步心理护理科学有效的实施，具体包括以下方面：

1. 主观资料

(1) 患者的婚姻状况、职业和教育程度：婚姻状况对心理健康起重要作用，一年

笔记

之内的任何婚姻状态变化都是社会性应激源；职业状况可以提供关于患者社会角色和工作能力的信息；受教育水平可以提示患者在接受心理疏导和健康教育时理解信息的能力。

（2）患者对疾病的感知：包括患者对过去健康问题的感知和对目前所患疾病的感知。这些问题回答起来比较复杂，因为它需要记忆，也需要患者运用思维过程。从患者对这些问题的回答中，护士可以判断该患者的健康意识，心理承受能力等。

（3）患者自我认知和常用的应对方式：对这部分信息的了解能帮助护士识别实际存在的或潜在的心理社会问题。患者的人格特征决定了患者对疾病威胁的认知与评价，护士可以依据这方面的资料来预测患者今后可能存在的负性情绪，并积极加以引导。

（4）疾病对患者及其家庭的影响：包括躯体结构或功能改变对患者的意义、患者对家庭的主要责任、能否回到原来的工作岗位等，这些问题可以提示患者将面临的压力。

（5）患者家属对患者的反应：一个家庭成员不论因什么疾病住院，都足以成为较强的社会性应激源，而如何应对则没有统一的模式。了解家庭系统对患者住院危机的应对方式，将影响护士评估和推测患者的心理反应。

2．客观资料

（1）营养与代谢：食物与液体的摄入方面的信息也是帮助识别焦虑和抑郁的重要临床资料之一。患者常伴有自主神经功能变化，包括食欲、睡眠、能量水平和性功能改变。如怀疑有情绪问题，评定应包括以上每一个功能范围。如某一功能表现异常，可能提示患者存在负性情绪，通常是抑郁和焦虑。

（2）排泄功能：情绪失调也是导致排便或排尿功能变化基本病因之一。由于负性情绪常伴有自主神经功能改变，而交感神经系统反应过强或过弱均可刺激肠道或膀胱，改变正常排泄方式。焦虑、恐惧等负性情绪均可引起腹泻或频繁排尿；抑郁和长时间悲伤可能易造成便秘。

（3）能量水平：能量水平是反映正常功能的重要指标之一，也可作为衡量康复潜能的参考。慢性低能量的患者康复过程趋慢，而能量过高的患者则倾向有更多的并发症。如果患者在近期出现了持续的活动量减少，沉默寡言、食欲缺乏、精疲力竭、自信心不足，应高度警惕抑郁症状。

（4）睡眠与休息：情绪变化可以影响睡眠方式和质量，甚至导致睡眠障碍。当患者诉说睡眠发生改变、近几周入睡困难时，护士要耐心询问患者，帮助查找和分析可能的原因，尤其要注意与患者工作单位或家庭关系相关问题。疾病和住院都会加重睡眠问题。

（5）感知和认识：是心理社会评估的重要部分之一，主要评估患者目前的意识状态和认知能力。

1）定向力和意识水平：在评估时，如发现任何思维混乱的证据，护士应提出一些时间和人物定向的问题，如“现在是上午还是下午？”“您叫什么名字？”“您的年龄？”“现在在什么地方？”等，很多情况下，患者的思维混乱是由于意识障碍所引起。

2）仪表与行为：人的精神面貌和情绪状态也体现在穿着、发型等仪表方面。评估时要注意患者总体外表看上去如何，是否整洁，患者的姿势和总体行为是否有特殊

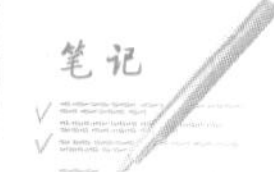

表现等。护士应该通过询问患者和患者家属，仔细观察患者目前的仪表和行为，并记录下来，与其他人的观察结果相互印证，以便在情况变化时，有基础资料用以比较。

3）语言沟通：观察患者的语速是否过慢、过快，词语清晰、含糊，有无语句错乱，非语言沟通方式是否有明显的变化。

4）情绪状态：观察患者是否有抑郁或焦虑，如护士发现患者有抑郁或焦虑反应，可用前面章节中所推荐的抑郁和焦虑量表来确定患者的抑郁、焦虑程度。

5）思维过程：判断患者的陈述是否有意义，逻辑性如何，是否反映了有组织的思维过程，是否符合现实情况。在精神分裂症、情感性精神病等严重精神障碍时，这方面经常有异常表现。

6）记忆：患者短时记忆与长时记忆都可能受损。短时记忆损害更普遍，患者对新近事件的记忆能力部分或全部丧失。例如有的患者刚刚服完药，过几分钟就不知道是否服过药；有的患者刚见过责任护士，并知道了该护士的姓名，过一会儿就又忘记了。焦虑、抑郁、无效应对，或某些脑器质性疾病早期易导致记忆损害。

（二）客观量化的心理评定

护士借助常用的测定方法和心理评定量表对患者的心理状态进行客观量化的评定。在心理评估的过程中，客观量化的评定结果，既能够反映出患者心理活动的共性规律，也可帮助护士甄别患者心理的个性特征。因为即便是对于患有相同疾病的患者，不同年龄阶段、不同性别、不同文化程度等均会影响患者的心理状态，从而需要差异化的心理护理。

虽然所有患者都在某个阶段有过焦虑情绪体验（只是程度不同而已），但具体情况也会有差异，若观察患者处于焦虑状态，可选用焦虑自评量表（SAS）进行评估；若在上一步骤——收集心理信息时了解到患者在日常生活中也经常会出现焦虑状态，就可选用状态—特质焦虑问卷（STAI）进行评估，除了解患者当前焦虑症状的严重程度外，还可以判定患者一贯或平时的焦虑情况。

所以，此环节要求护士能够根据患者的具体情况选用恰当的评定方法和测评工具，客观地分析出患者心理问题的性质、程度及主要原因。

三、患者的心理护理诊断

（一）确定患者的基本心态

心理状态是指人在某一时刻的心理活动水平。例如一个人在一定时间里是积极向上还是悲观失望，是紧张、激动还是轻松冷静等。心理状态犹如心理活动的背景，心理状态的不同，可能使心理活动表现出很大的差异性。确定患者的基本心态即基本心理状态，可以减少实施心理护理的盲目性，以确保一些患者的严重心理失调得到重点调控。

首先，根据心理评估已收集信息对患者的基本心态进行判断，基本心理状态可总体判断为“好、中、差”；其次，分析患者是否存在“焦虑、抑郁、恐惧、愤怒”等负性情绪，确定其占主导地位的心理反应；再次，根据心理评估的结果确定患者负性情绪的强度，以“轻、中、重”区分。

如某位患者除情绪反应属于焦虑状态外，其他情况均较为正常，即可将其整体心理状态判断为“中”；其占主导地位的心理反应为“焦虑”；然后根据 SAS 得分（将

笔记

20个项目的各个得分相加，即得粗分；用粗分乘以1.25以后取整数部分，就得到标准分），判断该患者具体的焦虑程度（按照中国常模结果，SAS标准分的分界值为50分，其中50～59分为轻度焦虑，60～69分为中度焦虑，70分以上为重度焦虑）。

（二）分析主要影响因素

个体所患疾病、认知评价、社会环境及人格类型等方面各不相同，当其遭遇疾病、意外等情况时就表现出不同的心理反应强度和不同的应对方式。因此，为增强心理干预的针对性，就必须分析产生心理问题的主要影响因素。临床患者心理状态的主要影响因素包括以下几个方面：

1. 疾病本身　疾病如其他的心理应激事件一样，会引发一系列的生理和心理反应，如疾病本身带来的生理上的痛苦、疾病的不确定感带来的心理上的压力、以及疾病带来的一系列经济和社会适应问题等。当个体突发疾病时，患者的主要心理问题是对突发疾病的担忧，主要源于疾病对生命造成的威胁而产生的不确定感。慢性疾病患者的心理反应没有急性疾病患者那么强烈，但由于病程长、经久不愈，故心理问题的影响因素较前复杂，心理干预难度较大。疾病造成的负性心理反应会对治疗效果和病愈康复带来不利影响，其中焦虑、抑郁都是疾病过程中较为普遍的心理反应，焦虑多见于患病初期，随着病程延长，尤其当疾病是持续性或有致残后果时，患者常会出现伤心、自责、无望或无助感以及注意集中在个人内部世界等抑郁的表现。

2. 认知因素　认知心理学家认为：个体对事物的认知直接影响人的心理和行为，不合理或错误的认知、信念是产生情感和行为问题的重要因素。患者对自身疾病的认知会直接影响其内心感受和行为，也是造成心理问题的根源所在，故患者心理问题的严重程度不仅与其疾病的严重程度有关，也与其对疾病严重程度的认知相关。临床患者主要的心理问题是对于疾病的焦虑，按照认知行为理论解释：因重症疾病诱发的心理焦虑，受个体的认知评价能力、个性倾向和其他身心因素影响，以担忧为主要特征，有防御或逃避行为，并通过不同程度的情绪性反应表现出来。在一般情况下因患某些重症疾病而产生的焦虑是正常的，但过度的焦虑并伴有严重的情绪、生理、行为反应时，则对患者的身心状态非常不利，应采取时效性较强的认知行为治疗方法来进行矫正。

3. 人格特征　人格特征受生物遗传因素、环境因素、社会实践和自我教育的影响，不同人格特征的患者，其心理状态和行为模式也各有差别。如有人偶染微恙便愁眉不展，有人身患绝症却仍笑对人生。具有神经症型或偏执型人格特征的人，当面临疾病时，更容易出现焦虑、抑郁等心理问题；而外向、自信、开朗的患者，即使病情危重，也能够接受医护人员的建议，适时地调整自己的心态。护士在临床工作中应充分认识到个体的人格特征对患者心理状态的影响，理解并找寻患者负性情绪和心理问题的始因，从而对症下药，选择适宜的心理护理手段，帮助患者意识到自己的心理问题，并与医护人员合作共同消除其对疾病康复的不利影响。

4. 社会环境　人们在日常生活中的沟通交流、言谈举止会对彼此的心理和行为造成相互影响。医院和病房是一个特殊的社会环境，病友之间、医护人员和患者之间的沟通和交互影响无处不在。如果病房环境是以理解、开放和支持为主体，那么患者感受到的积极的情绪体验，有益于他们克服病痛的困扰。医护人员应努力营造积极的病区环境氛围，护士在临床护理工作中，多给患者一些鼓励、信心和赞美，避免

笔记

患者将个人的挫折或负性情绪传递给其他患者乃至整个病区。患者家属的情绪状态也对患者的心理产生重要影响，由于亲人之间的情感默契度高，正性的或负性的情绪会很快传递给患者。所以护士在关注患者心理状态的同时，也要关心患者家属的情绪状态，当出现负性情绪时要积极疏导，让其在陪护患者时保持积极的心态，并对患者的心理起到积极的带动作用。同时，护士也应控制好自己的情绪，在工作中保持积极、饱满的情绪状态，不能带着不良情绪上班，更不能把个人的消极情绪发泄到患者或同事身上。只有先保持自己的心理健康，才能把积极的情绪传递给周围的人，使患者和患者家属处于正性的“传递效应”中，缓解因疾病带来的负性情绪。

另外，患者的家庭经济状况、社会支持系统等，也会对其心理产生影响。

知识拓展

社会支持的价值

许多研究者都指出社会支持(social support)在缓解压力方面的作用。当人们有他人可以去依赖时，能够更好地处理工作压力、失业、婚姻困扰、严重疾病以及他们日常生活中遇到的各种问题。泰勒(Shelley Taylor)和同事研究了不同种类的社会支持对于癌症患者的有效性，患者对各类社会支持的作用进行了评价，认为亲人的“存在”对他们来说是非常重要的；同时，从医务人员和其他癌症患者那里得到信息也非常重要。

对比被评定为最有帮助的社会支持对于癌症患者和其他非致命慢性疾病患者的作用，其数据再一次显示，不同的压力，有效社会支持的类型是不一样的。

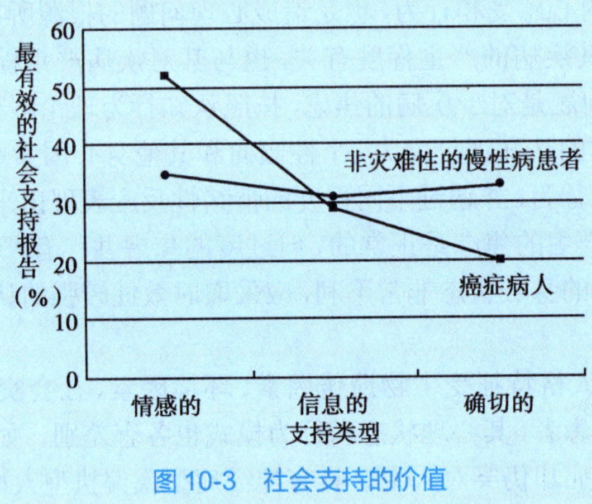

图 10-3　社会支持的价值

四、心理护理的计划与实施

（一）选择适宜的干预对策

护士选择适宜的心理护理干预对策要以之前几个步骤的结果为依据，心理护理措施适当与否，则是影响心理护理质量的关键。虽然患者在疾病过程中的心理状态可因其个体差异而千差万别，但患者的心理状态也是个性与共性的对立统一。因此，对患者实施个体化心理护理，首先要考虑患者心理状态的共性规律，选择心理护理对策的总体模式及心理护理的总体原则，然后再结合患者的个性特征。如对各类急危重症患者、慢性病患者、手术患者进行心理护理时，还应结合其年龄层次、疾病进程、

笔记

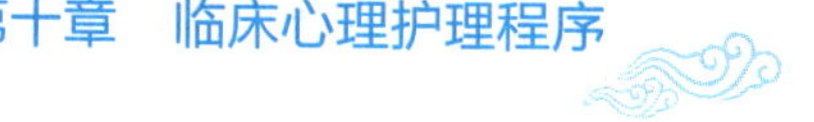

焦虑程度、个性特征来制定干预对策。护士应在实际运用中举一反三，灵活运用，便可使各类患者的心理问题迎刃而解。

制定心理护理的计划，即针对患者的护理诊断而选择适宜的干预对策、制订的具体护理策略，是心理护理实施的指南，主要包括以下4个步骤：

1. 排序　反映患者健康问题的护理诊断确定后，应按照轻、重、缓、急排序，从威胁生命的问题到使患者一般性不适的心理社会问题。在排序时，护士可参照马斯洛的需要层次学说，即按生理需要、安全、爱与归属感、尊重与被尊重、自我实现排序。在入院评估时，如患者表现出较紧急的心理社会危机，护士应暂时停止正式的基础性资料的评估过程，立刻运用危机干预的方法，采取护理措施。对待这类问题应和对待出血性疾病或急性心脏病发作一样。

虽然大多数心理社会方面的护理诊断不属于紧急问题之类，但对患者的身心健康来说也是很关键的。对一位心脏手术的患者来说，住院期间躯体护理当然是必需的，而且是首选的护理措施；但术后，一旦躯体情况稳定了，护理计划应该针对基本的心理社会问题。这类问题最好是在住院期间提出和解决，否则，一旦患者出院，患者的家庭将继续运用以往的应对模式，再加上疾病带来的某些问题，使情况更加复杂化。

2. 设定护理目标　护理目标是预期的结果，指患者在接受护理后期望达到的状况。护理目标陈述的对象是患者，例如：患者3天后每天睡眠大于6小时。目标的陈述应简单明了。属于护理工作范围内的目标陈述要针对一个具体问题。一般情况下，一个目标来自一个护理诊断。目标陈述中应用具体日期，可观察、可测量。在目标陈述中注意运用能、会、执行、解释、增加、减少等动词，不用含糊不清的词。

3. 选择护理措施　护士需拟定符合实际的、患者能够做到的护理措施，已达到预期的护理效果。

4. 计划成文　一般用护理计划表格，包括：日期、护理诊断、预期目标、护理措施、效果评价及护士的签名等项目。

（二）正确有效的实施

实施是将计划中各项措施变为护理实践。正确有效的实施心理护理有赖于护士对各种干预措施的熟练掌握。同时，为了保障心理护理的质量，可针对患者的共性心理问题，制定统一、规范的解释性语言的指导语，以避免护士因执业时间不同、工作经验不同而对心理护理质量产生影响。下面以护理有抑郁、恐惧、否认、绝望等心理反应的患者为例。

1. 抑郁　临床上，引起抑郁反应的问题包括：导致家庭或工作角色变化的疾病，慢性疾病特别是癌症、卒中、脑外伤、引起永久性功能丧失的疾病和需要长时间恢复过程的脊髓损伤。很多患者在入院前就产生了抑郁，通常是对早期生活中尚未解决的丧失反应，而这种丧失又被目前疾病所加剧。

可观察到的抑郁患者的表现为悲伤、冷漠和精力不足。多数患者表现无精打采，也有部分人表现高水平焦虑和不安，但内疚感必不可少，有时很强烈。抑郁患者的思维内容都是他们所谈及的东西，所表达的失败通常与自己的健康、财富、个人价值及对他人的价值有关。抑郁的患者常感觉无望，相信自己的情境不会改进，对自己做任何事情的能力毫无信心。如果他们无望和无助的感觉变得严重或持续太久，可能最终企图自杀。

笔记

抑郁通常有自主神经功能变化，最常见的症状有食欲下降、睡眠紊乱等。抑郁患者常诉说入睡困难或持续睡眠困难。当抑郁与任何形式的主要丧失有关时，患者可能经历悲伤过程。如果丧失是严重的，常需要一年时间才能恢复情感的平衡状态。

护士发现患者在住院期间出现严重的抑郁反应，应请心理或精神科专业人员会诊。当护士观察到患者抑郁时，应直接向患者说："您看上去很抑郁，能告诉我您的感觉吗？"这就告诉了患者，他的不舒适是显而易见的，而且你有愿望倾听。如果患者立即哭泣，别在这时候抚摸或安慰，而应该靠近患者坐着。如在了解情况之前你立即抚摸患者并说些安慰的话，会减慢或阻止患者告诉你什么原因使他悲伤。

当人们面对重大问题时，他们并不希望有人立即告诉他怎样解决问题，而是盼望有人静静地听他们讲述。护士偶尔提的问题会使他们从不同的侧面来看待困惑的感受和想法。在与抑郁患者交谈时，他们经常问护士他们应该怎样做，他们的问题在哪里。在这种情况下，把问题返回给患者，更有助于患者深入思考自己的境况。如反问患者"您认为应该怎么应对？"，"您是怎么感觉的？"等。

当患者对自己的疾病和有关治疗或康复的认识不准确时，护士应该谈自己的看法。如果患者的这些不准确信息是悲观的，护士应用真实的信息进行澄清。护理抑郁患者的护士应相对固定，这样便于建立信任关系。如果经常由不同的护士照料这样的患者，会阻止患者用语言表达深层感受。在持续的、支持性关系中，患者才有可能探寻自己的种种担忧。

2. 恐惧　临床上恐惧的患者常主诉恐慌和不能摆脱感；行为上可表现为哭泣、攻击、逃脱、过度警觉、行为失控、疑问增加等；体征上可有骨骼肌抖动、肌肉紧张、四肢无力、呼吸急促等。引起患者恐惧的原因有很多，大多继发于得知严重的疾病、机体部分丧失、疼痛、环境、面临重大手术或侵入性检查、治疗等。

护理恐惧的患者应尽可能运用简短直接的陈述，语速要缓慢，允许患者有个人的空间，并鼓励其表达自己的感觉，鼓励其分析现实状况。与患者共同讨论哪些方面是可以改变的，哪些方面是不能改变的。另外，教会患者使用放松技术也可以降低患者的恐惧程度。

3. 否认　否认是指无意识地拒绝承认那些不愉快的现实以保护自我，它是最原始最简单的心理防卫机制，因为恶性、消极的情绪体验是每个人都竭力避免的。

一般情况下否认可持续1～2天，之后可逐渐被承认现实所取代。如患者继续不承认现实情况，这提示当前情况具有威胁性，给患者造成的压力太大，即出现了无效否认的情况。无效否认可出现在患者及家属听到不吉祥的诊断如癌症晚期或亲人突然死亡等情况。

否认中的患者就像被惊吓的人，躲进了房间里，关上了门窗，他需要把一切侵犯者拒之门外。护士可问这样的问题："您对这次疾病感觉如何？""您的医生告诉您有关疾病的事了吗？"这样可以使患者从否认中走出来。同时，护士还要以同样的方法指导其家属。

从没有侵犯性的问题入手，往往使否认的患者在第二天改变态度。第二天后，患者仍对疾病持否认态度，这时的否认便应考虑为无效应对。有条件的医院，可在这时请心理或精神科专业人员会诊。另一种形式的否认可发生在疾病后期，患者可能否认疾病的威胁性，看上去不在乎自己的健康状态，也许有进一步损害健康的行为。如果配偶对患者的否认是无效应对，对配偶咨询可能更有效。

4. 绝望　绝望是一种持续的、主观的情绪状态，在这种状态下个体对于所期望的事情或需要解决的问题，觉得没有任何的选择机会或办法，而且无法用自己的能力去实现个人的目标。一个绝望的人，即使对自己生命有控制权，也会毫无信心，找不到解决问题的任何方法或实现所期望事物的途径。

某些终末性的疾病如癌症、艾滋病、心脏病、肾脏病等，可以引起患者的绝望。一些慢性病、需长期治疗的疾病，或长期依赖仪器支持生命的疾病，也会使患者产生绝望的心理反应。另外，一些社会心理因素，如长时间与亲人分离、无能力尽家庭照顾责任、缺乏社会支持系统、长期的心理压力等也可与绝望心态有关。患者常表述出深重的、不可抗拒的、持续的对情境淡漠的反应。患者在语言上可表达为“我可能该放弃，因为我无法把事情做得很好”，“我的未来看起来很糟糕”，“我知道我永远得不到真正想要的”，“任何事情对我来说都已无意义”等。此时患者生理上会出现对刺激反应慢、缺乏能量、睡眠增加、食欲缺乏、体重减轻等；情绪上会有空虚感、无助感、无能为力感，对人冷淡，目光接触少，回避讲话，用耸肩来对讲话人反应，叹气等。

护理绝望反应的患者，同情和理解很重要，一味的安慰或劝说都会使患者不愿再与你深入交流。护士可首先表达对患者的理解，然后鼓励其诉说自己的怀疑、恐惧和忧虑，让患者说出希望是怎样的不确定和在哪些方面希望破灭了，帮助患者认识所得到的爱与关心，提醒患者尽管失去了健康，但其在家人和朋友们的生活中仍然是重要的。护士还可教导患者感受愉快的体验（如散步、读喜欢的书、写信），以鼓励其对美好生活的向往。

五、心理护理效果评价

（一）评估干预效果

心理护理效果评价开始于护士与患者相互交流的瞬间，并在整个心理护理过程中都在同时进行着。心理护理的效果评价应为综合性评价，应同时评价患者的主观体验以及患者身心的客观指标（生理、心理的指标）。如对焦虑状态的患者实施心理干预后，除了了解患者的主观体验外，还应对患者生命体征（生理指标）及焦虑程度（心理指标）的变化情况进行评价。

目前临床需要建立起一套心理护理效果的评价体系，需要有规范统一的评定标准。这里，还牵涉到如何设置实验组和对照组，如何控制复杂的干扰因素，如何使结果具有可比性等许多问题，值得护理工作者进一步研究、探讨。

（二）确定新的方案

在进行心理护理效果评价后，应对前阶段心理护理对策的效果进行小结，根据不同结果确定新的方案。对实施心理护理后获得适宜身心状态的患者，心理护理干预可暂时中止；对负性情绪已经部分改善的患者，应着眼于如何巩固与加强已取得的效果；针对负性情绪持续未得到控制的患者，需重新进行评估、进一步进行原因分析，调整心理护理对策。

对于需要调整心理护理对策，确定新方案的情况，首先应对未实现的目标寻找其原因。护士应提出下面的问题：所收集的基础资料是否欠准确；是否有必要与其他护士或其他专业人员沟通，获得更充分资料，以识别问题的原因；护理诊断是否正确，

笔记

患者情况是否有变化，是否要提出新的护理诊断或合作性问题，是否有必要对护理诊断重新排序；护理措施是否恰当，是否有效地执行了，如果没有实施原因是什么；患者的态度是否积极，如不积极，原因在哪里等。然后根据所找到的原因，制定有针对性的措施，以确定新的方案。

护士在为患者实施心理护理时，应将上述程序贯穿于日常的护理工作中，在相互信任的护患关系的基础上，及时发现患者的心理问题，找准原因，制订适宜的措施，运用已经掌握的心理学知识和技能帮助患者及其家属，使其能积极面对疾病和生活，保持较健康的心理状态。

随着医学的发展，越发凸显心理护理是整体护理不可缺少的一个部分。对于护士来说，对任何患者实施的心理护理，都不可能是一劳永逸的。对患者实施心理护理的过程永远是一个动态的过程，这是因为患者的心理活动总是受到其疾病过程中各种因素的影响，而且不一定与其所患疾病的严重程度成正比。因此，心理护理的程序是相对的，心理护理的步骤是灵活的，心理护理的过程是循环往复的，心理护理的理论也需要在临床实践中不断地发展和完善。同时，护士必须具备良好的专业修养和心理素质，丰富的心理学知识和深厚的实践经验，灵活掌握心理护理的程序，才能达到良好的心理护理效果，提高护理质量，满足患者的健康需求。

学习小结

1. 学习内容

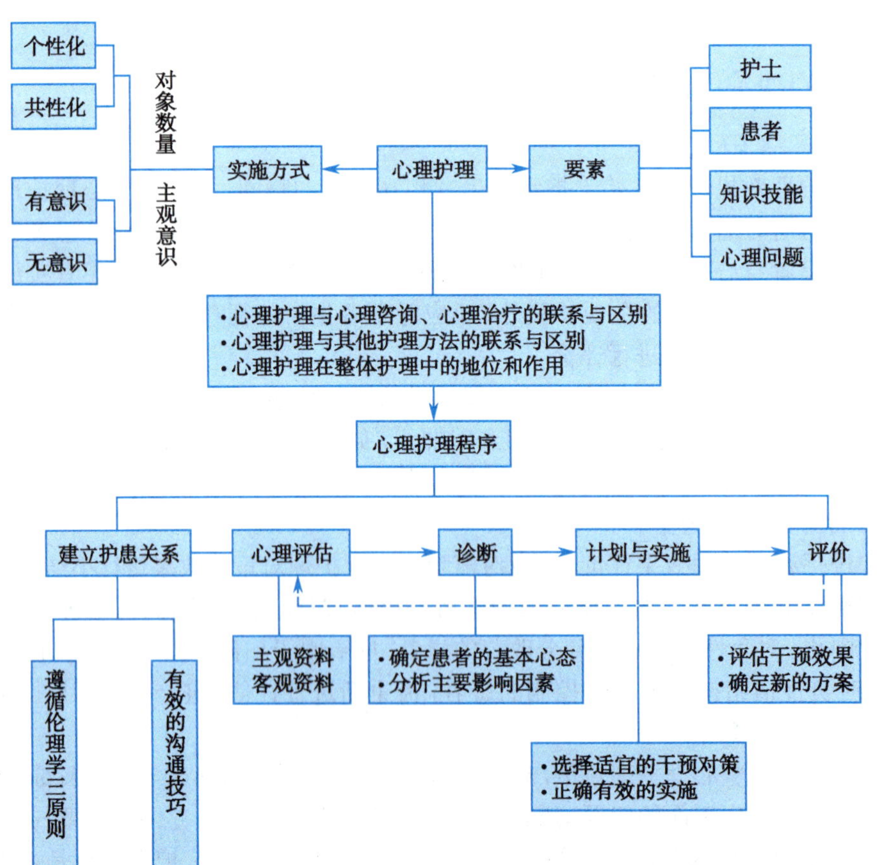

2. 学习方法

临床心理护理程序是护士实施心理护理的行为指南，是一个综合的、动态的、具有决策和反馈功能的过程。在学习本章节时，应结合之前所学习的心理学理论和技术，并灵活地运用于心理护理程序的各个步骤中。

值得注意的是，在临床护理工作中，保持良好的护患关系是进行一切治疗和护理的基础。虽然本章节关于沟通技巧的笔墨不多，但学习者应时刻提醒自己，良好的沟通本身就能起到一定的心理治疗效果，如能再结合一定的心理评估和心理干预技术，定会起到事半功倍的效果。

（杨翔宇）

复习思考题

1. 试述心理护理的定义及其在整体护理中的作用。
2. 临床心理护理程序包括哪些环节？你认为最关键的环节是什么？
3. 在临床护理工作中，如何保障心理护理的实施效果。

笔记

第十一章

临床心理护理实践

学习目的

通过学习不同疾病类型患者的心理特点及其心理护理措施，认识护士在临床护理实践中的心理护理能力重要性，能够有针对性地分析患者的心理状态与实施有效的心理护理，从而改善患者的负性情绪，促进全面康复。

学习要点

急危重症患者心理特点及心理护理措施；慢性病患者的心理特点和心理护理措施；手术患者和临终患者的心理特点及心理护理措施。

临床各类患者中，以慢性病、外科、急危重症等患者最为常见，他们由于疾病的迁延不愈、病情危急或需外科手术治疗而产生焦虑、恐惧等负性情绪反应，进而影响疾病的治疗效果和机体的康复过程。同时，某一些特殊病症或处于疾病的特殊阶段，患者也会产生不同程度的心理应激，需要及时予以心理干预。因此，护士应该了解临床各类患者的不同心理反应特点，运用心理护理的专业知识和技能，及时为他们实施有效的心理护理。

第一节　急危重症患者的心理护理

现代医学的进步，使许多濒临死亡的患者摆脱了死亡的威胁。但在这些危急重症患者的躯体疾病得以救治的同时，患者会产生恐惧、焦虑等一系列心理反应，甚至机体处于持续应激状态，若这些不良情绪得不到及时的调节、控制，则可能影响原有疾病的转归和患者的生活质量。因此，密切关注急危重症患者的心理反应，实施相应的心理护理，使患者获得良好的心理支持、保持稳定的情绪状态，对促使其身心的全面康复尤为重要。

一、急诊患者的心理特点及护理

（一）急诊患者的心理特点

1. 情绪冲动　由于起病突然、病情凶猛且发展迅速，急诊患者及其家属往往出现情绪冲动、不知所措、理智不足、心情急躁等心理特点，急切渴望第一时间得到救

笔记

治，对任何自认为有可能影响治疗康复的细节都十分敏感，迫切希望医护人员给予自己更多的关注。而这与急诊室患者多、医护人员相对较少且忙碌之间存在较大矛盾，患者及其家属常因候诊时间长于心理预期而产生情绪冲动，激惹性明显增高，易与医护人员发生冲突。

2. 认知狭窄　急诊患者因突然起病，如各种外伤、高热、大出血、剧烈疼痛、休克等，随时有生命危险，常处于强烈的应激状态。此时，患者的认知范畴变得狭窄，如注意力多局限于自身病情变化，无论病情轻重，多数急诊患者常认为“我的病是最重的，必须尽快得到救治”，对周围其他事物的判断很容易出现偏差。如有的患者仅根据主观感受认识周围事物，认定医护人员对其重视不够或处置不当，甚至发生过激言行等。

3. 意志减弱　急诊患者的心理活动还因起病方式、年龄特征、性别差异、个体经历等不同而表现出独立性下降、依赖性增强、自我约束力减弱等心理特点。如一向很有主张的人突然变得犹豫不决、优柔寡断；本身缺乏主见的人更是行为退缩，惊慌失措。他们较多依赖于医生、现代化设施、先进救治手段等尽快解除病痛，却较少考虑如何发挥自身主观能动性，如何积极配合医护人员。

（二）急诊患者的心理护理

1. 主动、迅速、热情地迎接患者　时间就是生命，尤其是抢救急诊患者。急诊护士对患者要有高度的责任感和同情心。当看到患者进入急诊室应立即主动迎接患者、用简短的话语安抚患者，使患者感受到护士的同情与关心，心理上得到安慰。

2. 提供专业的护理技术服务　娴熟的护理技术与人性化的接诊流程，会使患者得到安慰，严谨的工作态度，恰到好处的细节处理，无需言语就能向患者家属展示高素质、高质量的医疗服务内涵，在争取抢救时间、挽救患者生命的同时，对患者来说又是心照不宣的支持、鼓舞和依靠力量，增加患者对护士的信任感和自身的安全感。

3. 进行有效的信息沟通　护士应在治疗护理中给予患者支持、安慰，鼓励他们配合治疗，战胜疾病。治疗前要做好解释工作，让患者有思想准备，避免紧张心理；及时告知患者病情信息，以增强其信心。此外，急诊室要保持环境安静，在诊治和抢救患者时不谈论与工作无关的事，以免增加患者的焦虑不安心理。

4. 取得家属的配合　急诊患者家属也会因患者的疾病产生焦虑、恐惧心理，而当急诊患者家属不能有效控制感情时，将严重影响患者情绪和医护人员的抢救，使患者感到病情危重，加剧患者的恐惧和紧张心理。护士应充分理解家属的心情和需求，真实地告知病情变化和治疗的方案进展，及时耐心地解答家属的疑问，并说明利害关系，取得家属的配合，与护士共同宽慰及鼓励患者，使患者感到温暖，对疾病的痊愈充满信心。同时，也可避免发生不必要的医疗纠纷。

案例分析

王某，64岁，某天，吃晚饭时开始感觉眩晕、虚弱，眼前的一切变得模糊，右侧的肢体感到麻木。他想告诉大家自己要发生脑卒中了，但一个字也说不出来，随后，他突然摔倒在地，口眼歪斜、半身不遂，紧急住院治疗。

在住院的最初2天，老王不知所措，有时歇斯底里。随着病程的进展，老王除表现为运动功能缺陷外，还出现了情绪低落、悲观、失望、紧张、恐惧；还会无原因地哭或笑。经过医护人

笔记

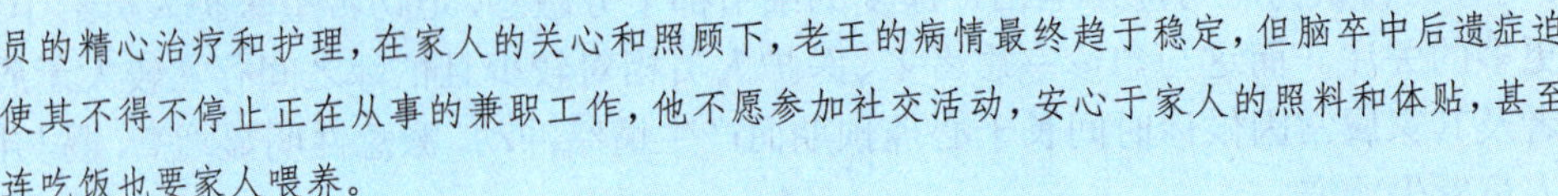

员的精心治疗和护理，在家人的关心和照顾下，老王的病情最终趋于稳定，但脑卒中后遗症迫使其不得不停止正在从事的兼职工作，他不愿参加社交活动，安心于家人的照料和体贴，甚至连吃饭也要家人喂养。

问题：

1. 该患者心理反应有哪些特点？

2. 如何实施有效的心理护理？

二、意外创伤患者的心理特点及护理

意外创伤患者因突发意外事件而受伤，面对应激源，心理毫无准备，导致产生一系列认知、情绪、行为等方面的异常反应，直接影响患者的治疗和康复。医护人员肩负着促进患者身心健康和恢复社会功能的任务，因此必须重视伤者的特殊心理需求和心理反应，有针对性的实施心理护理以助于意外创伤患者早日康复。

（一）意外创伤患者的心理特点

1. 意外创伤早期患者心理特点

（1）情绪休克（emotion shock）：情绪休克指的是心因性木僵状态和心因性朦胧状态。伤者若神志清楚，常可表现为出人意料的镇静和冷漠，反应阈值提高，反应速度迟钝、强度减弱，对医护人员答话简单，对治疗的反应也平淡。

这是一种心理防卫机制，实际上也是一种超限抑制。其原因是受伤者往往既往体格健壮，创伤事件发生突然且后果严重，因而造成个体强烈的心理冲突。情绪休克，可以减少因焦虑和恐惧等造成的过度心身反应，因而在一定程度上对个体起保护作用。这种心理反应有时可以持续数天，直至转变为其他的心理反应。

（2）负性情绪反应：意外创伤患者面对突如其来的打击，由于缺乏心理准备，加之外伤所致痛苦，常表现为紧张、恐惧。患者急于得到救治，希望得到医护人员的注意，急切期望从医护人员处得到与自身病情、治疗、预后相关的信息，他们害怕疼痛、残疾、死亡。当上述信息需求得不到满足时，则会产生紧张、焦虑情绪。此外，一些公共性的危机事件后，由于创伤患者数量众多，医疗资源有限，为了方便救治和病情观察，医院工作人员往往将他们安置在同一个病房。陌生拥挤的环境，不断发出报警声的监护仪器，表情严肃和工作节奏紧张的医护人员，抢救危重伤员的场景等，对伤者来说均是不良刺激源，可加剧其紧张与恐惧悲伤、无助等不良情绪反应。

2. 意外创伤康复期患者的心理特点

（1）与创伤预后相关的心理反应：一般创伤后不遗留躯体功能残障或体像改变的患者，因创伤所致心理失衡大多会随其身体状态的复原得以改善；而那些因意外创伤造成肢体功能永久性严重残障者，则可能从心理上被彻底击垮，特别是面部毁容或肢体残缺的年轻未婚伤者，担忧日后生活工作、社会适应等问题，负性心理反应更显著。有些伤者对其伤残后功能恢复急于求成、操之过急，可因过度功能锻炼导致事与愿违的结果；另一些伤者却因害怕在活动过程中用力不当会加重伤残，迟迟不肯参与功能锻炼的活动，以致错失身心康复的最佳时机。

（2）创伤后应激障碍：意外创伤者受伤过程中常面临异乎寻常的对生命和躯体完

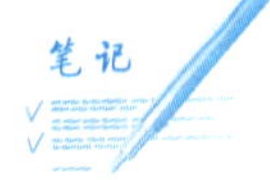

整性的威胁，因而在伤后表现出创伤后应激障碍的症状和体征，主要表现为反复体验当时的情景、回避行为和高度警觉。护士应密切关注患者的此类反应，除施以常规心理护理措施外，对此类患者应给以更多的关注，及时发现患者的异常精神症状，必要时请心理医生会诊。

（3）创伤后适应与成长：大部分伤者在其创伤的修复过程中，能接受医护人员的积极引导，不断地尝试自我调整，愿与其他伤者互动交流，并利用各种社会支持。随着躯体逐步康复心理上也日渐适应，有的伤者更以积极乐观的人生态度获得了前所未有的人生体验，这就是创伤后的成长。伤者的创伤后成长有益其达成较完好的身心状态，有助其回归家庭和社会，医护人员应予以正确地引导和鼓励。

（二）意外创伤患者的心理护理

1. 创伤早期患者的心理护理

（1）重视患者“情绪休克”反应：关注伤者情绪休克反应对于受伤者早期的“情绪休克”，护士也需密切关系，因为安静行为表现并不意味着伤势不严重，要防止被表面现象所迷惑，延误抢救时机。实际上，在一大批受伤者中间，那些不喊不叫的个体，有时反而比某些叫声响亮的个体伤势更重些，或面临更大的心理危机。

（2）注重早期情感及信息支持：意外创伤早期伤者特别需要社会及家庭在精神上、经济上的帮助支持。患者住院，虽只是个体行为，但患者能否安心治疗、能否得到有效照顾和心理支持与家庭密不可分。良好家庭支持系统能促进患者更好地配合治疗与护理，促进康复。护士应对伤者家属同步实施心理辅导，与家属进行有效沟通，取得家属的理解和配合，充分发挥意外创伤早期家属陪护的作用，让家属参与整个治疗护理过程，稳定伤者情绪，使其能以积极心态面对各种问题，主动和勇敢地参与以后的康复历程。

（3）正确与积极引导：由于意外创伤早期伤者不能完全正确地认识自己的伤情，也较少思考和关注自身的积极因素，从而出现焦虑、抑郁、恐惧、紧张和绝望等负性情绪，护士此时应提供正确的伤情信息，缓解由于伤者想象的病情严重程度和实际的严重程度之间的差距造成的不良情绪，引导伤者关注自身的积极因素，如与其他严重病情做比较，挖掘伤者自身有利因素等。对于由于严重创伤而可能留有后遗症的伤者，应告知早期积极配合进行心理、生理康复的重要性，将创伤降低到最小限度。

2. 创伤康复期患者的心理护理

（1）激发患者主体意识和自我价值感的恢复：注意引导、激发患者关爱他人、回报社会的愿望和行为，激发其自身组织功能和潜能，恢复其主体意识和价值感。引导患者间互相关心，特别是让伤势较轻的患者适当帮助伤势较重的患者做些力所能及的事，让他们意识到自己的能力和价值。对于依赖心理明显的患者，护士应认识到依赖心理增强是一种正常的“需要补偿”心理，应冷静、客观对待。

（2）创伤后躯体障碍患者的心理护理：创伤后躯体障碍患者常有补偿需求，当无法完全满足时，便可能产生“索要”行为。这其实是他们希望得到来自医护人员和社会更多的爱与补偿的一种表现。因此，护士应该主动关心他们，鼓励患者倾诉心中的想法，帮助他们重树生活的信心，逐步减轻他们对社会的依赖。为患者提供情感宣泄的条件，鼓励其用语言和非语言形式表达感情。与患者共同讨论所面临的问题及可能的解决方法，帮助患者认识自身的力量和拥有的资源，提高战胜困难的自信心。发

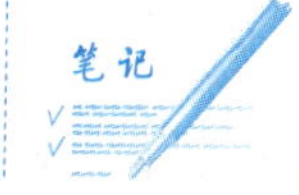

挥患者社会支持系统的功能，促进患者和亲友的情感交流，全面提供心理支持。鼓励患者之间的交往，为患者间的交流创造有利条件。指导患者合理使用运动锻炼程序调节心理状态，培养积极情绪，提高机体抗病能力，并及时反馈身体状况改善的信息。

知识拓展

创伤后应激障碍

创伤后应激障碍(post-traumatic stress disorder，PTSD)是对异乎寻常的威胁性或灾难性应激事件或情绪延迟出现和长期持续存在的精神障碍。PTSD可引起明显的职业、心理和社会功能残疾。

PTSD通常在创伤事件发生一个月后出现(创伤事件后一个月内出现的类似症状被称为急性应激障碍)，但也可能在事发后数个月至数年间延迟发作。PTSD是由应激性事件或处境而引起的，包括自然灾害和人为灾害。如果有诱发因素存在，有人格异常或神经症病史，则可降低对应激源的防御力或加重疾病过程。

个体在创伤性事件后是否发生PTSD与诸多因素有关。创伤性事件的类型及应激强度与其直接相关，同时，个体的遗传因素、个性特征、认知模式以及获得的社会支持也影响PTSD的发生、发展。

PTSD早期治疗甚为重要，创伤受害者如能得到支持，尤其是家庭的支持，则可能减缓PTSD的发生。

三、监护患者的心理特点及护理

意识清醒的监护患者，由于病情危重，随时面临生命危险，其心理反应极其复杂。做好此类患者的心理护理，是促进救治成功的关键因素之一。否则，重度躯体损害与不良心理反应交互作用，可导致严重的后果。

(一)监护患者的心理特点

1. 焦虑、恐惧　最突出的表现发生在初入监护室后的1～2天。监护患者病情凶险，救治困难，随时处于死亡威胁之中，他们担心疾病转归，表现出对死亡的恐惧；病房的各种抢救仪器和设备、医护人员严肃的面孔及紧张抢救过程等，可加重患者紧张、焦虑和恐惧的情绪。这可以认为是一种合理的心理反应，但少数患者焦虑可严重到惊恐的程度，伴有不停出汗、失眠和心跳呼吸方面的改变，不利于病情的康复。

2. 否认　多出现在入室后的第2天，第3～4天达到高峰，一般持续2～3天，可能会有所反复。调查发现，约50%的患者可能会有心理否认反应。由于急性症状略有控制，患者声称自己根本没有病，或虽有病但不需监护治疗，坚决要求自动出院或转回普通病房。短期的否认可以缓解患者紧张、焦虑的情绪，是常用的心理防御反应之一，对患者具有保护作用；但长期存在否认心理则不利于患者适应疾病过程和康复，不利于患者树立战胜疾病的信心。

3. 抑郁　抑郁症状一般在入监护室第5天以后出现，属于心理损失感反应。这是由于患者感到失去了工作能力、生活自理能力、性生活能力、社交能力等，并且给家庭带来了经济困难，发展前途也可能受到影响而造成。主要表现为消极压抑、悲观失望、自我评价降低、孤僻寡言，常感到孤立无助，严重时可出现自杀倾向。

笔记

4．依赖　有些患者经过医护人员的精心治疗与护理，病情明显好转且允许其离开监护病房时，他们却因熟悉并习惯、认同监护病房环境对其生命安全有较大保障而产生心理依赖，不愿意离开监护室。

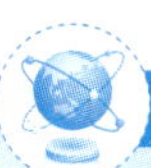

知识链接

ICU综合征

ICU综合征由Mckegney于1966年提出，日本学者黑浑于1982年对其作出定义：入住ICU后，经2～3天的意识清醒期后，出现以谵妄为主的症状，持续3～4天或直至转出ICU，症状消失后不留后遗症。意识的改变状态有时很像急性精神病状态，因为它可引起妄想和幻觉。其主要发病原因为身体和环境因素复杂地交织在一起所致。患者也可有强烈的情绪反应，包括焦虑、恐惧和抑郁等。也可出现冲动行为，如不服从治疗，从而加重病情。通常ICU综合征发生快、病程短，持续时间一般为24～48小时，也有报道平均病程为14.7天。

（二）监护室患者的心理护理

1．建立良好的护患关系　运用语言沟通和非语言沟通等人际交往的技巧，与患者建立融洽的护患关系，把信任与相互尊重放在心理护理基本程序的首位。沉着、冷静、有条不紊地进行抢救和护理，以恰当言行稳定患者的情绪，增加患者的安全感和对护士的信任感；避免在患者面前谈论病情；护士应充分理解患者的过激行为，不训斥患者，使其感受医院的温暖、安全；告诉家属在患者面前保持镇定的重要性，要求其尽量不在患者面前流露悲伤情绪，以免增加患者的心理负担；鼓励患者合理宣泄，向护士或亲友倾诉烦恼，以缓解心理压力，稳定情绪。

2．纠正患者的认知偏差　针对患者的否认，应密切观察患者的各种表情、动作及情绪反应，采用测量法了解患者的人格特征、焦虑程度，及时了解患者对其疾病的认识。将这些信息整合起来，有目的地纠正其认知的偏差，必要时向患者介绍病情的相关信息，进行特殊治疗及检查前，向患者介绍治疗的作用和意义、可能的并发症及副作用，以缓解患者的紧张情绪和心理压力。

3．控制外来干扰因素或不良刺激　条件允许的情况下，提前向患者介绍环境。进入监护室以前，使用规范用语，对患者进行必要的教育、解释和说明，防止过于随意的语言给患者造成医源性心理伤害。对于手术后预计要进入监护室的患者，可以让患者熟悉监护室的环境，消除患者心理负担和陌生感。尽可能优化环境，监护设置应尽可能趋向家庭化，以增加生活气息，减少患者的紧张情绪，如室内设置有明显的时间显示，严格区分昼夜，夜间减少灯光刺激，将各种仪器的报警声减低到最低限度，集中进行各种治疗、护理处置等。对入睡困难者，必要时给予镇静剂，保证患者足够的睡眠。

4．克服交流障碍　患者带呼吸机时，与护士的交流存在困难，应引导患者用点头示意等肢体语言或指认图片、简单书写等方式表达自己的需要。护士应理解和准确判断患者的意图，如大小便、变换体位、找医生、喝水等，及时给予帮助。

5．维护患者的尊严　在监护室中，要维护患者的自尊心，尽可能保证患者之间间隔的一定的距离，或男、女患者分开。在各项治疗和操作中，注意保护患者隐私，使用隔帘减少暴露患者。多给予爱抚和安慰，尽量避免患者看到同病室危重患者的抢救场面。对于长期在监护治疗的患者，可根据病情酌情安排家属及亲友必要的探视。

笔记

6. 针对依赖的心理护理 部分患者易对监护室环境和护士的特殊照顾产生依赖心理。依赖虽有助于提高患者的遵医行为，但过度依赖则不利于调动患者的主观能动性，影响其康复。因此，对即将撤离监护病房的患者，护士要告知因其已经度过了危险期，需要转到普通病房继续治疗，并说明普通病房也有良好的救治条件，以消除其顾虑。必要时，逐渐减少患者在监护室所受到的特殊照料，为撤离监护室做好心理准备。

案例分析

患者，男，48 岁，农民，因车祸致急性呼吸窘迫综合征入 ICU 病房。患者神志清楚，血压平稳，但呼吸急促，血氧分压 5.3kPa，二氧化碳分压 6.7kPa，氧饱和度 70%，吸氧后无改善。经紧急抢救，呼吸及辅助呼吸 7 天后，患者呼吸情况好转，准备撤离呼吸机。患者得知要撤机时很焦虑，面部表情紧张(皱眉、目光游移)，频频摆手向护士示意不要撤机。

问题：

1. 目前患者存在的主要心理问题是什么？
2. 护士应如何针对患者的心理问题进行心理干预？
3. 护士如何运用非语言交流技巧了解患者的意图？

第二节 慢性病患者的心理护理

慢性病患者由于患病时间长、病情反复、治疗效果欠佳等原因，容易产生复杂的心理活动。围绕慢性病患者的心理特点及疾病特征进行有效的心理护理，使他们感到自己得到了他人的理解和尊重，振奋精神，树立与疾病顽强斗争的信心，保证其处于最佳的身心状态，将有利于疾病的控制、生存质量的改善。

一、常见慢性病患者的心理特点及护理

(一) 慢性病患者心理特点

1. 主观感觉异常 长期的患病使慢性病患者角色强化，过分认同疾病状态，导致注意力转向自身。有些患者的感觉异常敏锐，甚至对自己的呼吸、心跳、胃肠蠕动的声音都能觉察到。他们的感受性提高，不仅对声、光、温度等外界刺激很敏感，甚至对自己的体位、姿势也过于关注。有时，患者还会出现对客观事物错误的知觉，他们会感到时间过得慢，特别是对于病情迁延，治疗效果不佳的患者，有度日如年之感。久病卧床者会出现空间知觉的异常，他们躺在床上会感觉房间或床铺在摇晃或转动等。

2. 依赖增强 有的慢性病患者由于长期依赖于医护人员的治疗及他人照顾，易形成其患者角色的习惯化。此时其患者角色作用极易成为慢性病患者身心康复的巨大障碍，甚至妨碍其疾病的良好转归。尤以女性患者较明显，其自身的感情脆弱、依赖性强加之体质弱、病程长，渴望他人更多给予关照，担忧离开医护人员的密切关注病情即会加重等，以致其在疗效显著、病情稳定时无法同步达到适宜的心理状态。

3. 自责心理 由于长期患病，某些患者感觉自己是家庭和亲人、朋友的负担，不愿意与他人交流自己对疾病的情绪体验，以致心理上所承受的压力得不到及时调节

笔记

和宣泄，导致其自责、退缩、消极反应逐渐加重，从而对治疗丧失信心或是回避、拒绝治疗，产生厌世情绪，尤其是性格内向的患者更容易产生轻生念头，长期抑郁者可发生自杀行为。

4. 猜疑心理　由于慢性病患者病情反复迁延，一些患者会对自己的病情、治疗、用药、护理等胡思乱想；听到别人低声细语，就以为是议论自己的病情，觉得自己病情加重；对别人的好言相劝也半信半疑，甚至曲解别人的意思。

5. 抑郁心境　慢性病使患者劳动力部分或完全丧失，事业发展、家庭生活、经济状况等均受到不良影响，而期待康复的希望又难以实现，因此，某些患者会认为自己成了累赘，自信心和自我价值感降低，甚至丧失生活热情。主要表现为忧心忡忡、沉默不语、悲观失望、愁眉苦脸、怨天尤人，甚至产生“生不如死”的轻生念头。

（二）慢性病患者的心理护理

1. 认知调整　许多慢性病患者的负性心理是由于对疾病持有错误观念和思维模式造成的。如有些患者认为是自己加重了家庭的经济负担，干扰了家庭的日常生活，甚至认为自己将被社会所抛弃，因而负性情绪越来越严重。认知调整就是帮助患者消除这些不合理的信念，重建对慢性病的正确认识，达到减轻或消除疾病症状的目的。

2. 提高疾病适应性　患者经过诊断初期的震惊、思绪混乱之后，多数能进入患者角色。通常情况下，能够有效适应慢性病的患者，会采用适当的应对技巧来处理遇到的困难和问题，如客观评估自身的实际情况，选择合适的职业，提高生活质量。而有些采取过度逃避方式或患者角色强化的患者会产生适应不良，加重身心健康的损害。所以，护士应指导患者及其家属，进行积极调整个人的工作、学习、饮食、生活方式等，以更好地适应疾病，提高其对治疗及护理方案的依从性。

3. 提供心理支持　慢性病患者易对疾病产生顾虑和担忧，或将疾病看得过分严重，缺乏治疗信心，护士要通过支持性心理护理，帮助患者维持最佳心理状态，树立战胜疾病的信心。

(1) 初次、急性发病的慢性病患者：耐心解答其疑问，询问其需求，并给予安慰及恰当的心理指导，特别对情绪不稳定、紧张、焦虑、恐惧的患者，更应关心、安慰、解释，以调动患者的主观能动性，积极配合治疗和护理。

(2) 病程长、反复发作的慢性病患者：紧紧围绕慢性病易反复、疗效欠佳，甚至终生带病的特点，安慰、鼓励患者，调节其情绪，振奋其精神，增强战胜疾病的勇气。①心理与生理护理相结合，心身相互促进。慢性病患者多会出现慢性疼痛、躯体功能缺陷等不同症状，导致其负性情绪的产生。护士在实施生理护理、改善患者疾病症状的同时，运用解释、安慰、共情、暗示等心理学基本技能，帮助患者改善负性情绪。激励其坚定信心，主动配合护理和康复训练。②创造舒适安全的环境。病房应安静整洁，空气新鲜，床铺洁净舒适，减轻患者因对环境不适应而造成的心理负担。③丰富患者的住院生活。根据患者不同的病情，组织必要的活动，如欣赏音乐、看电视、听广播等，活跃和丰富病房生活。

4. 情绪疏导　在建立良好护患关系的基础上，进行情绪疏导，帮助慢性病患者形成或提高有效控制负性情绪的能力。①真诚交流：针对慢性病的症状，使用鼓励性语言与患者进行真诚沟通和交流，满足他们被关爱的心理需求，促使其对护士产生信任感、信赖感。②鼓励倾诉：负性情绪长期得不到宣泄，很容易加重疾病症状，因此，

笔记

护士应鼓励患者向亲友、医护人员或专业心理咨询人员倾诉内心的压力与烦恼，并努力做耐心、值得信赖的倾听者；也可通过运动、哭泣、写文章或日记等方法，进行宣泄。③技术指导：教会患者运用自我积极暗示、转移注意力、自我调控等技术，纠正负性情绪，切断负性情绪与疾病症状之间的恶性循环。

5. 取得家庭与社会支持　鼓励慢性病患者的家属及亲朋好友经常来探望患者，给予安慰和支持，以减少其孤独及隔离感。在家庭情感支持的同时，为患者提供必要的社会支持系统，帮助患者与训练有素的康复人员和自愿者建立联系，使患者有效利用各类社会资源，体验自身的价值，增强战胜疾病的信心。

二、血液透析患者的心理特点及护理

血液透析是利用血液透析设备将患者体内非代谢性产物清除出去的治疗方法，其疗效显著，但它仅为一种代替疗法，不能完全替代肾脏功能，患者死亡率仍较高。因此，护士应做好透析治疗患者的心理护理，使患者保持有利于治疗的最佳心理状态。

（一）血液透析患者的心理特点

1. 焦虑与抑郁　由于血液透析并不是根治疾病的措施，而是一种减轻症状、延长生命的替代疗法，虽可暂时改善肾衰患者的躯体不适，但此过程漫长而艰难，患者因对透析的效果、安全性、费用、家庭承受能力等问题顾虑重重，出现焦虑、抑郁情绪，其中抑郁被认为是透析患者最常见的心理反应。

2. 矛盾与敌对　血液透析治疗的患者总是面临健康与疾病、生存与死亡的矛盾，如果不透析对患者就意味着死亡；而依靠透析机器就能够带病生活。透析治疗过程的各种限制，如严格限制饮水量和饮食量，易引起患者不满情绪；少数患者对治疗方案和周围人抱怀疑态度，甚至敌对情绪。

3. 对预后的恐惧　在漫长的治疗过程中，血液透析患者渐进性地、不可逆转地丧失了身体功能，依赖血液透析这种终生性、复杂而昂贵的治疗方式而生存，忍受着疾病和治疗的双重折磨，面临着生理功能、正常的生活习惯、生活乐趣、经济能力、家庭角色、社会地位以及社会支持等多方面的“丧失”，心理平衡机制容易遭到破坏，产生对未来的恐惧。

4. 价值感丧失　疾病和每周 2～3 次的透析使大多数患者的正常工作和活动受到限制，不能完全正常地行使其社会角色功能，患者常感社会价值降低甚至丧失。

（二）血液透析患者的心理护理

1. 信息护理　多数情况下，血液透析患者的心理健康水平低与其缺乏相应的知识有关。护士通过健康教育可以帮助他们获得相关知识，改变既往模糊、错误的想法，对疾病形成正确的认知。健康教育的形式可采取护患一对一交谈、专家讲课或者请透析效果好的患者现身说法。另外，还可以通过向患者提供治疗保健刊物，观看 VCD 视频材料、召开座谈会、调整病房等方式促进患者对替代疗法知识的获取。通过知识宣教、病友的现身说法，可帮助患者尽快适应角色转换，对透析反应有心理准备，并掌握自我防护措施，对控制心理应激，减轻焦虑、抑郁反应起到一定的作用。

2. 引导家属参与　护士应重视家属对替代治疗患者的正向引导作用。家庭作为社会网络的最基本单位，作为患者支持的最佳来源，通过向患者提供支持、信息和帮助，可缓解患者的精神压力，减轻其负性情绪。护士应协调患者与家庭的关系，建立有效的家庭支持网，使患者获得更多来自家庭精神和物质上的支持。研究表明，护士通过与患者最亲近或相对固定的陪伴家属建立必要的联系，随时就患者可能或已出现的心理问题进行沟通，让家属参与对患者的健康教育活动，可显著提高患者对疾病的心理适应能力，更好地缓解其心理症状，适应透析治疗，提高生活质量。

3. 增强患者的自信心　护士可通过多种途径重拾或提高患者对生活、生命的自信心。如鼓励患者参加适量的运动，从事一些力所能及的劳动，不仅可以改善患者的躯体功能，还可以增加患者对生活的掌控感，改善其心理状态。研究证实，通过规律性的运动，可以改善血液透析患者的心理状态，缓解抑郁。

4. 给予关怀和支持　由于治疗的需要，患者有很多时间是与护士一起度过，护士应该利用这样的机会帮助患者解决其治疗、护理中的困惑。另外，可帮助患者联系社会上的相关组织，如肾友会等，为患者创造一些就业或与他人沟通的机会。让患者在创造新价值充分发挥自身作用中增强愉悦感、满足感。

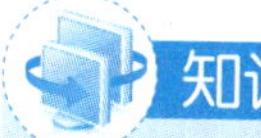
知识拓展

慢性病自我管理

慢性病自我管理方法(chronic disease self-management，CDSM)起源于20世纪50、60年代的美国，它强调把患者视为卫生保健服务的主要提供者而不是消费者，将一些卫生保健活动转交给患者，并不断增强患者积极参与自身保健活动的能力。目前，自我管理方法用于慢性病的预防与控制在美国、英国、澳大利亚等发达国家已有二十多年的历史。

近年来，我国众多医护人员或科研人员对慢性病患者自我管理展开研究和实践。20世纪90年代中期，借鉴美国斯坦福大学创建的慢性病自我管理健康教育项目(CDSMP)的成功经验，建立了中国本土化的慢性病自我管理健康教育项目。从此以"专业人员集中授课＋疾病管理技能训练＋病友相互交流防病经验、相互教育"为模式的自我管理教育形式开始出现。但由于慢性病自我管理在我国起步较晚，目前尚未进行长期的评估和连续性随访，因而未能观察到CDSMP项目的长期效果。

三、癌症患者的心理特点及护理

(一)癌症患者的心理特点

无论癌症早期或晚期，无论癌症患者知情早或晚、病情轻或重，大多数患者都会出现下述心理反应，但其反应的时间、强度则因人而异。

1. 恐惧　多发生于患者突然自知其患癌的消息之初最常见的心理反应，持续时间短，数日或数周，此期患者的心理反应比较剧烈，可有惊恐、心慌、眩晕、昏厥甚至木僵状态等表现。恐惧也是患者常规对"癌"的认知导致得知诊断后的第一反应。

2. 怀疑　当患者逐渐从剧烈情绪跌宕中冷静下来后，便借助"否认"的心理防御机制应对"癌症知情"所引发的紧张、痛苦体验。继而怀疑癌症诊断的确定性，四处就医，企图寻求推翻癌症诊断的可能证据，同时逐渐终止自己对家庭与社会的义务，专注于自己的"癌"、自己的生活。

3. 沮丧　当患者不得不面对所有会诊意见均支持原有癌症诊断、无法改变患癌这一残酷现实时，其情绪反应会再度动荡起伏，患者可有心烦意乱、愤怒、攻击性行

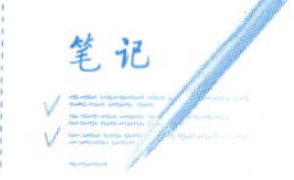

为等表现；有的患者同时伴有悲哀、沮丧、绝望等恶劣心境，严重者甚至有轻生念头和自杀行为。

4. 接受 随着病程的推进，多数患者只能无奈地接受和适应罹患癌症的现实，因此一般较难恢复其患癌前的平常心境。有的患者主动适应，能够冷静地面对现实，配合治疗，保持积极乐观心态；有的则被动适应，陷入慢性抑郁与痛苦体验中难以自拔。

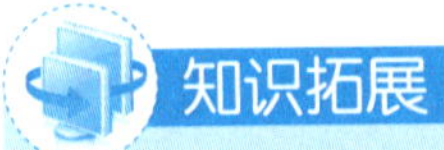

癌因性疲乏

癌因性疲乏（cancer-related fatigue，CRF）是指由于肿瘤及相关治疗引起患者长期紧张和痛苦而产生的一系列主观感觉，如虚弱、活动无耐力、注意力不集中、动力或兴趣减少等。这是癌症患者最常报道的症状，常常导致病情加重，使治疗终止。许多研究表明，在癌症患者中癌因性疲乏发生率超过60%，是伴随癌症和癌症治疗最令人痛苦的症状，严重影响了患者的工作、学习娱乐、家务和家庭生活，十分显著地影响了患者的康复、生活质量和长期生存。在过去的十余年，癌因性疲乏已作为一个独立的概念被日益关注。它被证实具有多因性，并向有效的治疗方法提出了挑战，是一项需要专业肿瘤治疗和支持团队参与评估、管理、宣教的工作。

（二）癌症患者的心理护理

1. 改变不良的疾病认知 生存需要是每个癌症患者最强烈的需要。然而，人们对癌症普遍存在一些诸如癌症不能治愈、化疗难于耐受等错误观念，使患者感到患癌就等于被宣判了死刑，丧失康复的信心、生活的勇气。事实上，癌症的诊断和治疗水平近年来有了很大的进展，患癌并不一定等同于死亡，“带癌生存”成为新的观念。因此，护士要不厌其烦地加强对患者及家属的健康知识指导，及时向患者提供疾病的性质、程度、可能的治疗方案的优缺点、治疗过程中的注意事项等信息，增加患者对疾病的控制感，改变其对癌症的错误认识，促使他们以积极的心态面对疾病的考验和治疗中的不适。但在这一过程中，注意宣教方式及措辞，避免反向强化患者角色。

2. 提高患者应对能力 患者一旦被确诊患有“癌症”，就处在面临死亡的威胁之中，使用不同的应对技巧对不同患者可取得不同的应对效果。患者对癌症较恰当的应对技巧是直接面对、接受现实，及时解决问题和积极生活。有研究显示，癌症患者病程越长，压力越小，应对能力随之越好，生活质量也随之改善。护士应积极引导、鼓励患者，帮助提高其应对能力。对疼痛患者可采用心理学方法控制疼痛，对临终患者主要给予心理支持和安慰。

3. 协助建立良好人际关系 良好的人际关系和广泛的社会支持是减轻不良情绪、提高机体免疫力的重要条件，可以帮助患者减少或忘记疾病所带来的痛苦，并可促其从中获得与疾病抗争的力量。另外，除了同情、关怀和照顾，癌症患者也需要理解和尊重。因此护士除主动关心、热情接待，使其不感到孤独、寂寞外，还应重视和理解患者，注重与其沟通，尽量满足其合理的要求，帮助其恢复被癌症所破坏的、原有的社会支持系统，使其得到病友、亲友的友爱帮助和安慰亲近。

4. 增加患者的安全感 癌症患者需要得到安全保护，希望有一个舒适、清静、空气流畅、阳光充足的美好环境，更需要有医术精湛，态度和蔼，尽心尽责的医护人员为其治疗。所以护士应做到态度和蔼可亲、行动干净利落、待人稳重热情，工作认真

笔记

负责。这样可减少患者的焦虑和恐惧心理，使患者获得安全感和信任感，从而达到心理上的稳定，对治疗可起到积极作用。

第三节　手术患者的心理护理

手术作为一种有创性治疗手段，使患者产生强烈的心理应激，导致不同程度的情绪反应，而这些负性情绪会反作用于机体，影响手术效果和术后康复。护士应当具体分析手术患者的心理特点，提供有针对性的心理护理，减轻患者的负性情绪影响，帮助其顺利渡过围术期，达到更好的治疗效果。

一、手术期患者的心理特点

（一）术前患者的心理特点

恐惧、焦虑：患者对手术治疗常存在趋-避冲突，希望通过手术缓解自己的病痛，又担心手术、麻醉的安全性、手术效果、术中疼痛及术后康复以及并发症，且顾虑手术费用、人际关系及工作问题等。心理反应在术前晚最明显，有些患者即使服用安眠药仍难以入睡，表现为紧张不安、忧心忡忡、焦躁、失眠多梦；过度焦虑者可出现心悸、胸闷、胸痛、气促、手发抖、坐立不安、出汗等心身反应。

对于一些特殊手术的患者，如器官移植，在准备手术的过程中，患者不断与死神进行着搏斗，求生的意志随时可能被恶化的病情或延长的等待时间所磨灭，尤其听到病友突然死亡或因移植器官排斥反应而失败的消息时，会产生无限的恐惧和不安。当得知可以进行移植手术时，患者既有绝处逢生的希望，又有对手术焦虑和恐惧的情绪反应。

（二）术中患者的心理特点

患者推入手术室后，环境的改变对其心理也是一个较大的刺激，没有家人的陪伴，陌生的环境、不知名的仪器、全副武装的医护人员、身体的暴露等都会给患者造成极大的心理压力，致其产生焦虑和不安的情绪反应。

（三）术后患者的心理特点

1. 短暂喜悦　患者手术后随原发病痛的解除和手术麻醉的安全度过，在正常状态下常会出现疾病痛苦解除后的一种轻松感觉。尤其是大手术后的患者，一旦从麻醉中醒来，当获悉手术成功、不再受病痛折磨或死亡威胁时，会有再生后的惊喜，此时他们渴望了解自己疾病的真实情况和手术过程及效果。

2. 焦虑抑郁　短暂的喜悦过后，伴随着切口疼痛、不舒适，患者会担忧疾病的病理性质、病变程度、并发症及康复预后，担忧手术对今后生活、工作及社交带来的不利影响等，因此可能再次进入焦虑状态。研究显示，术前焦虑与术后焦虑、疼痛程度和术后恢复存在线性关系，即术前焦虑水平高的患者，术后疼痛剧烈，机体康复的速度较慢。另外，因为组织或器官切除产生的心理丧失感所致悲观失望，患者自我感觉欠佳，自责、自罪，甚者出现自杀行为。这些多见于术后容貌、体像、性功能改变、躯体的完整性遭到破坏的患者。

3. 猜疑心理　由于对手术的认知不足，常常把术后疼痛、不适等正常反应视为手术不成功或并发症，对疾病预后进行不客观的猜疑，少数患者甚至会长期遗留心理障碍，不能恢复正常生活。

笔记

4. 罪恶感与排斥感　主要见于器官移植术后初期患者，患者对所移植器官的供者最普遍的心理反应是难以排遣的罪恶感。多数患者很难接受"以损害他人健康为代价来延续自己生命"的事实，即使知道器官的"供体"已经亡故，仍觉得自己的生存机会是建立在他人死亡的基础上，易陷入极度的忧郁与自责。有些患者一想到陌生人的器官在自己体内，就会产生一种强烈的异物感和排斥感，为自己丧失原本的个体独特性和完整性而悲伤，总感到移植器官与自己的机体功能不协调。

二、手术期患者的心理护理

（一）术前患者的心理护理

1. 提供手术的相关信息　护士应热情接待入院患者，耐心告知手术前各种检查和准备的目的，手术的大致过程，说明手术的必要性、主刀医生的技术水平、麻醉的方式等，尤其要对手术的安全性做出恰当的解释。另外，对手术室环境的介绍可帮助患者减轻进入手术室陌生环境后的恐惧感。

对于需要移植手术的患者应介绍器官组织配型知识，讲解移植的过程、排斥反应的类型、免疫抑制剂的作用、术后的饮食要求等移植基本知识，帮助患者正确认识手术，积极配合治疗。

2. 实施恰当的支持性心理护理　在建立良好的护患关系的基础上，针对患者术前紧张、恐惧、焦虑的心理，采用倾听、解释、指导及鼓励等支持性心理治疗技术，鼓励患者说出心理感受，给予患者强有力的心理支持，帮助患者情绪得以宣泄，使患者的身心得到放松。对于术前焦虑较为严重的患者，可采用以下行为控制技术：①放松训练：采用渐进性肌肉松弛训练法、腹式深呼吸法，帮助患者减轻焦虑和恐惧心理；②示范法：让患者学习手术效果良好的患者克服术前焦虑及恐惧的方法，从而树立信心，以积极的心态应对术前焦虑等不良情绪；③催眠暗示法：医护人员通过采用正性暗示语，增加患者的安全感，降低心理应激的程度；④认知行为疗法：患者术前焦虑反应的程度和方式取决于患者对手术的感受和认知，护士可通过帮助其改变认知偏差，来减轻焦虑反应。

（二）术中患者心理护理

患者进入手术室后，护士应热情问候、主动介绍手术室环境、先进的医疗仪器设备、经验丰富的医师及麻醉师、术中配合方法，增强患者对手术的信心。医护人员谈话应轻柔和谐，遇到意外需冷静，勿惊慌失措，忌大声喊叫，以免对患者产生消极暗示，使其紧张。尤其是患者在清醒状态下手术时，医护人员应避免令患者恐惧、担心的言语，如"大出血，止血困难"、"包块太大"、"广泛转移了"等，也不应谈论与手术无关的话题。对于需要做病理切片检查、等待检查结果以决定是否进一步实施手术的患者，医护人员应给予安慰。巡回护士应始终陪伴在患者旁边，密切观察其病情变化及心理反应，对于精神紧张者，可指导进行深呼吸，以分散注意力。

（三）术后患者心理护理

1. 及时反馈手术信息　患者麻醉苏醒后，医护人员及时告知手术完成情况，向患者多传达有利信息。对于手术过程不顺利，或病灶未能切除者，应注意告知的时机与方式。

2. 有效缓解术后疼痛　患者术后的疼痛不仅与手术部位、切口方式和镇静剂应

笔记

用有关，还与个体的疼痛阈值、耐受能力和对疼痛的经验有关，噪声、强光等环境以及烦躁、疲倦、注意力过度集中、情绪过度紧张等心理状态都会加剧疼痛。因此，护士应理解患者对于疼痛的感受和表现，给予舒适环境，根据疼痛情况，除了及时遵医嘱给予镇痛剂外，还可鼓励患者运用放松技术缓解疼痛，暗示疗法音乐放松法、冥想法等减轻患者的疼痛，有助于提高止痛效果。

3. 强化患者心理、社会支持系统　护士应尽量促进患者与家人、朋友之间的交往，在医院制度范围内增加和鼓励家属的探视，使患者尽可能多地保持与原生活环境的联系，从而减轻患者的孤立无助感，激发其对疾病康复和生活的信心。同时，促进病友间的良性交往，如安排患者与心理状态好的同类型病患交流，分享对疾病的感受和态度，使患者从病友处获得帮助和启发。

4. 做好患者出院心理准备　大多数患者伤口拆线后即可出院，因其生理功能尚未完全恢复，护士应帮助患者做好出院的心理准备，宣教出院后饮食、自我护理、心理调适、定期复查等内容。对手术导致生理功能受损、体像改变、残疾等患者提供心理支持，如截肢、卵巢、子宫切除等患者护士应给予同情和安慰，使他们树立信心，勇敢、乐观地面对现实，配合后续治疗，尽快恢复生活自理与工作能力。

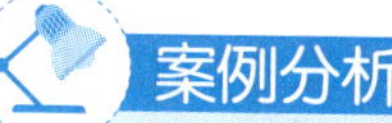

一位工作3年的护士做剖宫产手术，手术刚刚开始她便不安起来，“握住我的手吧！”她紧张地对巡回护士说，巡回护士很自然地把她的手握住，她平静下来了。胎儿取出时，她呼吸急促“别怕，做深呼吸。”她只是浅浅地呼吸了两次，虽然身为护士，她已经不知道怎样做深呼吸了。“来，和我一起做深呼吸。呼-吸-呼-。”巡回护士指导她做呼吸调整，效果很好，手术顺利结束。

问题：

1. 手术会引起患者哪些心理反应？

2. 如何为患者实施心理护理？

第四节　特殊患者的心理护理

患者所患疾病不同，就医需要和动机有异，他们对待疾病的心理及行为反应也存在差别。传染病、残障和临终患者因所患疾病的特殊性导致不同的心理变化，护士熟悉此类患者的心理问题特点，采取有针对性的心理指导和护理，可以减少不良情绪对患者治疗康复的不利影响。

一、传染病患者的心理特点及护理

（一）传染病患者的心理特点

1. 自卑与猜疑　由于疾病的传染性，医护人员及患者家属在与传染病患者接触时须采取一定的隔离措施，如穿隔离衣、戴口罩等。有些患者对隔离防护措施不理解，误认为护士怕脏不愿接近或对自己冷淡，认为自己被人瞧不起，因此产生自卑或反感心理。患者往往表现为情绪低落、沉默寡言，对周围事物特别敏感，猜疑或曲解

笔记

他人，如亲友同事因工作忙没及时来探望就认为是故意和自己疏远。还有一些患者不愿与周围的人交往，甚至在疾病传染期过后，仍不愿参加集体活动。

2. 孤独与寂寞　传染病患者一般在传染病院治疗，治疗护理环境与一般医院有所区别。患者的活动被限制在病室内或病区内，不同病种的患者之间不能相互来往；患者不能经常与亲朋见面，即便家属探视也需和患者保持一定的距离；最常接触的医护人员进行治疗护理时必须穿隔离衣、戴口罩。因此，传染病患者不能有正常的社交活动，使得患者感到孤独寂寞、单调无聊，思念亲人渴望陪伴的心理也比一般患者强烈。

3. 恐惧与焦虑　传染病患者经常处于既渴望住院治疗又怕进入隔离状态，既盼望见到亲人又担心亲人受到传染的矛盾心理中。许多传染性疾病病程长、难根治、反复发作等特点，易致患者产生急躁、悲观、敏感、猜忌等负性情绪反应。甚至一些患者由于疾病的迁延、反复发作，担心治疗效果和病情恶化，从而变得越来越悲观和焦虑。

（二）传染病患者的心理护理

1. 提供相关信息　向患者和家属讲解传染病防治相关知识，使患者认识到治疗期间采取必要的防护措施是隔离的需要，是防止传染病流行的重要措施，而绝非冷轻视。以帮助患者解除顾虑，消除自卑感和自疑感。

2. 增加社会支持　在严格执行消毒隔离制度的同时，关心体贴患者，取得制信任与合作，以免患者在心理上产生恐惧及因被隔离产生孤独悲观情绪。护士应合理安排治疗与探视计划，防止治疗与探视冲突，在遵守隔离要求的前提下为患者创造探视良好条件，尽量不打扰患者与探视者的会面。有条件的医院可采用电话、视频等方式增加患者与家属沟通交流的机会。护士还要做好患者亲属、同事的工作，让患者体会到家属的体贴和同事的关怀，减少或消除患者的孤独感、寂寞感。

3. 纠正不良认知　护士应耐心向患者解释遵守隔离必要性，同时，具体指导包括常见传染病的传播方式、预防措施、自我保护措施等，并说明“既来之，则安之”的道理。督促指导与患者有接触史的家人进行必要的医学检查，以解除患者的思想顾虑。对探视者要加强防护措施使患者放心。护士还可运用交谈、积极暗示、转移注意力等心理干预方法，解除患者因隔离和疾病折磨产生的焦虑等消极的心理反应。

案例分析

张某，男，高三学生，三个月前与同学聚餐喝酒后，突然腹痛难忍，自觉特别疲乏，到当地医院就诊，被收入院。入院后经检查诊断为病毒性肝炎。患者由于临近高考，心理负担较重，出现紧张、坐卧不安、失眠、食欲下降等症状。

问题：

1. 病毒性肝炎会引起患者哪些心理反应？
2. 如何为患者实施心理护理？

二、残障患者的心理特点及护理

（一）残障患者的心理特点

1. 自卑与孤独　孤独感和自卑感是残障人群中普遍存在的一种心理状态。多数

笔记

残障患者认为自己从形体、外貌到缺陷部分的功能都无法和健康人相比，尤其是后天引起缺陷的内心创伤更严重。由于生理和心理上的缺陷，使他们在婚姻、事业、家庭、学习方面都会受到影响，得不到足够的支持和帮助，甚至遭到亲人和社会的抛弃和歧视，患者自认处处低人一等，自卑心理严重。自身残疾还导致他们活动受限，无法进行正常的沟通交流，缺少朋友，久而久之就会产生孤独感，这种孤独感会随着年龄的增长而逐渐增加。

2. 敏感与多疑　残疾状态会导致残疾人过多的注意别人对自己的态度，对他人的评价极为敏感，带有贬义、不恰当甚至是无意的称呼常会引起残障患者的强烈反感。有的残障患者以暴发式情感表现，有的则以深刻而持久的内心痛苦隐藏于心，表现为无助与自我否定。如当别人称他们“聋子、瞎子、瘸子”时，感到人格受到污辱，非常气愤，甚至导致暴力行为。

3. 悲观与失望　残障患者对自己的不幸感到悲观，抱怨命运对自己的不公。由于会受到歧视，因而容易产生意志消沉、悲观失落的心理。如某些面部毁容患者惧怕见人，害怕别人看到自己时的表情和眼神，也不愿照镜子，不愿听到有关自己缺陷的议论，甚至产生绝望心理和轻生念头。

4. 愤恨与嫉妒　由于身体的缺陷，某些患者产生了强烈的应激心理反应。如某些残障患者抱怨父母、抱怨领导、抱怨命运不公，认为“天地之间难以容身，人海茫茫唯我多余”。他们爱发脾气，易激怒，感情脆弱，易激惹，甚至将心中的愤怒向他人、社会发泄，威胁到他人安全和社会稳定。

（二）残障患者的心理护理

1. 理解与尊重　护士应理解、同情患者的痛苦心情，尊重他们的人格。与患者交流时注意语气并谨慎用词，不在背后议论患者。耐心倾听患者的谈话，鼓励患者谈出自己的顾虑，以护士的职业情感体会患者的困难，尽量满足患者的各种合理需要。加强生活护理，如为不能自理的缺陷患者擦身，经常更换衣服、洗头、理发等，以整齐清洁的外貌来振奋精神、调节情绪，维持其自尊和自我形象。护士通过对患者无微不至的关怀和照顾，可使缺陷患者受创伤的心灵得到安慰。

2. 加强社会支持　残障患者的康复工作必须取得家属、社会的支持与鼓励，领导、同事、家人的探望及鼓励，社会相关组织的关怀，都会使患者感到没有被社会和家人所抛弃，使孤独、寂寞的心得以慰藉。护士还应鼓励主要亲友参与到支持、鼓励和加强患者独立的活动中。护士应通过观察及时了解患者的心理变化并积极进行疏导，纯熟的技术、温和的神情和整洁的仪表都能够给予患者安全感，称赞、支持、指引和鼓励对促进患者的心理调适极为有利，并帮助其树立积极向上的、正确的人生观，以提高残障患者的自理能力和生活质量。

3. 调动自身潜力　护士应对患者进行全面的指导，如情感指导、功能锻炼指导、矫形手术前后的指导、使用矫形工具的指导等，并应具体讲述功能锻炼的意义、锻炼的方法及注意事项、使用辅助工具及穿着打扮的技巧等。鼓励及支持建立切合实际的进展目标，对患者功能锻炼的微小进步都要及时给予肯定、赞赏和鼓励，支持患者从事力所能及的社会工作，从而调动患者的积极性，挖掘自身潜力。积极向患者介绍和提供社会支持性团体资源，促进他们联系互动。

三、临终患者的心理特点及护理

（一）临终患者的心理特点

美国著名的心理学家伊丽莎白•库伯勒－罗斯（Elisabeth Kubler-Ross）将大多数临终期的患者心理活动变化分为五个阶段：

1. 否认阶段　得知自己即将离开人世的消息，人们常见的反应是运用否认进行心理防御。患者会说："搞错了，那不是我。"否认机制源于极度的焦虑，试图阻止威胁性事实进入意识，保护自己的精神不至于过度痛苦。随着时间的推移，大多数患者会允许这些威胁性信息进入意识，并将其整合进自己的感情生活中。当然，有些人可能先出现威胁感，之后便是否认机制的使用。

2. 愤怒阶段　噩耗被证实，患者气愤、暴怒、嫉妒、愤恨。患者会问："为什么会是我？"年轻医生和护士很容易成为临终者的泄愤对象，家属也感到内疚和愧对于患者。临终者的愤怒是期望生存和为生命抗争的表现，同时也会造成与周围人的疏远，失去社会支持。

3. 妥协阶段　此期患者的愤怒反应平息，开始接受临终的事实。患者希望延长生存时间，提出许多承诺作为交换条件，出现"请让我好起来，我一定……""我现在……，能不能多活……"的反应。此期患者变得和善，仍对其康复抱有希望，愿意配合治疗。

4. 抑郁阶段　当挣扎成为过去，身体状况起来越糟，患者的失落情绪会取代愤怒。失去工作、各种治疗费用迅速增长、维持家庭生计等现实原因均可导致抑郁。患者还因即将到来的死亡而产生抑郁，主要表现是沉默，不愿多说话。但又不愿孤独，希望多见些亲戚朋友，得到更多人的同情和关心。患者急于安排后事，留下自己的遗言。

5. 接受阶段　在一切努力、挣扎后，患者对病情不再有侥幸心理，变得平静，产生"好吧，既然是我，那就去面对吧"的心理反应。如果患者能进入这个阶段，罗斯说："尽管看起来人们的痛苦已经消失，抗争即将结束……在他的生命中，将要进入漫长旅程前的最后的休息。"此时，患者的体力也已处于极度疲劳、衰竭的状态，常会表现出平静，原有的恐惧、焦虑和痛苦逐渐消失，常处于嗜睡状态，情感减退，对外界反应淡漠。

每一个患者的心理活动并非都遵循以上 5 个阶段变化发展，有的可重合，有的可提前，有的可推后，也有的始终停留在某一阶段。

（二）临终患者的心理护理

帮助临终患者坦然、宁静地面对死亡，并尽可能减轻临终前的生理和心理反应，使之能有尊严、无憾、安详地度过人生旅程的最后一站，是护士应尽的职责。根据不同阶段患者的心理特点，提供适合的护理措施：

1. 否认期　护士应始终保持理解和支持的态度，既不明示患者的防御机制，也坦诚地回答患者对病情的询问，并注意与医生、家属在对患者病情上的言语保持一致。巡视病房时尽可能运用非语言交流的作用，让患者感受到护士的关心，建立起对护士的信任感。根据患者对自己病情的认识程度，在交谈中用患者能接受的方式，逐步让他们接受病情不断恶化的现实。同时，应充分发挥家属的陪伴和情感支持作用。

2. 愤怒期　宽容和接纳是最好的照顾。护士要认真倾听患者的心理感受、洞察患者的内心世界，允许、谅解、宽容患者以发怒、抱怨、不合作的行为来宣泄内心的不

笔记

快。说服患者家属，不要计较和难过，给患者关爱和理解，并与医护人员合作，帮助患者度过这一时期。

3. 妥协期　护士应尽量地安慰患者，满足患者的要求，鼓励患者说出内心的感受，尊重患者的信仰，并引导患者积极配合治疗和护理，减轻痛苦，控制症状。

4. 抑郁期　忧郁和悲伤对临终患者而言是正常的，允许其用哭泣等方式宣泄情感，护士要同情患者，要给予细致入微的关怀，静静地聆听会取得较好的护理效果。尽量满足患者的需求，允许家属陪伴和亲友探望，但要嘱咐家属控制自己的情绪，尽量不要让自己的负性情绪影响到患者。此期要注意患者的安全，预防患者的自杀倾向。

5. 接受期　护士应给予安静、明亮、单独的环境，加强生活护理，减少外界干扰，支持家属陪伴。尊重患者的信仰，提高患者临终前的生活质量，尽可能让他们能安详、平静地离开。

总之，临终患者的生命非常脆弱，护士不应该放弃任何能够挽救患者生命的希望，在争取家属和患者配合的同时，应以热心和爱心给予患者临终关怀，使临终患者能以正确的心态，正视死亡，安然地度过生命的最后时刻。

学习小结

1. 学习内容

临床心理护理实践

- 急危重症患者的心理特点和心理护理
  - 急诊患者：特点：情绪冲动；认知狭窄；意志减弱 措施：主动、迅速、热情接诊，提供专业护理服技术服务，进行有效沟通，取得家属配合
  - 意外创伤患者：心理特点：与创伤预后相关的心理反应；创伤后应激障碍；创伤后适应与成长 措施："情绪休克"反应和早期情感及信息支持，正确积极引导；康复期激发患者主体意识和自我价值感的恢复，注重创伤后躯体障碍患者的心理护理
  - 监护患者：特点：焦虑、恐惧；否认；抑郁；措施：建立良好的护患关系；纠正患者的认知偏差；控制外来干扰因素或不良刺激；克服交流障碍；维护患者的尊严；针对依赖的心理护理
- 慢性病患者心理特点和心理护理
  - 一般慢性病患者：特点：主观感觉异常；依赖增强；自责心理；猜疑心理；抑郁心境 措施：认知调整；提高疾病适应性；提供心理支持；情绪疏导；家庭与社会支持
  - 血液透析患者：特点：焦虑与抑郁；矛盾与敌对；对预后的恐惧；价值感丧失 措施：信息护理；引导家属参与；增强患者的自信心；给予关怀和支持
  - 癌症患者：特点：恐惧；怀疑；沮丧；接受 措施：改变不良的疾病认知；提高患者应对能力；协助建立良好人际关系；增加患者的安全感
- 手术患者的心理特点和心理护理
  - 手术患者心理特点：术前心理特点：恐惧、焦虑 术中心理特点：焦虑不安的情绪反应 术后心理特点：短暂喜悦；焦虑抑郁；猜疑心理；矛盾复杂心理；器官移植术后患者：罪恶感与排斥感器官移植
  - 手术患者心理护理：措施：术前：提供手术的相关信息；实施恰当的支持性心理护理 术中：热情接待；注意言语；密切观察 术后：及时反馈手术信息；有效缓解术后疼痛；强化患者心理、社会支持系统；做好患者出院心理准备
- 特殊类型患者的心理特点和心理护理
  - 传染病患者：特点：自卑与猜疑；孤独与寂寞；恐惧与焦虑 措施：提供相关信息；增加社会支持；纠正不良认知
  - 残障患者：特点：自卑与孤独；敏感与多疑；悲观与失望；愤恨与嫉妒 措施：理解与尊重；加强社会支持；调动自身潜力
  - 临终患者：特点：罗斯的临终患者心理活动五个阶段 措施：根据各阶段的不同心理特点进行心理护理

2. 学习方法

根据不同疾病类型患者心理特点，结合临床实际病例分析导致患者产生心理反应的原因，运用护理心理学基本理论和技能开展个性化的心理护理。

（解　东　董春玲）

复习思考题

1. 患者张某，男，56岁，工程师，已婚，糖尿病病史5年，不能严格遵守糖尿病治疗方案，血糖控制不理想。请为该患者制订一份心理健康教育计划？

2. 赵某，女性，45岁，本科学历，公务员，确诊为子宫颈癌，拟行子宫切除术。患者因担心手术后会失去女性特征，影响性生活及夫妻关系，而拒绝手术，父母劝解无效。作为护士，应该如何进行心理护理？

3. 简述急危重症患者的心理特点及心理护理措施。

4. 简述器官移植受者术后的心理特点及心理护理要点。

5. 何为情绪休克？如何有针对性地进行心理护理？

第十二章

中医情志护理

学习目的

通过学习中医情志的思想源流，认识祖国医学情志理论的发展；熟悉中医情志的基本理论，理解情志产生及变化规律；掌握中医情志护理的基本方法，解决临床常见的情志问题。

学习要点

情志论基本框架、形神合一论。

古代医家在长期的医疗实践中对人的心理活动形成了独特的见解。中医情志论是集历代医家的观察经验和认识，逐渐总结而成的中医心理思想体系。在研究发展现代护理心理学之时，积极地从中医情志论述中汲取中医文化之精髓，将有益于启发和拓展临床心理护理理论和方法。

第一节　中医情志概说

中医情志论是中医学研究人的意识思维的理论。《灵枢·本神》指出，“所以任物者谓之心，心有所忆谓之意，意之所存谓之志，因志而存变谓之思，因思而远慕谓之虑，因虑而处物谓之智”。中医学认为：心理活动始于认识物质世界，即“任物”于心；认识物质世界旨在改变物质世界，所以说“处物”于智，从“任物”到“处物”表达了中医学对“意、志、思、虑”的独特认识和解读。

一、情志论的初起

中医学有关情志对健康和疾病影响的认识较早，在《周礼》、《左传》及《吕氏春秋》等早期先秦诸子文献中就已有初始记载。随着《黄帝内经》的问世及中医学理论体系的初步建立，中医情志论也显现雏形。历代医家秉承《黄帝内经》之旨，在不断积累临床诊疗经验的同时，也进一步丰富和发展了中医情志理论。现按其形成年代与主要观点，梳理如下：

（一）旧石器时代

据考古学家研究表明，约五万年前旧石器时代晚期山顶洞人的文物已反映出避邪扶正、安慰祝福、怀念追悼等原始心理活动的描述。《素问·移精变气论》也记载了

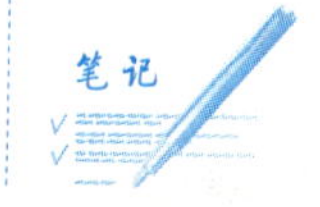

远古时期人们主要通过祝由等心理疗法，移易精神、变利血气以达到治病的目的。随着原始社会的解体，夏商奴隶制的建立，巫医经历了形成、鼎盛和分化的过程，古人对情志的认识也从此起步并发展。

（二）战国时期

诸子峰起，学派林立，各家对人的情志活动非常重视，在其论述中可见一斑。《礼记·礼运》中曰，“何谓人情，喜、怒、哀、惧、爱、恶、欲，七者弗学而能”，老庄则以“静”、“虚”、“无为”表达他对人的心理健康的观点；《吕氏春秋·尽数》说：“大喜、大怒、大忧、大恐、大哀五者接神则生害矣。”《左传》、《荀子》等诸子所论中亦有大量有关情志的记载。先秦诸子从修身养性出发，对情志的作用、情志与心神、形体及个性行为的关系等进行了初步探讨。然而，有关七情致病的论述仅散见于各诸子古籍文献中，对七情致病的认识大多源于直观、直接的生活经验，尚未形成系统的理论认识，故有学者把这一时期概括为“诸子散载时期”。

（三）心身一元

随着人们在生活和抵御病痛的过程中，逐步认识到情绪对生活状态和疾病的影响，心身一元的思想已初见端倪，其观点对后续中医理论的产生有着深远的影响，并规范着人们日常的情志活动及表达方式，亦成为中国封建社会情志致病的社会和文化根源，为后世中医学关于心身关系的认识和七情内伤理论的建立奠定了基础。

二、情志论的基本架构

《黄帝内经》的诞生在中国医学史上有着划时代的意义。《黄帝内经》汲取了先秦诸子所论情志“致病成害”之内涵，与中医学固有经验相结合，对情志与脏腑的关系、情志致病机制以及对情志病证的治疗等都做了简要的论述，形成了情志论的基本格局，成为后世中医情志论发展的根基。

（一）五脏主五志

在《黄帝内经》中，主要以“五志”的观点描述人的情志活动，将它与脏腑的功能活动联系起来，认为五志分属于五脏；《素问·阴阳应象大论》云“人有五脏化五气，以生喜怒悲忧恐”；《素问·阴阳应象大论》论述了肝在志为怒，心在志为喜，肺在志为悲（忧），脾在志为思，肾在志为恐（惊），即五脏主五志。情志活动与脏腑关系密切，情志为五脏所主，是脏腑功能活动的表现形式之一，脏腑气血是情志变化的物质基础。

（二）情志致病机制

1. 情志与脏腑　适度的情志活动是人体的生理需要，有利于脏腑的功能活动，对于防御疾病、保持健康是有益的。然而，当情志过强，如狂喜、暴怒、大悲、大惊等超过了人体正常的耐受范围，或人体经历长期持续不断的刺激，如久郁、久悲、苦思、焦虑等，加之个体缺乏移情易性的能力，就会导致阴阳失调、气血失和、脏腑功能失调，从而发生病变。如《素问·阴阳应象大论》所言“暴怒伤阴，暴喜伤阳。厥气上行，满脉去形。喜怒不节，寒暑过度，生乃不固”。脏腑气血功能失调亦导致情志活动的异常改变。如《素问·调经论》曰“血有余则怒，不足则恐”。《素问·脏气法时论》载：“肝病者……令人善怒……善恐如人将捕之……”。《素问·宣明五气》也记述了五脏功能失调而引发五精所并的情志变化：“精气并于心则喜，并于肺则悲，并于肝则忧，并于脾则畏，并于肾则恐。”《灵枢·本神》又曰“肝气虚则恐，实则怒。……心气虚则悲，

笔记

实则笑不休”等。以上所论“血有余”、“肝气虚”、“肝气实”、“心气虚”、“心气实”都是脏腑气血的变化，引发了“怒”、“恐”、“悲”、“笑不休”等情志样的症状。

2. 情志与气机　在情志致病过程中，由于引起各种情志变化的刺激不同，导致机体内部的变化也不同，多表现出与各种情志相关的气机变化。《素问·举痛论》对此概括为“怒则气上，喜则气缓，悲则气消，恐则气下，思则气结，惊则气乱”。由此可见，气机紊乱在情志致病中是普遍存在的，始终贯穿于情志疾病的整个过程中。

（三）情志病证治疗

根据五脏主五志对应五行理论以及五行生克制化规律，《素问·阴阳应象大论》和《素问·五运行大论》提出了以情胜情的情志治疗原则，即以一种情志抑制另一种情志，达到淡化、消除不良情绪的目的，并列出怒伤肝，悲胜怒；喜伤心，恐胜喜；思伤脾，怒胜思；忧伤肺，喜胜忧；恐伤肾，思胜恐的情志相胜规律，这些观点和思想进一步充实了情志学说的内容。

三、情志论的完善发展

宋代医家陈无择提出著名的“七情学说”，被后人称为情志理论发展史上的一个里程碑。历代医家在创新和发展中医理论的同时，也从不同的角度丰富和完善了中医情志学说，为中医情志理论发展提供了可能性。

（一）宋代七情学说

陈无择在《黄帝内经》病因学分类和张仲景的“三因学说”的基础上，将致病因素概括为三类，他在《三因极一病证方论·五科凡例》中指出：“其因有三，曰内，曰外，曰不内外。内则七情，外则六淫，不内不外，乃背经常”。陈无择在“三因学说”中明确提出了“七情”的概念，并将其作为一类重要的致病因素。“七情者，喜、怒、忧、思、悲、恐、惊是也”。又曰“夫五脏六腑，阴阳升降，非气不生。神静则宁，情动则乱。故有喜、怒、忧、思、悲、恐、惊七者不同，各随其本脏所生所伤而为病。即喜伤心，其气散；怒伤肝，其气擎；忧伤肺，其气聚；思伤脾，其气结；悲伤心包，其气急；恐伤肾，其气怯；惊伤胆，其气乱；虽七诊自殊，无逾于气”。

（二）金元四大家与情志学说

1. 火热论　刘完素创立了“火热论”，认为五志过极亦能化火，他说“五脏之志者，怒喜悲思恐也，悲一作忧。若五虑过度作劳，劳则伤本脏，凡五志所伤皆热也”（《素问玄机原病式》）。

2. 脾胃论　李杲以“内伤脾胃，百病由生”立论，认为情志不和，内伤脾胃是导致疾病发生的重要原因。他在《脾胃论》一书中指出“内伤病的发生，皆先由喜怒悲忧恐，为五贼所伤，而后胃气不行，劳逸饮食不节继之，则元气乃伤”。情志内伤脾胃的病机是“因喜怒忧恐，损耗元气，资助心火，火与元气不两立，火胜则乘其土位，此所以病也”。在论述“阴火”产生的病机时，也特别强调情志因素，指出“夫阴火之炽盛，由心生凝滞，七情不安故也”。

3. 攻邪论　张子和提出“陈莝去而肠胃洁，癥瘕尽而营卫昌”的观点，认为通过攻邪之法，可以调畅气机，疏达气血，“使上下无碍，气血宣通，并无壅滞”，从而达到恢复健康的目的。张从正在临床治疗方面重视心理因素，发挥了《黄帝内经》的情志相胜疗法，他指出“悲可以治怒……喜可以治悲……恐可治喜……怒可以治思……思

笔记

可以治恐……”(《儒门事亲》)。

4. 相火论　朱震亨倡导“相火论”，他认为相火妄动是导致疾病发生的根由，引起相火妄动的重要原因之一是情志过极。如“五脏各有火，五志激之，其火随起”(《局方发挥》)，“相火易起，五性厥阳之火相扇，则妄动矣”(《格致余论》)。他对郁证的论证很有见地和成就，曰“气血冲和，百病不生，一有怫郁，诸病生矣”(《丹溪心法》)。因此，他所拟定的行气开郁的方剂越鞠丸，一直为后世医家所效法。

总之，继《黄帝内经》之后，历代医家在继承前人的基础上，对七情的概念、致病规律以及对情志病证的治疗有了更加深刻的认识，显示了情志论对中医学理论的贡献和对中医临床实践的指导作用。

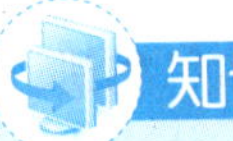

知识拓展

明清时期情志理论的发展

明清时代，七情学说大行其道，许多医家专列七情病进行研究，七情学说得到了普遍的应用。明代著名医家张景岳在《类经·会通类》中专设“情志病”一节。在《景岳全书》中，对内、外、妇、儿等各种疾病的心理病机亦多有发挥，其中对痴呆、癫、痫、狂、郁等症解释得很详细。陈实功的《外科正宗》对情志因素导致外科疾病的机制做了全面叙述。李梴在《医学入门》中重点对七情脉理及喜、暴怒、积忧、过思等情志问题进行阐述。清代叶天士密切结合临床诊治也进一步阐述了“七情致病”之理。王旭高在《医学诌言》中阐述了七情的归脏，病症及方药的应用。江瓘的《名医类案》、余震的《古今医案按》等也收集整理了大量有关中医情志疾病学的资料，具有很高的理论和实用价值。

第二节　中医情志基本理论

中医情志论经历了两千多年的历史积累，其相关理论已成为中医学理论体系的重要组成部分。自20世纪80年代，中医情志学又作为一门分支学科，引起了中医界的广泛关注。

一、形神合一论

(一) 基本含义

1.“形”的含义有二　一是指自然界中的一切有形实体，如《素问·阴阳应象大论》曰：“阳化气，阴成形”，《素问·天元纪大论篇》“在天为气，在地成形”；二是指人的脏腑组织、五官九窍、四肢百骸等有形躯体，以及循行于脏腑之内的精微物质。

2.“神”是指人体生命活动的主宰及其外在总体表现的统称。精神、意识、思维活动可归纳为狭义之神，基本相当于现代心理学的心理过程。《内经》中对神的描述更丰富了其内涵，《灵枢·小针解》中记载“神者，正气也”；中国医学中“神”的概念尽管外延很广，但并不乏确定性，强调生命的整体观，即体现了机体与外环境、心理与生理、精神与物质、本质与现象的对立统一。

(二) 相互关系

1. 形为神之质　形生则神生，形存则神存，形亡则神亡。《灵枢·本神》说：“生之

笔记

来谓之精，两精相搏谓之神”，其意表明，神源于先天父母之精。而神产生后仍须后天之精的濡养，才能维持其存在并壮大；《素问·六节藏象论》曰：“天食人以五气，地食人以五味。五气入鼻，藏于心肺，上使五色修明，音声能彰；五味入口，藏于肠胃，味有所藏，以养五气，气和而生，津液相成，神乃自生”。所以，神生于先天而养于后天。形是体与本，而神是生命活动及功能。有形体才有生命，有生命才能产生精神活动。

2. 神为形之主　“神为生之主”，即神是人体生命活动的主宰，是以物质为基础而不能脱离形体独立存在的，它反映了生命运动本身所固有的客观规律。神是在形的基础上产生并存在的，同时对形也有反作用。一方面，“心神”对脏腑有主导作用，正如《素问·灵兰秘典论》说：“心者，君主之官也，神明出焉……主明则下安……主不明则十二官危，使道闭塞而不通，形乃大伤”。另一方面，神通过对脏腑精气的主宰来调节其生理功能，并协调各脏腑器官的功能活动，倘若失去神的主宰，则脏腑功能紊乱、气化功能失常，甚则“神去则机息”（《素问·五常政大论》）。

3. 形神合一的生命观　“形神合一”又称“心身合一”。神是由形体产生，形健神乃全。形与神，即身与心、生理与心理之关系，这既是哲学的一个重要命题，也是中医学的一个根本问题。形神，指人的形体和精神；合一，指两者相互统一。神与形是生命不可缺少的两个方面：从本质上说，神本于形而生，依附形而存；从作用上说，神是形的主宰。神与形的对立是生命运动的基本矛盾，统一是生命存在的基本特征，两者的对立统一，便形成了人体生命这一有机统一的整体。

二、心主神明论

（一）基本含义

《素问·灵兰秘典论》记载：“心者，君主之官也，神明出焉。”“君主”表示高于一切之义，既指心在脏腑中居首要地位。“神明”是指高级中枢神经功能活动。心主神明论是中医学用藏象学说阐述人体复杂生命活动规律的观点。它认为“心神”是人体生命活动的最高主宰，心理活动和生理活动均统一在“心神”之下。

（二）相互关系

1. 心神主导意识思维活动　心神不仅主导了脏腑功能活动的协调，对客观世界的认识以及由体验而产生的情感，也都是在心神主导之下，以五脏为生理基础而产生的。因此说“心为五脏六腑之大主，而总统魂魄，兼赅意志。”人体脏腑、气血在心的这种中枢神经系统活动的影响下，进行统一协调的生理生活。如心有了病变，便失去神明统率的作用，其他脏腑的生理功能也会受到影响。心神为一身之大主，心主之神，明还是不明，不仅是判断个体心理是否健康，人格是否健全的重要标志，也是判断个体是否患心理障碍及精研障碍的重要依据。

2. 心神统领魂魄志　“五神”，即魂、神、意、魄、志。心神统领魂魄、兼赅志意。魂、魄、志、意，职能虽然有所分工，但只是对神志活动不同侧面或阶段的概括，其实都是属于神的范畴，都是心神主导之下进行的生命活动。故张景岳说：“人身之神，唯心所主……外如魂魄志意五神五志之类，孰非元神所化而统乎一心”。心主不明者表现为：心理平衡度小，心理稳定性差，心理适应能力弱，心理应变能力低，不能正确顺应社会环境的变化，不能正确对待人的成功与失败。面对挫折时无法调整心态，平复情绪，容易走入极端，如自杀或他杀。心主神明者，心态平衡、情绪稳定，面对挫折具

笔记

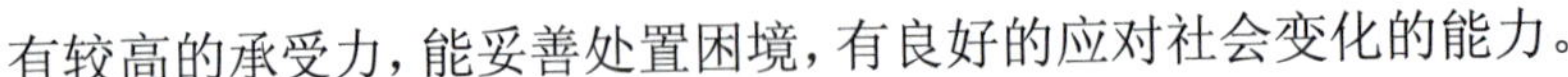

有较高的承受力，能妥善处置困境，有良好的应对社会变化的能力。

三、心神感知论

（一）基本含义

心神感知包含两层含义，既强调五官感知外界事物的过程由心所主，又明确只有在心的参与下，五官才能感知外界事物。在“心主神明论”的基础上，阐述心神主导人对客观世界感知活动的过程。《灵枢·邪气脏腑病形》记载：“十二经脉，三百六十五络，其血气皆上于面而走空窍；其精阳气上走于目而为睛；其别气走于耳而为听；其宗气上出于鼻而为臭；其浊气出于胃走唇舌而为味”，而“心主身之血脉”，阐明了各种感官感知功能的物质基础都是气血，并提示感知活动的中枢为心神。

（二）相互关系

1. 心神与视觉　中医学称目为精明，系视觉器官，是心神感知外界的重要通路。通过视觉器官，心神不仅可分辨客观事物的明暗、色泽、形状等属性，还可感知时间、空间和运动。《素问·五脏生成论》说：“诸脉者，皆属于目”，说明血气对目的濡养需要通过血脉来实现，而“心主身之血脉”，故“血脉”把心和目紧密联系起来了。“随神往来者谓之魂”，魂亦由心神所统，所以目和心的关系，不仅是简单的物质联系，更主要表现在心神对目所接受的外部客观世界映像的正确感知上。人的神志正常，则能准确地反映出视力所及客观事物的映像；反之，即使肝目无病，若心神失常，目也不能发挥视觉的“传真”作用。临床所见“邪闭心窍”神志昏迷患者的视觉丧失，“邪扰心神”神态失常患者的幻视，以及暂时性的精神刺激所致的视觉失常，均属此类。

2. 心神与听觉　中医学认为听觉功能的物质基础是精气营血，“心藏脉，脉舍神”，经脉不仅运载血气以充耳，心神还通过“神气使道”主宰耳的听觉，故《素问·金匮真言论》说：“南方赤色，入通于心，开窍于耳”。听觉功能与心神功能有密切联系，如《灵枢·癫狂》记载：“狂，目妄见、耳妄闻”；刘完素说：“所谓聋者，由水衰火实，热郁于上，而使听户玄府壅塞，神气不得通泄也”。《济生方·耳门》揭示耳聋耳鸣论治为：“肾气通耳，心窍寄于耳……六淫伤之调乎肾，七情所感治于心”。

3. 心神与嗅觉　《素问·五脏别论》说：“五气入鼻，藏于心肺，心肺有病而鼻为之不利也”。《难经·四十难》也明确地提出了“鼻属肺，其用属心”的观点，说明嗅觉虽是鼻的功能与肺有关，但嗅觉活动的感知本质是鼻将所接受的气味刺激反映到心，由心神做出感知判断。通常肺和则鼻窍利而能知香臭，但倘若肺和鼻窍通利而嗅觉失常者，则应从“心神失用”或“神气不使”方面来考虑辨证论治。

4. 心神与味觉　《黄帝内经》称：“舌者，心之官也”、“心在窍为舌”。味觉是舌的主要功能，舌质病变会导致味觉功能失常，同时又因“心主舌”，所以且不能忘记心神对五味感知的主导作用。舌对五味的刺激必须反映至心，心神正常，才能得出正确的味觉判断。故《灵枢·脉度》说：“心气通于舌，心和则舌能知五味矣”。临床所见某些神志失常的癫狂患者，常有饮食不分香腐臭秽者，即为明证。

四、五脏情志论

（一）基本含义

《黄帝内经》中将情志归类为喜、怒、忧、思、悲、恐、惊“七情”。但在五行学说的

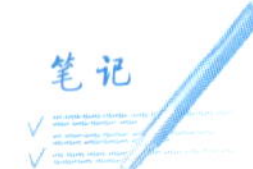

影响下，又将七情归纳为喜、怒、思、忧、恐“五志”。七情与五志都是中医对人类情感过程中所产生情志变化的定义描述。其实，情感变化是更为复杂的心理过程，既常有“忧中有悲，恐中有惊”，因此对“七情”或“五志”，不应该局限于具体的数字上，应该把七情与五志理解为人类的全部情感活动。

（二）相互关系

1．脏腑是情志活动的生理基础　情志活动的产生，必须以五脏精气作为物质基础，五脏藏精化气生神，神接受客观事物的刺激而产生各种功能活动，神动于内，情表现于外，五脏主五神，产生情志活动。《黄帝内经》概述情志活动和五脏的内在联系为：肝在志为怒，心在志为喜，脾在志为思，肺在志为忧，肾在志为恐。当五脏发生虚实盛衰变化时，往往对外界某种刺激极为敏感，会直接影响到人的情志活动，产生相应的变化。如肺气虚时，机体对外来的非良性刺激的耐受性就会下降，而易于产生悲伤情绪；《黄帝内经》提出“肝病者，两胁下痛引少腹，令人善怒，虚则目无所见，耳无所闻，善恐，如人将捕之”。

2．心神在情志活动中的主导作用　情志活动属于“神”的范畴，也是“心主神明”的内涵之一，即心神在情志活动中起着主导作用。情志活动以五脏为生理基础，虽然他们之间有着某种对应的联系，但这种联系并非是不同性质的客观刺激直接作用于某脏的结果，而是首先作用于心，通过心神的影响而使五脏分别产生不同的变化，形于外则表现为相应的情志变化。因此，心神不仅因喜而动，其他性质的精神刺激也都先作用于心。所以情志与内脏的联系，并非五志与五脏的简单对应，而是以心神为主导的相互协调的脏腑功能活动。

第三节　中医情志护理的临床运用

在《东医宝鉴》中说：“欲治其疾先治其心，必正其心，乃资于道。使病者尽去心中疑虑思想，……顿然解释，则心地自然清净，疾病自然安痊，如是则药未到口，病已忘矣。”在长期的医疗实践中，中医总结出了一套行之有效的心理疗法，成为临床心理治疗中的重要组成部分。

一、基本概念

中医情志疗法（TCM-related emotional therapy）是指在中医情志基本理论的指导下，运用五行相生相克的原理，调畅情志，舒缓情绪，调理脏腑，以达到治疗疾病目的方法。中医情志护理（TCM-related emotional nursing），是指在护理工作中，注意观察患者的情志变化，掌握患者的心理状态，通过护理人员的语言、表情、姿势、态度、行为及气质等来影响和改善患者的情绪，使患者能在最佳心理状态下接受治疗和护理，以期达到早期康复的目的。随着现代医学模式的转变，护理已从“以疾病为中心”转变为“以人为中心”，情志护理在临床护理工作中的位置会越来越重要。

二、情志疗法基本原则

治则，是治疗疾病时，所必须遵守的基本原则。它是在中医学整体观念和辨证论治思想指导下定制的治疗疾病的准绳，对临床立法、处方、用药等具有普遍的指导意义。

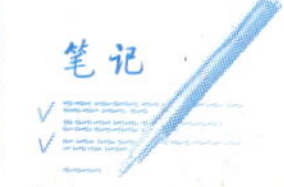

1. 病与医德，建立良好的医患关系　除了医生具备良好的医德修养，精湛的医技水平外，医患之间还要相互沟通、相互信任，建立起指导与合作型的医患关系，这些都有助于治疗与护理工作的开展。

2. 首重治神，重视患者的个性特征　治疗疾病的方法能否有效，在很大程度上取决于患者的心理状态。因此，医生要把握好患者的个性心理特征，根据患者的心理需要进行有效治疗。

3. 谨守病机，阻断形神的恶性循环　应当从形、神两大环节着手，抓住主要病理机制，既要努力减轻患者躯体症状，又要积极改善其精神情感状态，并观察治疗中取得的积极变化，及时加以强化，取得疗效的最大化。

4. 杂合以治，借助多种方法综合治疗　情志病证的临床表现错综复杂，因此须借助多种方法或手段综合调治。只有这样，才能阻断心身间的负性循环。

三、常用的中医情志疗法

本节选取一些经典中医情志疗法，配以与之相合的古代医案说明情志疗法治法与过程，通过案例分析明了其治疗机制，结合一些现代案例体现古为今用之意图。

（一）情志相胜疗法

1. 定义　情志相胜法是根据五行相克理论所创立的独特的情志护理方法。它是以医护人员有意识地激起一种患者暂时的情志，去战胜、制止、克服另一种偏激的情志，使机体恢复平衡，从而达到治愈疾病目的的方法。

2. 情志相胜疗法的适应证和禁忌证　情志相胜疗法适用于各种情绪和情感性障碍，如异常情况下的情志包括大喜、愤怒、忧愁、悲哀、思虑、恐惧、惊吓，甚至变态的狂喜、暴怒、过忧、极悲、穷思、盛恐、骤惊等。对于严重精神病患者禁用此法。

3. 情志相胜疗法的具体应用　在临床实践中，医护人员可以根据患者个体的差异性和治疗的整体性，在条件允许的情况下，相应地采用激怒法、喜乐法、惊恐法及悲哀法等改善患者的情志问题。

(1) 激怒法：医护人员有计划地采用一定刺激强度的多种非药物手段，激怒患者的情志，以怒制思，促进阴阳气血的平衡，这是恢复心脾神气功能的方法。中医认为，愤怒属于阳性的情绪变动，可引起阳气的生发，产生气机亢逆、营血奔驰等生理效应，即“怒则气逆”、“怒则气上”。因此，激怒法可以起到令人忘记思虑、消解忧愁、平复郁结、抑制惊喜的作用。

适应证：气结（思虑过度）、意志消沉（忧愁不解）、气虚胆怯（惊恐太过）等属于阴性的精神情志病变，以及阳气瘀滞、气机阻塞、营血凝滞等躯体病理性改变。

典型案例：《续名医类案》记载：张子和治一富家妇人，伤思过虑，两年不寐，无药可疗。其夫求张子和治之，张曰：“两手脉俱缓，此脾受之，脾主思故也。”乃与其夫约，以怒激之。多取其财，饮酒数日，不处一方而去。其妇大怒出汗，是夜困眠。如此者八九日，自是食进脉平。

分析：上例是以行为激怒患者，使之产生愤怒的情绪，怒则气上，怒胜思，从而治愈患者。

(2) 喜乐法：医护人员应用非药物手段，使患者产生喜乐情志，从而消除悲哀、忧愁、思虑等情志，以促进病愈的方法。《素问•举痛论》中说，“喜则气缓”，“喜则气和志

笔记

达，营卫通利”，即积极乐观的情绪能使气血和畅，阴阳协调，驱散忧闷情绪，消除患者因悲痛、忧愁而出现的形容憔悴、悲观失望、沮丧、厌世、长吁短叹、咳嗽气喘、生痰生瘀、毛发枯萎等病症。

适应证：悲哭症、郁证、惊恐证等精神病变，或躯体病理性改变而出现的悲观、忧虑、恐惧等病态情绪。

典型案例：《吴县志》记载：叶天士宅后，一老妪两代皆寡，贫病交并。天士视之，知其病由贫而来，非药石所能医治。令其种植西湖柳数十株，谓妇曰：“汝病今不服药，来春即有无数病者来求购西湖柳，可令汝家一年温饱无忧。”至明春，柳丝茁长时，适值县中痔疹盛行。天士每一病者向老妪购西湖柳三五钱，门庭若市，日进纷纷。老妪大喜，诸病若失。

分析：叶天士的治疗方法巧妙，既解除了老妇人的生计之忧，又治好了她的心病，使老妪由贫困至小康，心境由忧愁变为欢喜，使得疾病自愈。

案例分析

李先生，46岁，建筑工人，既往体健。因坠落伤导致腰椎受损、双下肢股骨骨折。因担心日后活动功能难以恢复，一度忧闷沮丧，甚至有不愿拖累家人想要轻生的念头。某日患者下肢又疼痛难忍，自认为病情加重，更加悲观失望。护士小张作为床位护士，听到患者主诉下肢疼痛，马上表现出惊喜表情，鼓励患者说：“你能感觉到疼痛，说明腰椎神经系统没有受到影响，是好事啊！日后只要你坚持合适的功能锻炼就可以恢复到和以前一样。感觉不到疼痛那才可怕呢，你想想是不是这样？”李先生听后破涕为笑，表示自己会积极配合功能锻炼。

(3) 惊恐法：医护人员运用恐吓的语言或控制行为等非药物手段，使患者产生一定刺激强度和持续时间的恐惧情绪，以收敛因过喜而耗散的心神，震慑浮越的阳气，使心神恢复的一种方法。“惊则气乱”，惊恐法可使气四散，以解除患者因忧思导致的气机郁结、闭塞；“恐则气下”，运用恐下法，可震慑阳气，防止气机上逆。

适应证：忧虑症、狂症、功能性呃逆等。

典型案例：《拙盒馈记》记载：匠人王驼，为人营新屋，掘土见黄金无数，大喜后手足狂舞，如疾如狂，神志皆散，成癫人。同伙奔告其妻，急延医治。医询黄金何在？众指告，医执黄金作鉴别状，继而大声笑曰：“此紫铜耳！岂可与黄金等量齐观。”匠人闻之，顿时神志清新，如大梦初醒，自谓“吾何愚也”。

分析：王驼凭空发财，大喜伤心，而发为狂，当宜治心，医者故意宣称黄金乃为紫铜一堆，使之惊恐，愧其愚笨。将惊恐作为药，有如清凉之剂，使患者如梦中惊醒而治愈喜病。

案例分析

患者黄先生，35岁，酒精性肝硬化失代偿期。患者因上消化道出血入院救治，3日后病情稳定。患者认为自己年轻、病情不重且恢复较好，病情稍许稳定就不遵医嘱下床活动，和病友高谈阔论，并进食半流质。护士小郭严肃的和患者说：“你现在胃里的血管和吹得像很胀的气球一样，非常容易破裂。如果吃硬的东西、活动不注意都有可能再出血，再加上你的凝血功能不

笔记

好，再出血的话是有生命危险的。你还这么年轻，要真是有什么不测，家里老婆孩子怎么办？”黄先生听后对胃底静脉曲张很关注，护士小郭又详细地讲解肝硬化失代偿期的表现和相关的注意事项，黄先生认识到问题的严重性，后积极配合治疗及护理。

（4）悲哀法：指医护人员利用一定的非药物手段，如讲述悲哀故事、看悲剧电影、听凄清哀婉音乐等，使患者产生悲哀的情绪，来平息激动、控制喜悦、忘却思虑，即“以悲治怒”。例如，在护理实践中，医护人员面对一位和家人生闷气的患者，鼓励其说出心中的委屈，在医护人员的情感支持下，患者通过哭泣发泄心中的恼怒，从而心情豁然开朗。

适应证：狂症、嬉笑不休症、肝阳上亢所致眩晕、头痛等。

典型案例：《续名医类案·诈病》记载：名医景岳在都行医时有金吾公，娶有二妾。其一称燕姬。一日二妾相争，燕姬理屈，遂致气厥若死，自暮达晨，绝无苏意。医者初诊时，见其肉厚色黑，面目赤瞑，手撒息微。诊之其脉则伏涉若脱，亦意其危也，而治法难施，温补则虑其气逆涣散，开导则虑其脉绝难胜。踌躇之间，医者复诊，燕姬似有嫌拒意，拽之不能动，乃出其不意猛拽之，则顿脱有声，力强且动，此非欲脱真痛明矣。或以两腋紧夹，此奸人猝诈亦有之，若其面色青灰，此怒使然，自不足怪。设见既定，国声其危，使用灸法，速先一剂，下咽即活。

分析：张景岳在治疗因怒而起的诈病时，通过细致的诊断和辨证分析后，假装和燕姬说，病情危重需要用灸法，燕姬知道灸法不仅疼痛，还可能毁损容貌，随之产生了恐惧与忧愁悲伤的情绪，医者给以假药使她有台阶下，于是，燕姬服了药，就痊愈了。悲、忧在五行系统中均属肺金，怒是此病之因，怒属肝木，肺金可以克肝木，故景岳运用这个原理将其治愈。

（5）思虑法：指医护人员引导患者凝神思考，以摆脱和对抗恐惧情绪困扰的一种方法。中医认为，恐伤肾，即过度恐惧令人惶惶不安、二便失禁、遗精、腰膝酸软等，肾属水，土克水，思则气结，气聚而定，故可收敛凝结散乱消沉之气。因此，医护人员可以采用说理开导等方法，使患者思维正常，神志清醒，理智地分析原因，逐渐克服恐惧情绪。

适应证：过度惊恐所致胆怯、性功能减退、腰膝酸软无力等心身疾病。

典型案例：《愚庐随笔》记载：孙姓童，一日游寺观，见神像有须，试拔之，得一茎，归告其母。母信佛，吓之曰：“今夜神必来捕汝，须慎之。”童信其言，恐惧万状，入夜寒热剧作。延某名医应诊，医询得真情，因谓之曰：“神像泥塑者也，拔一须无碍也。”童不信，医佯为愤怒，谓童曰：“我往拔以示汝。”旋返，出须示之，童遵悦服。翌日热降病愈，其实医出示者，乃猪鬃也。

分析：孩童拔了神像的一根胡子，原本不会致病，但被信神的母亲吓唬，甚为恐惧，由恐惧而生寒噤，气积便发热。此病不在于治疗发热，而在于治恐惧，而要解除恐惧心理，则必须明白事理。医者解除了孩童的恐惧心理，其病自愈，此乃思胜恐之治法。

在现代临床应用情志相胜法时，护士应提前与患者家属做好解释沟通，在实施前确认患者无心血管疾病，尤其是采用激怒法、惊恐法、悲哀法时，应当程度适当，并在实施过程中，注意患者血压、心率等生命体征变化。

（二）言语疏导法

1. 定义　言语疏导法是医护人员通过正面的说理疏导，取得患者信任，了解其

笔记

心理状态、开导和引导患者自觉戒除不良心理因素，以调和情志，从而改变患者精神和身体状况。常用于心理指导和对患者情志问题的治疗和护理，严重的精神病患者不适用此法。

2. 言语疏导法的具体应用 医护人员在运用言语疏导法过程中，首先要善于倾听患者倾诉，富有同情心，耐心细致询问其病因，鼓励、引导患者吐露真情；其次，要根据患者的病症，用准确、生动、鲜明、亲切、灵活的语言，对其疾病产生的原因、发展的过程、本质特点加以归纳，晓之以理、动之以情、喻之以例、明之以法，鼓励患者树立信心，促进患者自身的心理病理转化，减轻、缓解和消除患者的病症。

典型案例：《医部全录•艺文•丹溪翁传赞》：元代名医朱丹溪认为对前来求医的患者，"未尝不以葆精毓神开其心。至于一语一默，一出一处，凡有见于伦理者，尤谆谆训诲，使人奋迅感慨激厉之不暇。"

分析：名医朱丹溪在接诊患者时，非常注重患者情志心理，用积极的语言激励患者，促进患者自身的心理病理转化，减轻、缓解和消除患者的病症。

（三）移精变气法

1. 定义 移精变气疗法又称"移情易性疗法"，是指医护人员运用各种方法来转移患者的精神意念活动，借以调理和纠正其气机紊乱的病理状态，促使疾病康复的一种心理疗法。本法具有心理、生理调摄的双重效应，可以缓解各种境遇性因素引起的应激情绪。它不仅适用于心身疾患，而且对某些器质性疾病也能有较好效果，性格偏执的患者不适用此法。

2. 移精变气法的应用 在临床护理工作中，护士可以适当组织轻症患者从事一些力所能及的活动，如下棋、猜谜、听音乐、散步、读书报、听广播、看电视、打太极拳等，开展一些有益的活动，转移患者的注意力，以使其情志愉悦。

典型案例：《儒门事亲》记载：昔闻山东杨先生，治府主洞泄不已。杨初未对患者，与众人谈日月星辰，及风云雷雨之变，自辰未至，病者听之，而忘其圊。杨尝曰："治洞泄不已之人，先问其所好之事，好棋者与之棋，好乐者与之笙，勿辍。"

分析：本为洞泄，而医者不问病情，却大谈日月星辰、风云雷雨之变，这种"移心法"，实际上是一种"忘病法"，让患者从"心病"的境界中进入到宇宙的境界中，建立了新的思维范畴，从而治愈了疾病。

（四）暗示解惑疗法

1. 定义 暗示疗法系采用含蓄、间接的方式，影响患者的心理状态，以诱导患者"无形中"接受医生意见，或产生某种信念，或改变其情绪和行为，甚或影响其生理功能，从而达到治疗疾病的目的。暗示疗法包括他人暗示和自我暗示两种。该疗法适应证为疑病症、癔症、恐惧症、焦虑症等神经症患者，疼痛、高血压、哮喘等心身疾病；禁忌证为对有幻觉和妄想的精神病患者、高楼恐怖症患者。

解惑法是根据患者存在的心理疑虑，通过一定的方法，解除患者对事物的误解、疑惑，以恢复健康的一种治疗方法。适用于因疑惑忧愁不解致病或影响康复的患者，严重精神病患者禁用。

2. 暗示解惑疗法的应用 医护人员使用暗示疗法时，应根据患者的年龄、心理特点，采取不同措施。实施暗示前要取得患者充分的信任和配合，暗示过程应尽量一次取得成功。在心理治疗过程中，作为"他人暗示"者的医护人员，一方面应谨慎使用

笔记

临床语言，注意行为，避免消极暗示；另一方面，要启发和引导患者发挥自我意识的调节作用，学会乐观积极的自我心理暗示，更好地配合治疗要求，及早祛除病邪。

对于心存疑惑的患者，医护人员要向其耐心宣教有关疾病的知识，不可搪塞，以解除其不必要的疑虑。对于因疑心、误解、猜测所致的幻觉症、疑病、抑郁症等患者，医护人员一般可用语言循因释疑，据理解惑；有时还采取"假物相欺"，以谎释疑，"诡诈谲怪"，以巧转意的方法，因为疑心特别严重的患者，往往不会轻信解释的道理。因此，破疑释误、阐明真情、剖析本质，方能取信于患者，使他们从迷惑中解脱出来。

典型案例：《古今医案按·诸虫》载吴球治一人，醉后饮了生有小红虫之水而疑虑成病，吴球将红线剪断如蛆状？用巴豆二粒，同饭捣烂，入红线，作成丸，令病人于暗室内服下，欲泻时泻于盛有水的便盆内，红线在水中荡漾如蛆，病人看后以为虫已被驱下，故疑消病愈。

分析：这是一个设计得极为精巧的意疗方法，情节安排，环环相扣，形象逼真，无懈可击，因而患者深信不疑，取效最捷。

学习小结

1. 学习内容

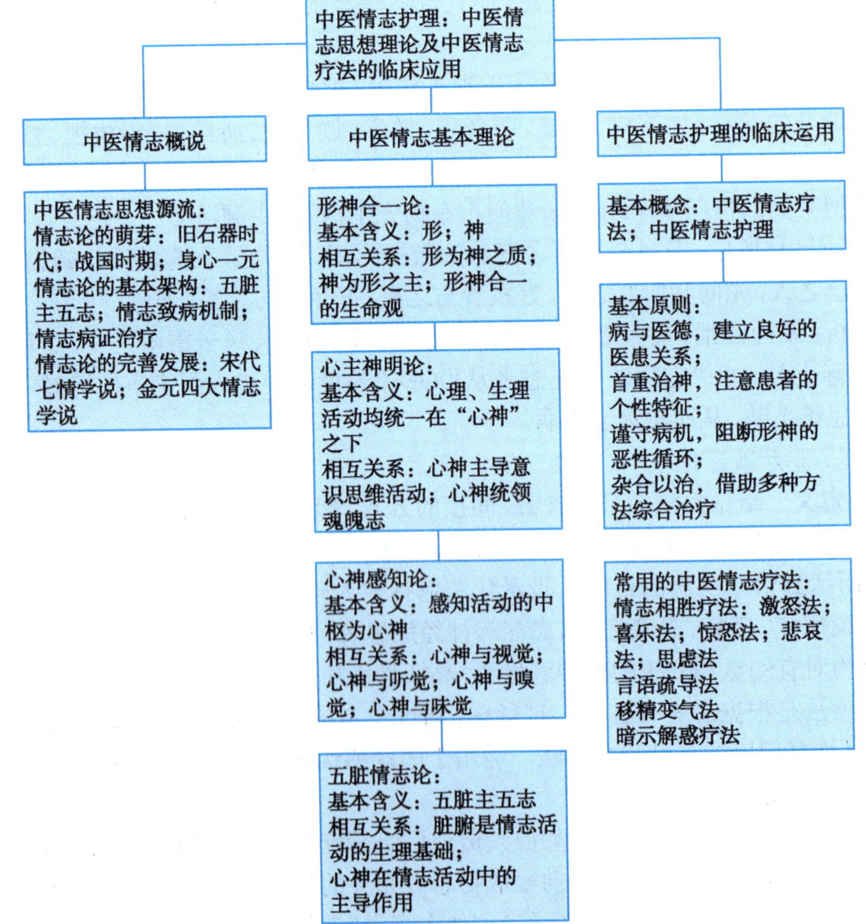

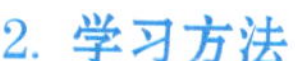

2. 学习方法

（1）通过了解中医情志思想的源流，来认识《黄帝内经》对情志思想的形成与发展的重要贡献。

（2）通过了解中医情志的基本理论，来认识情志活动的基本规律及产生的物质基础。

（3）熟悉中医情志护理在临床上运用的基本原则，在此基础上会运用常用的情志疗法解决临床问题。

（毕立雄　史红健）

复习思考题

1. 简述《黄帝内经》对中医情志思想发展的作用。
2. 常见的中医情志理论有哪些？
3. 什么是七情、五志、五脏？七情、五志、五脏之间具有怎样的关系？
4. 中医情志护理的基本原则是什么？
5. 临床常用的中医情志护理方法有哪些？

附录　临床心理评估常用量表

附表1　90项症状自评量表

项目	没有	很轻	中等	偏重	严重
1. 头痛	1	2	3	4	5
2. 神经过敏，心中不踏实	1	2	3	4	5
3. 头脑中有不必要的想法或字句盘旋	1	2	3	4	5
4. 头昏或昏倒	1	2	3	4	5
5. 对异性的兴趣减退	1	2	3	4	5
6. 对旁人责备求全	1	2	3	4	5
7. 感到别人能控制您的思想	1	2	3	4	5
8. 责怪别人制造麻烦	1	2	3	4	5
9. 忘记性大	1	2	3	4	5
10. 担心自己的衣饰整齐及仪态的端正	1	2	3	4	5
11. 容易烦恼和激动	1	2	3	4	5
12. 胸痛	1	2	3	4	5
13. 害怕空旷的场所或街道	1	2	3	4	5
14. 感到自己的精力下降，活动减慢	1	2	3	4	5
15. 想结束自己的生命	1	2	3	4	5
16. 听到旁人听不到的声音	1	2	3	4	5
17. 发抖	1	2	3	4	5
18. 感到大多数人都不可信任	1	2	3	4	5
19. 胃口不好	1	2	3	4	5
20. 容易哭泣	1	2	3	4	5
21. 同异性相处时感到害羞不自在	1	2	3	4	5
22. 感到受骗，中了圈套或有人想抓住自己	1	2	3	4	5
23. 无缘无故地突然感到害怕	1	2	3	4	5
24. 自己不能控制的大发脾气	1	2	3	4	5
25. 怕单独出门	1	2	3	4	5
26. 经常责怪自己	1	2	3	4	5
27. 腰痛	1	2	3	4	5
28. 感到难以完成任务	1	2	3	4	5
29. 感到孤独	1	2	3	4	5
30. 感到苦闷	1	2	3	4	5

续表

项目	没有	很轻	中等	偏重	严重
31. 过分担忧	1	2	3	4	5
32. 对事物不感兴趣	1	2	3	4	5
33. 感到害怕	1	2	3	4	5
34. 您的感情容易受到伤害	1	2	3	4	5
35. 旁人能知道您的私下想法	1	2	3	4	5
36. 感到别人不理解您、不同情您	1	2	3	4	5
37. 感到人们对您不友好、不喜欢您	1	2	3	4	5
38. 做事必须做得很慢以保证做得正确	1	2	3	4	5
39. 心跳得很厉害	1	2	3	4	5
40. 恶心或胃部不舒服	1	2	3	4	5
41. 感到比不上他人	1	2	3	4	5
42. 肌肉酸痛	1	2	3	4	5
43. 感到有人在监视您、谈论您	1	2	3	4	5
44. 难以入睡	1	2	3	4	5
45. 做事必须反复检查	1	2	3	4	5
46. 难以做出决定	1	2	3	4	5
47. 怕乘电车、公共汽车、地铁或火车	1	2	3	4	5
48. 呼吸有困难	1	2	3	4	5
49. 一阵阵发冷或发热	1	2	3	4	5
50. 因为感到害怕而避开某些东西、场合或活动	1	2	3	4	5
51. 脑子变空了	1	2	3	4	5
52. 身体发麻或刺痛	1	2	3	4	5
53. 喉咙有梗塞感	1	2	3	4	5
54. 感到前途没有希望	1	2	3	4	5
55. 不能集中注意力	1	2	3	4	5
56. 感到身体的某一部分软弱无力	1	2	3	4	5
57. 感到紧张或容易紧张	1	2	3	4	5
58. 感到手或脚发重	1	2	3	4	5
59. 想到死亡的事	1	2	3	4	5
60. 吃得太多	1	2	3	4	5
61. 当别人看着您或谈论您时感到不自在	1	2	3	4	5
62. 有一些不属于您自己的想法	1	2	3	4	5
63. 有想打人或伤害他人的冲动	1	2	3	4	5
64. 醒得太早	1	2	3	4	5
65. 必须反复洗手、点数目或触摸某些东西	1	2	3	4	5
66. 睡得不稳不深	1	2	3	4	5
67. 有想摔坏或破坏东西的冲动	1	2	3	4	5
68. 有一些别人没有的想法或念头	1	2	3	4	5
69. 感到对别人神经过敏	1	2	3	4	5
70. 在商店或电影院等人多的地方感到不自在	1	2	3	4	5

续表

项目	没有	很轻	中等	偏重	严重
71. 感到任何事情都很困难	1	2	3	4	5
72. 一阵阵恐惧或惊恐	1	2	3	4	5
73. 感到在公共场合吃东西很不舒服	1	2	3	4	5
74. 经常与人争论	1	2	3	4	5
75. 单独一个人时精神很紧张	1	2	3	4	5
76. 别人对您的成绩没有做出恰当的评价	1	2	3	4	5
77. 即使和别人在一起也感到孤单	1	2	3	4	5
78. 感到坐立不安、心神不定	1	2	3	4	5
79. 感到自己没有什么价值	1	2	3	4	5
80. 感到熟悉的东西变成陌生或不像是真的	1	2	3	4	5
81. 大叫或摔东西	1	2	3	4	5
82. 害怕会在公共场合昏倒	1	2	3	4	5
83. 感到别人想占您的便宜	1	2	3	4	5
84. 为一些有关性的想法而很苦恼	1	2	3	4	5
85. 您认为应该因为自己的过错而受到惩罚	1	2	3	4	5
86. 感到要很快把事情做完	1	2	3	4	5
87. 感到自己的身体有严重问题	1	2	3	4	5
88. 从未感到和其他人很亲近	1	2	3	4	5
89. 感到自己有罪	1	2	3	4	5
90. 感到自己的脑子有毛病	1	2	3	4	5

附表2 抑郁自评量表(SDS)

指导语：下面有20条文字，请仔细阅读每一条，把意思弄明白，然后根据您最近一星期的实际情况在每条文字后的四个答案选的一个打勾或画圈。

项目	偶无	有时	经常	持续
1. 我觉得闷闷不乐，情绪低沉	1	2	3	4
2. 我觉得一天之中早晨最好	1	2	3	4
3. 我一阵阵哭出来或觉得想哭	1	2	3	4
4. 我晚上睡眠不好	1	2	3	4
5. 我吃的跟平常一样多	1	2	3	4
6. 我与异性密切接触时和以往一样感到愉快	1	2	3	4
7. 我发觉我的体重在下降	1	2	3	4
8. 我有便秘的苦恼	1	2	3	4
9. 我心跳比平时快	1	2	3	4
10. 我无缘无故地感到疲乏	1	2	3	4
11. 我的头脑跟平常一样清楚	1	2	3	4
12. 我觉得经常做的事情并没有困难	1	2	3	4
13. 我觉得不安而平静不下来	1	2	3	4

续表

项目	偶无	有时	经常	持续
14. 我对将来抱有希望	1	2	3	4
15. 我比平时容易生气激动	1	2	3	4
16. 我觉得做出决定是容易的	1	2	3	4
17. 我觉得自己是个有用的人，有人需要我	1	2	3	4
18. 我的生活过得很有意思	1	2	3	4
19. 我认为我死了别人会过得好些	1	2	3	4
20. 平常感兴趣的事我仍然感兴趣	1	2	3	4

附表3　焦虑自评量表(SAS)

指导语：下面有20条文字，请仔细阅读每一条，把意思弄明白，然后根据您最近一星期的实际情况在每条文字后的四个答案中选一个打勾或画圈。

项目	偶无	有时	经常	持续
1. 我感到比以往常更加神经过敏和焦虑	1	2	3	4
2. 我无缘无故感到担心	1	2	3	4
3. 我容易心烦意乱或感到恐慌	1	2	3	4
4. 我感到我的身体好像被分成几块，支离破碎	1	2	3	4
5. 我感到事事都很顺利，不会有倒霉的事情发生	1	2	3	4
6. 我的四肢抖动和震颤	1	2	3	4
7. 我因头痛、颈痛、背痛而烦恼	1	2	3	4
8. 我感到无力且容易疲劳	1	2	3	4
9. 我感到很平静，能安静坐下来	1	2	3	4
10. 我感到我的心跳较快	1	2	3	4
11. 我因阵阵的眩晕而不舒服	1	2	3	4
12. 我有阵阵要昏倒的感觉	1	2	3	4
13. 我呼吸时进气和出气都不费力	1	2	3	4
14. 我的手指和脚趾感到麻木和刺痛	1	2	3	4
15. 我因胃痛和消化不良而苦恼	1	2	3	4
16. 我必须时常排尿	1	2	3	4
17. 我的手总是温暖而干燥	1	2	3	4
18. 我觉得脸发烧发红	1	2	3	4
19. 我容易入睡，晚上休息好	1	2	3	4
20. 我做噩梦	1	2	3	4

附表4　非精神科患者心理状态评估量表(MSSNS)

指导语：以下有38条文字，请仔细阅读每一条，把意思弄明白，然后根据您最近一段时间的实际感受，用圆圈标出最符合您的一种情况。每题必须选一个答案。1为没有或很少；

2 为有时有；3 为相当多时间有；4 为绝大多数时间有。

项目	1	2	3	4
1. 我觉得比平常容易紧张和着急	1	2	3	4
2. 我感到我正在受罚	1	2	3	4
3. 我想大叫或摔东西	1	2	3	4
4. 我经常与人争论	1	2	3	4
5. 我经常责怪自己	1	2	3	4
6. 一想到疾病的后果，我就感到害怕	1	2	3	4
7. 我担心会发生不好的事	1	2	3	4
8. 我对将来感到悲观	1	2	3	4
9. 我感到一阵阵的恐惧	1	2	3	4
10. 我想结束自己的生命	1	2	3	4
11. 我想找人发泄怒气	1	2	3	4
12. 我感到发抖	1	2	3	4
13. 我感到害怕	1	2	3	4
14. 我感到孤独	1	2	3	4
15. 我有想摔坏或破坏东西的冲动	1	2	3	4
16. 我感到他人对我不公平	1	2	3	4
17. 我感到人们围着我但并不关心我	1	2	3	4
18. 我感到烦乱	1	2	3	4
19. 我希望身边有人陪伴	1	2	3	4
20. 我觉得闷闷不乐，情绪低沉	1	2	3	4
21. 我认为如果我死了别人会生活得好些	1	2	3	4
22. 我不能控制地大发脾气	1	2	3	4
23. 我对治疗感到害怕（放疗、手术等）	1	2	3	4
24. 我对他人现在毫无兴趣	1	2	3	4
25. 我的思想处于混乱状态	1	2	3	4
26. 当我考虑我目前的病情时，我就陷入紧张状态	1	2	3	4
27. 我感到缺乏交谈	1	2	3	4
28. 我感到我是一个彻底失败的人	1	2	3	4
29. 我感到命运对我不公平	1	2	3	4
30. 我对周围的仪器设备感到害怕	1	2	3	4
31. 我有想打人或伤害他人的冲动	1	2	3	4
32. 我对身体的不适（如疼痛、麻木、恶心等）感到恐惧	1	2	3	4
33. 我感到寂寞	1	2	3	4
34. 我感到坐立不安、心神不定	1	2	3	4
35. 我感到坐立不安、心神不定	1	2	3	4
36. 我常常想起过去快乐的日子	1	2	3	4
37. 我害怕一个人待在病房	1	2	3	4
38. 我想找人倾诉	1	2	3	4

附表5　生活事件量表(LES)

指导语：下面是每个人都有可能遇到的一些日常生活事件，究竟是好事还是坏事，可根据个人情况自行判断，这些事件可能对个人在精神上有影响（体验为紧张、压力、兴奋或苦恼等），影响的轻重程度是各不相同的，影响持续的时间也不一样，请您根据自己的情况，实事求是地回答下列问题，填表不记姓名，完全保密，请在最合适的答案上打钩。

生活事件名称	事件发生时间				性质		精神影响程度					影响持续时间				备注
	未发生	1年前	1年内	长期性	好事	坏事	无影响	轻度	中度	重度	极重	3月半	半年内	1年内	1年半	
家庭有关问题																
1. 恋爱或订婚																
2. 恋爱失败、破裂																
3. 结婚																
4. 自己(爱人)怀孕																
5. 自己(爱人)流产																
6. 家庭增添新成员																
7. 与爱人父母不和																
8. 夫妻感情不好																
9. 夫妻分居(因不和)																
10. 夫妻两地分居(工作需要)																
11. 性生活不满意或独身																
12. 配偶一方有外遇																
13. 夫妻重归于好																
14. 超指标生育																
15. 本人(爱人)做绝育手术																
16. 配偶死亡																
17. 离婚																
18. 子女升学(就业)失败																
19. 子女管教困难																
20. 子女长期离家																
21. 父母不和																
22. 家庭经济困难																
23. 欠债500元以上																
24. 经济情况显著改善																
25. 家庭成员重病、重伤																
26. 家庭成员死亡																
27. 本人重病或重伤																
28. 住房紧张																

续表

生活事件名称	事件发生时间				性质		精神影响程度					影响持续时间				备注
	未发生	1年前	1年内	长期性	好事	坏事	无影响	轻度	中度	重度	极重	3月半	半年内	1年内	1年半	
工作学习中的问题																
29. 待业、无业																
30. 开始就业																
31. 高考失败																
32. 扣发奖金或罚款																
33. 突出的个人成就																
34. 晋升、提级																
35. 对现职工作不满意																
36. 工作学习压力大(如成绩不好)																
37. 与上级关系紧张																
38. 与同事、邻居不和																
39. 第一次远走他乡异国																
40. 生活规律重大变化																
41. 本人退休、离休或未安排具体工作																
社交与其他问题																
42. 好友重病或重伤																
43. 好友死亡																
44. 被人误会、错怪、诬告、议论																
45. 介入民事法律纠纷																
46. 被拘留、受审																
47. 失窃、财产损失																
48. 意外惊吓、事故、自然灾害																
49. 如果您还经历过其他的生活事件请依次填写																
50.																

附表6 特质应对方式问卷(TCSQ)

指导语：当您遇到平日里的各种困难或不愉快时(也就是遇到各种事件时)，您往往是如何对待的？回答从“肯定是”到“肯定不是”，采用5、4、3、2、1共五级评分。“肯定是”选择5，“肯定不是”选择1。

项目	5	4	3	2	1
1. 能尽快地将不愉快忘掉	5	4	3	2	1
2. 陷入对事件的回忆和幻想之中而不能自拔	5	4	3	2	1
3. 当作事情根本未发生过	5	4	3	2	1

续表

项目	5	4	3	2	1
4. 易迁怒于别人而经常发脾气	5	4	3	2	1
5. 通常向好的方向想，想开些	5	4	3	2	1
6. 不愉快的事很容易引起情绪波动	5	4	3	2	1
7. 将情绪压在心底里不表现出来，但又忘不掉	5	4	3	2	1
8. 通常与类似的人比较，就觉得算不了什么	5	4	3	2	1
9. 将消极因素化为积极因素，例如参加活动	5	4	3	2	1
10. 遇烦恼的事很容易想悄悄哭一场	5	4	3	2	1
11. 旁人很容易使你重新高兴起来	5	4	3	2	1
12. 如果与人发生冲突，宁可长期不理对方	5	4	3	2	1
13. 对重大困难往往举棋不定，想不出办法	5	4	3	2	1
14. 对困难和痛苦能很快适应	5	4	3	2	1
15. 相信困难和挫折可以锻炼人	5	4	3	2	1
16. 在很长时间里回忆所遇到的不愉快的事	5	4	3	2	1
17. 遇到困难往往责怪自己无能而怨恨自己	5	4	3	2	1
18. 认为天底下没有什么大不了的事	5	4	3	2	1
19. 遇苦恼事喜欢一人独处	5	4	3	2	1
20. 通常以幽默方式化解尴尬局面	5	4	3	2	1

附表7　领悟社会支持量表（PSSS）

指导语：以下有12个句子，每个句子后面有1～7共7个答案，请你根据自己的实际情况在每句后面选择一个答案。例如，选择1表示你极不同意，即说明你的实际情况与这一句子极不相符；选择7表示你极同意，即说明你的实际情况与这一句子极相符；选择4表示中间状态，余类推。

项目	1	2	3	4	5	6	7
1. 在我遇到问题时有人会出现在我的身旁	1	2	3	4	5	6	7
2. 我能够与有些人共享快乐与忧伤	1	2	3	4	5	6	7
3. 我的家人能够确实具体地给我帮助	1	2	3	4	5	6	7
4. 在需要时我能从家庭获得感情上的帮助和支持	1	2	3	4	5	6	7
5. 当我有困难时，有些人是安慰我的真正源泉	1	2	3	4	5	6	7
6. 我的朋友能真正地帮助我	1	2	3	4	5	6	7
7. 在发生困难时我可以依靠我的朋友们	1	2	3	4	5	6	7
8. 我能与自己的家人讨论我的难题	1	2	3	4	5	6	7
9. 我的朋友能与我分享快乐与忧伤	1	2	3	4	5	6	7
10. 在我的生活中有些人关心着我的情感	1	2	3	4	5	6	7
11. 我的家人能心甘情愿协助我做出各种决定	1	2	3	4	5	6	7
12. 我能与朋友们讨论自己的难题	1	2	3	4	5	6	7

附表8　一般自我效能感量表（GSES）

指导语：以下10个句子关于你平时对你自己的看法，请你根据你的实际情况（实际感受），在右边相应的答案上画"√"。

项目	完全不准确	有点正确	多数正确	完全准确
1. 如果我尽力去做的话，我总是能够解决问题的	1	2	3	4
2. 即使别人反对我，我仍有办法取得我所要的	1	2	3	4
3. 对我来说，坚持理想和达成目标是轻而易举的	1	2	3	4
4. 我自信能有效地应付任何突如其来的事情	1	2	3	4
5. 以我的才智，我定能应付意料之外的情况	1	2	3	4
6. 如果我付出必要的努力，我一定能解决大多数的难题	1	2	3	4
7. 我能冷静地面对困难，因为我信赖自己处理问题的能力	1	2	3	4
8. 面对一个难题时，我通常能找到几个解决方法	1	2	3	4
9. 有麻烦的时候，我通常能想到一些应付的方法	1	2	3	4
10. 无论什么事在我身上发生，我都能应付	1	2	3	4

附表9　工作倦怠量表（2002，李超平标准）

指导语：请您根据您自己的感受和体会，判断它们在您所在的单位或者您身上发生的频率，请在符合您情况合适的数字下画"√"。

0=从不；1=极少，1年几次或更少；2=偶尔，1个月1次或者更少；3=经常，1个月几次；4=频繁；每星期1次；5=非常频繁，1星期几次；6=每天							
情绪衰竭							
1. 工作让我感觉身心疲惫	0	1	2	3	4	5	6
2. 下班的时候我感觉筋疲力尽	0	1	2	3	4	5	6
3. 早晨起床不得不去面对一天的工作时，我感觉非常累	0	1	2	3	4	5	6
4. 整天工作对我来说确实压力很大	0	1	2	3	4	5	6
5. 工作让我有快要崩溃的感觉	0	1	2	3	4	5	6
玩世不恭							
1. 自从开始干这份工作，我对工作越来越不感兴	0	1	2	3	4	5	6
2. 我对工作不像以前那样热心了	0	1	2	3	4	5	6
3. 我怀疑自己所做的工作的意义	0	1	2	3	4	5	6
4. 我对自己所做的工作是否有贡献越来越不关心	0	1	2	3	4	5	6
成就感低落							
1. 我能有效地解决工作中出现的问题	0	1	2	3	4	5	6
2. 我觉得我在为公司做有用的贡献	0	1	2	3	4	5	6

续表

0=从不；1=极少，1年几次或更少；2=偶尔，1个月1次或者更少；3=经常，1个月几次；4=频繁；每星期1次；5=非常频繁，1星期几次；6=每天							
3. 在我看来，我擅长于自己的工作	0	1	2	3	4	5	6
4. 当完成工作上的一些事情时，我感到非常高兴	0	1	2	3	4	5	6
5. 我完成了很多有价值的工作	0	1	2	3	4	5	6
6. 我相信自己能有效地完成各项工作	0	1	2	3	4	5	6

附表10 护士用住院患者观察量表(NOSIE)

项目	0	1	2	3	4
1. 肮脏	0	1	2	3	4
2. 不耐烦	0	1	2	3	4
3. 哭泣	0	1	2	3	4
4. 对周围活动感兴趣	0	1	2	3	4
5. 不督促就一直坐着	0	1	2	3	4
6. 容易生气	0	1	2	3	4
7. 听到不存在的声音	0	1	2	3	4
8. 衣着保持整洁	0	1	2	3	4
9. 对人友好	0	1	2	3	4
10. 不如意便心烦	0	1	2	3	4
11. 拒绝做日常事务	0	1	2	3	4
12. 易激动发牢骚	0	1	2	3	4
13. 忘记事情	0	1	2	3	4
14. 问而不答	0	1	2	3	4
15. 对好笑的事发笑	0	1	2	3	4
16. 进食狼藉	0	1	2	3	4
17. 与人攀谈	0	1	2	3	4
18. 自觉抑郁沮丧	0	1	2	3	4
19. 谈论个人爱好	0	1	2	3	4
20. 看到不存在的东西	0	1	2	3	4
21. 提醒后才做事	0	1	2	3	4
22. 不督促便一直睡着	0	1	2	3	4
23. 自觉一无是处	0	1	2	3	4
24. 不太遵守医院规则	0	1	2	3	4
25. 难以完成简单任务	0	1	2	3	4
26. 自言自语	0	1	2	3	4
27. 行动缓慢	0	1	2	3	4
28. 无故发笑	0	1	2	3	4
29. 容易冒火	0	1	2	3	4
30. 保持自身整洁	0	1	2	3	4

附表11 七情量表

一、七情发病的背景量表

性别： 年龄： 填表时间：

答题须知：本问卷主要了解一般人的情绪倾向性，请您看懂以后立即在有的地方填(√)，在没有的地方填(×)。无所谓正确与否，实事求是即可。谢谢合作！

喜 经常是快乐的（ ） 觉得生活充满乐趣（ ） 走路蹦跳欢快（ ） 心里坦然狂欢时（ ） 有无故高兴时（ ） 好喜剧和相声（ ）

怒 脾气大（ ） 常与人争吵，时有无名怒火（ ） 与人赌气长期不说话（ ） 易怒易平，过后无所谓（ ） 很容易激动（ ） 若有人欺负绝不答应（ ）

忧 多忧伤感（ ） 沉默少言爱生闷气（ ） 总有无穷牵挂（ ） 优柔寡断（ ） 不断有令人担心之事（ ） 担心自己身体不行了（ ） 爱皱眉头少笑容（ ）

思 好独自瞑目沉思（ ） 担心问题非想通不可（ ） 因思考问题常失眠（ ） 学习过度饮食减少（ ） 往往思而不解（ ） 总考虑如何不被误解（ ） 常有想不通的事（ ）

悲 人生不顺，又无可奈何（ ） 希望不多，自暴自弃（ ） 容易哭泣（ ） 悲伤以自解（ ） 自生悲凉凄切感（ ） 悲剧容易引起共鸣（ ） 度日艰难，好像受罪（ ）

恐 怕一个人行动（ ） 小时候曾被惊吓过（ ） 心中不时扑扑不安（ ） 许多时候常常想被人保护（ ） 总有不安全感（ ） 常感到可怕的事情发生（ ） 总害怕孤独和寂静（ ）

惊 小时候怕闪电打雷（ ） 总怕骤然碰见坏人（ ） 不喜欢凶杀武打的小说（ ） 睡梦中常忽然惊醒（ ） 不时心惊肉跳（ ） 常为小事吓得心跳（ ） 声音过大也使人恐惧（ ）

二、七情生活事件量表

喜 结婚或子女新婚（ ） 婚姻关系重归于好（ ） 近有过狂欢狂笑（ ） 妊娠（ ） 新增加家庭成员（ ） 妻子家人参加工作（ ） 有一件事情想起来总要发笑（ ） 个人取得出色成就（ ） 家中人有较大好的变化（ ） 考上学校或毕业分配很满意（ ） 生活工作条件有了较好变化（ ） 经济状况宽裕 娱乐有较大变化（ ） 节假日多而好玩（ ）

怒 与人争斗甚至吵架打架（ ） 有人欺负自己敢怒不敢言（ ） 不情愿的离退休（ ） 打了自己的孩子或爱人（ ） 有不平事引起义愤（ ） 工作不顺心调整条件变差（ ） 不情愿的改行和工作变动骂了自己孩子或爱人（ ） 工作责任方面有较大变动（ ） 姻亲纠纷（ ） 近来多有牢骚（ ） 顶撞上级批评下级（ ） 邻居同事有摩擦而不快（ ）

忧 配偶在外情况不明或有不忠的传言（ ） 担心自己的病是不治之症（ ） 应承担责任无法摆脱困境（ ） 性生活有不和谐之处（ ） 家庭成员健康方面有较差的变化（ ） 有亲人长期卧床的纠缠（ ） 经济状况拮据（ ） 子女离家常牵挂（ ） 亲人有较大不好的收入变化（ ） 借贷或抵押超过了三个月收入以上（ ） 欠债抵押在三个月收入以下（ ） 睡眠方面有较大的变化（ ）

思 总为事情萦绕苦思不得其解（ ） 工作压力责任压力大废寝忘食（ ） 夫妻争端想不出好办法（ ） 婚后不孕不育（ ） 毕业或升学去从的困扰（ ） 操劳搬迁新居（ ） 生活习惯有较大变化（ ） 转入一个新的学校和单位（ ） 修养宗教方面有较大变化（ ） 社会活动方面有较大变化（ ） 饮食方面有较大变化（ ） 按时退休（ ）

悲　配偶死亡（　）　有过自杀念头（　）　离婚（　）　分居（　）　亲密家庭成员亡故（　）　已确诊为难治之疾（　）　自己被解雇（　）　亲密友人亡故（　）　家中有人患不治之症（　）　配偶或子女退出工作（　）　生活条件有较差的变化（　）

恐　近来发生过恐惧的事情至今仍心中不安（　）　家人坐牢及可能坐牢（　）　紧张后发生便自出（　）　担心碰见生人坏人见到死人（　）　微小的犯法行为（　）　家中有神经质者（　）　短期出门也担心家里出事（　）　怕孤独不敢一个人睡（　）　横过马路就小心紧张（　）　有不拘小节的行为（　）　怕黑暗怕一个人行动（　）

惊　意外的损伤或大病（　）　不敢提某件事否则面色苍白冷汗出（　）　忽然知道亲人死亡（　）　小时候被惊吓至今仍害怕（　）　猝然大声易惊（　）　睡眠不好易惊易醒（　）　常做可怕的梦（　）　看了凶杀和打斗的事情，心中不安（　）　有噪音就心绪不宁（　）　到黑暗处易引起心惊（　）

主要参考文献

1. 刘晓虹. 护理心理学[M]. 第3版. 上海: 上海科技出版社, 2015
2. 姜乾金. 医学心理学[M]. 第2版. 北京: 人民卫生出版社, 2014
3. 杨艳杰. 护理心理学[M]. 第3版. 北京: 人民卫生出版社, 2012
4. 李丽萍. 护理心理学[M]. 北京: 人民卫生出版社, 2012
5. 刘大川. 护理心理学[M]. 第2版. 武汉: 华中科技大学出版社, 2014
6. 汪勇. 护理心理学[M]. 第4版. 西安: 西安交通大学出版社, 2013
7. 郝玉芳, 余琳. 护理心理学[M]. 长沙: 湖南科技出版社, 2013
8. 李红玉. 护理心理学[M]. 南京: 江苏科技出版社, 2014
9. 杭荣华, 刘新民. 护理心理学[M]. 合肥: 中国科学技术大学出版社, 2013
10. 曹枫林. 护理心理学[M]. 第2版. 北京: 人民卫生出版社, 2013
11. 马辛, 赵旭东. 医学心理学[M]. 第3版. 北京: 人民卫生出版社, 2015
12. 李丽华. 护理心理学基础[M]. 第2版. 北京: 人民卫生出版社, 2014
13. 张银玲. 护理心理学[M]. 第2版. 北京: 人民卫生出版社, 2011
14. 张贵平. 护理心理学[M]. 第2版. 北京: 科学出版社, 2011
15. 张小燕, 田连珍. 心理与精神护理[M]. 科学出版社, 2010
16. 姚树桥, 杨彦春. 医学心理学[M]. 第6版. 北京: 人民卫生版社, 2013
17. 张理义, 严进, 刘超. 临床心理学[M]. 第3版. 北京: 人民军医出版社, 2012
18. 瓦尔•莫里森, 保罗•班尼特. 健康心理学导论[M]. 南京: 江苏教育出版社, 2012
19. 沃尔夫冈•林登, 保罗•休伊特. 临床心理学[M]. 北京: 中国人民大学出版社, 2013
20. 黄丁全. 医事法新论[M]. 北京: 法律出版社, 2015
21. 罗素霞. 癌症康复——癌症病人的心理特点[M]. 郑州: 河南科学技术出版社, 2011
22. 胡永年, 刘晓虹. 护理心理学[M]. 北京: 中国中医药出版社, 2009
23. 胡永年, 郝玉芳. 护理心理学[M]. 第9版. 北京: 中国中医药出版社, 2012
24. 胡佩诚. 医学心理学[M]. 北京: 北京大学医学出版社, 2009
25. 周郁秋. 护理心理学[M]. 第2版. 北京: 人民卫生出版社, 2008
26. 郝志. 中医心理治疗学[M]. 北京: 人民卫生出版社, 2009
27. 董湘玉. 中医心理学[M]. 北京: 人民卫生出版社, 2007
28. 王米渠. 中医心理学[M]. 武汉: 湖北科学技术出版社, 1986
29. 张孝娟, 黄小玲. 中医临床心理学[M]. 北京: 中国医药科技出版社, 2006
30. 秦竹, 马定松, 王显[M]. 中西医结合医学心理学. 北京: 北京大学出版社, 2014
31. 庄田畋. 中医心理学[M]. 北京: 人民卫生出版社, 2013
32. 乔明琦, 张惠云. 中医情志学[M]. 北京: 人民卫生出版社, 2009

33. 罗伯特•兰迪. 躺椅和舞台：心理治疗中的语言与行动 [M]. 上海：华东师范大学出版社，2012
34. 姚树桥，杨彦春. 医学心理学 [M]. 北京：人民卫生出版社，2013
35. 卢家楣. 心理学与教育 [M]. 上海：上海教育出版社，2011
36. 李丹，刘俊升. 健康心理学 [M]. 上海：上海教育出版社，2014
37. 赵敏，杨风池. 中国社区心理疾病防治 [M]. 上海：上海交通大学出版社，2013
38. 龚亚香. 国内外护士职业认同研究进展与启示 [J]. 中国护理管理，2015，15（4）：454-457
39. 杨巾夏，陈翠萍，段霞，等. 护理专业学位硕士研究生职业期望与就业体验的质性研究 [J]. 护理学杂志，2015，30（7）：6-9
40. 贺婷，李冬梅，刘晓虹，等. 患者感知的护士照护行为对其护士角色认知的影响 [J]. 护理学报，2015，22（15）：28-31
41. 刘雪，王艳梅. 高血压病人用药依从性的研究进展 [J]. 护理研究，2010，24（10）：2545-2549
42. Lakusta CM，Atkinson MJ，Robinson JW，et al. Quality of life in ovarian cancer patients receiving chemotherapy[J]. Gynecol Oncol，2001，81（3）：490-495

重要词语英中索引

A

B

C

O

P

Q

R

S

T

全国中医药高等教育教学辅导用书推荐书目

一、中医经典白话解系列

黄帝内经素问白话解（第 2 版）　王洪图　贺娟
黄帝内经灵枢白话解（第 2 版）　王洪图　贺娟
汤头歌诀白话解（第 6 版）　李庆业　高琳等
药性歌括四百味白话解（第 7 版）　高学敏等
药性赋白话解（第 4 版）　高学敏等
长沙方歌括白话解（第 3 版）　聂惠民　傅延龄等
医学三字经白话解（第 4 版）　高学敏等
濒湖脉学白话解（第 5 版）　刘文龙等
金匮方歌括白话解（第 3 版）　尉中民等
针灸经络腧穴歌诀白话解（第 3 版）　谷世喆等
温病条辨白话解　浙江中医药大学
医宗金鉴·外科心法要诀白话解　陈培丰
医宗金鉴·杂病心法要诀白话解　史亦谦
医宗金鉴·妇科心法要诀白话解　钱俊华
医宗金鉴·四诊心法要诀白话解　何任等
医宗金鉴·幼科心法要诀白话解　刘弼臣
医宗金鉴·伤寒心法要诀白话解　郝万山

二、中医基础临床学科图表解丛书

中医基础理论图表解（第 3 版）　周学胜
中医诊断学图表解（第 2 版）　陈家旭
中药学图表解（第 2 版）　钟赣生
方剂学图表解（第 2 版）　李庆业等
针灸学图表解（第 2 版）　赵吉平
伤寒论图表解（第 2 版）　李心机
温病学图表解（第 2 版）　杨进
内经选读图表解（第 2 版）　孙桐等
中医儿科学图表解　郁晓微
中医伤科学图表解　周临东
中医妇科学图表解　谈勇
中医内科学图表解　汪悦

三、中医名家名师讲稿系列

张伯讷中医学基础讲稿　李其忠
印会河中医学基础讲稿　印会河
李德新中医基础理论讲稿　李德新
程士德中医基础学讲稿　郭霞珍
刘燕池中医基础理论讲稿　刘燕池
任应秋《内经》研习拓导讲稿　任廷革
王洪图内经讲稿　王洪图
凌耀星内经讲稿　凌耀星
孟景春内经讲稿　吴颢昕
王庆其内经讲稿　王庆其
刘渡舟伤寒论讲稿　王庆国
陈亦人伤寒论讲稿　王兴华等
李培生伤寒论讲稿　李家庚
郝万山伤寒论讲稿　郝万山
张家礼金匮要略讲稿　张家礼
连建伟金匮要略方论讲稿　连建伟
李今庸金匮要略讲稿　李今庸
金寿山温病学讲稿　李其忠
孟澍江温病学讲稿　杨进
张之文温病学讲稿　张之文
王灿晖温病学讲稿　王灿晖
刘景源温病学讲稿　刘景源
颜正华中药学讲稿　颜正华　张济中
张廷模临床中药学讲稿　张廷模
常章富临床中药学讲稿　常章富
邓中甲方剂学讲稿　邓中甲
费兆馥中医诊断学讲稿　费兆馥
杨长森针灸学讲稿　杨长森
罗元恺妇科学讲稿　罗颂平
任应秋中医各家学说讲稿　任廷革

四、中医药学高级丛书

中医药学高级丛书——中药学（上下）（第 2 版）　高学敏　钟赣生
中医药学高级丛书——中医急诊学　姜良铎
中医药学高级丛书——金匮要略（第 2 版）　陈纪藩
中医药学高级丛书——医古文（第 2 版）　段逸山
中医药学高级丛书——针灸治疗学（第 2 版）　石学敏
中医药学高级丛书——温病学（第 2 版）　彭胜权等
中医药学高级丛书——中医妇产科学（上下）（第 2 版）　刘敏如等
中医药学高级丛书——伤寒论（第 2 版）　熊曼琪
中医药学高级丛书——针灸学（第 2 版）　孙国杰
中医药学高级丛书——中医外科学（第 2 版）　谭新华
中医药学高级丛书——内经（第 2 版）　王洪图
中医药学高级丛书——方剂学（上下）（第 2 版）　李飞
中医药学高级丛书——中医基础理论（第 2 版）　李德新　刘燕池
中医药学高级丛书——中医眼科学（第 2 版）　李传课
中医药学高级丛书——中医诊断学（第 2 版）　朱文锋等
中医药学高级丛书——中医儿科学（第 2 版）　汪受传
中医药学高级丛书——中药炮制学（第 2 版）　叶定江等
中医药学高级丛书——中药药理学（第 2 版）　沈映君
中医药学高级丛书——中医耳鼻咽喉口腔科学（第 2 版）　王永钦
中医药学高级丛书——中医内科学（第 2 版）　王永炎等